Medikationsanalysen in Fallbeispielen

Jörg Brüggmann (Hrsg.)

Medikationsanalysen in Fallbeispielen

AMTS und Pharmazeutische Interventionen in der Apothekenpraxis

Jörg Brüggmann (Hrsg.)

unter Mitarbeit von A. Erbguth, A. Freidank, L. Goltz, C. Heyde, D. Keiner, A. Weygand

Govi

ISBN 978-3-7741-1814-0 (E-Book: ISBN 978-3-7741-1815-7)

Apothekerhaus Eschborn, Carl-Mannich-Straße 26, 65760 Eschborn
avoxa.de, govi.de, service@avoxa.de

Titelbild: © James Thew – stock.adobe.com
Satz: Fotosatz Buck, Kumhausen/Hachelstuhl
Druck und Verarbeitung: Druckerei Plump, Rheinbreitbach
Printed in Germany

Bibliografische Information der Deutschen Nationalbibliothek:
Die Deutsche Nationalbibliothek verzeichnet diese Publikation in der Deutschen Nationalbibliografie; detaillierte bibliografische Daten sind im Internet über http://dnb.d-nb.de abrufbar.

Wichtiger Hinweis:
Medizin und Pharmazie als Wissenschaft sind ständig im Fluss. Forschung und klinische Erfahrungen erweitern unsere Kenntnisse, insbesondere was Behandlung und medikamentöse Therapie anbelangt. Soweit in diesem Werk eine Dosierung oder eine Applikation erwähnt wird, darf der Leser zwar darauf vertrauen, dass Autoren, Herausgeber und Verlag größte Mühe darauf verwandt haben, dass diese Angabe genau dem Wissensstand bei Fertigstellung des Werkes entspricht. Dennoch ist jeder Leser aufgefordert, die Packungsbeilage oder die Fachinformation der verwendeten Präparate zu prüfen, um in eigener Verantwortung festzustellen, ob die dort gegebene Empfehlung für Dosierungen oder Beachtung von Kontraindikationen gegenüber der Angabe in diesem Buch abweicht. Das gilt besonders bei selten verwendeten oder neu auf den Markt gebrachten Präparaten und bei denjenigen, die von zuständigen Behörden in ihrer Anwendbarkeit eingeschränkt worden sind. Alle Angaben ohne Gewähr.

Geschützte Handelsnamen (Warenzeichen) wurden nicht immer besonders kenntlich gemacht. Aus dem Fehlen eines solchen Hinweises kann also nicht geschlossen werden, dass es sich um einen freien Warennamen handelt. Die erwähnten Handelspräparate wurden lediglich beispielhaft bzw. aus didaktischen Überlegungen heraus gewählt.

Alle Fälle könnten sich tatsächlich so oder ähnlich ereignet haben. Die Fälle in diesem Buch sind jedoch fiktiv und beispielhaft. Übereinstimmungen mit tatsächlichen Personen wären unbeabsichtigt und rein zufällig.

Aus Gründen der besseren Lesbarkeit wird an einigen Stellen auf die gleichzeitige Verwendung der Sprachformen männlich, weiblich und divers (m/w/d) verzichtet. Sämtliche Personenbezeichnungen gelten gleichermaßen für alle Geschlechter.

Inhaltsverzeichnis

Vorwort

Die medikamentöse Therapie ist eine der bedeutendsten und effektivsten Behandlungsmöglichkeiten der modernen Medizin. Sie trägt wesentlich zur Erhöhung unserer Lebenserwartung bei. Gleichzeitig führt das höhere Lebensalter zu einem vermehrten Einsatz von Arzneimitteln bis hin zur Polymedikation. Diese komplexen Therapieansätze sind regelmäßig mit arzneimittelbezogenen Problemen (ABP) verbunden, die eine kontinuierliche Optimierung der Therapie erforderlich machen. Medikationsanalysen sind ein bewährtes Verfahren zur individuellen Optimierung der Arzneimitteltherapie und tragen durch pharmazeutische Interventionen (PI) wesentlich zur Reduzierung von Behandlungsrisiken im klinischen Alltag bei. Sie bieten Verordnern und Patienten mehr Transparenz und Sicherheit. Derzeit dient der noch papiergestützte Bundeseinheitliche Medikationsplan als wichtigstes Medium zur Dokumentation der patientenindividuellen Medikation; er bildet die wesentliche Informations- und Arbeitsgrundlage. Aus diesem Grund haben wir die Darstellung des „Optimierten Medikationsplans" in dem Buch an dieses Format angepasst.

Die Durchführung von Medikationsanalysen erfolgt sowohl in öffentlichen Apotheken als auch in Krankenhausapotheken unter Anwendung pharmazeutisch-pharmakologischer Erkenntnisse und gesicherter klinischer Studienergebnisse. Wichtige Erfahrungswerte fließen zudem aus der interdisziplinären Zusammenarbeit mit medizinischem Fachpersonal und den Informationen aus Patientengesprächen ein. Diese kombinierte Anwendung von evidenzbasierten und empirischen Erkenntnissen unter Berücksichtigung der spezifischen Bedürfnisse der Patienten stellt eine besondere Herausforderung dar. Für eine abschließende Bewertung der Medikation bleibt dabei immer der individuelle Fall entscheidend. Dabei können die getroffenen Maßnahmen und Empfehlungen als plausibel und begründet angesehen werden, so dass hierdurch eine Erhöhung der AMTS unbedingt zu erwarten ist.

Mit den vorliegenden Praxisfällen möchten wir exemplarisch wichtige und häufig wiederkehrende Fallkonstellationen aufzeigen. Diese sollen einerseits objektive, allgemeingültige Erkenntnisse liefern und andererseits die fallspezifische Situation verdeutlichen. Das Autorenteam hat reale Fälle didaktisch aufbereitet und in Form von Monographien praxisgerecht für eine Fallbearbeitung zusammengestellt.

So wird angewandtes Lehrbuchwissen auf konkrete Fallanalysen übertragen, um die praktische Umsetzung zu erleichtern.

Im Namen des Autorenteams möchte ich mich bei Dr. Anette Schenk, Miriam Schümann, Prof. Helmstädter und der Avoxa-Mediengruppe für die vertrauensvolle und zielführende Zusammenarbeit herzlich bedanken.

Wir wünschen Ihnen, liebe Leserinnen und Leser, viel Freude beim Lesen, Anwenden und Auffrischen.

Berlin, im Januar 2025 — Jörg Brüggmann

Die Autoren

Prof. Dr. Jörg Brüggmann, Berlin
Fälle: 1.1, 3.1, 3.2, 8.1, 8.2, 8.3, 9.2, 10.7, 12.1, 12.2
Viele Jahre tätig als Chefapotheker am Unfallkrankenhaus Berlin und Lehrbeauftragter für Klinische Pharmazie an der FU Berlin. Derzeit Vertretungsprofessor für Klinische Pharmazie und Pharmakotherapie an der Martin-Luther-Universität Halle-Wittenberg.

Andrea Erbguth, Berlin
Fälle: 10.1, 10.2, 10.3, 10.4, 10.5, 10.6
Viele Jahre Krankenhausapothekerin im Klinikum Neukölln und Humboldt Klinikum in Berlin. Seit 2021 Apothekerin in der Infektiologie und im Antibiotic-Stewardship-Team von Vivantes in Berlin.

Dr. Annette Freidank, Fulda
Fälle: 7.1, 11.1, 11.2, 11.3, 11.4, 11.5
Viele Jahre als Stellvertretende Direktorin am Klinikum Fulda gAG tätig, Lehrtätigkeit für Klinische Pharmazie an der Philipps-Universität Marburg und aktive Mitarbeit in verschiedenen onkologischen Fachgesellschaften.

Dr. Lisa Goltz, Dresden
Fälle: 2.4, 4.1, 4.3, 5.1, 9.1
Tätig als Fachapothekerin für Arzneimittelinformation am Universitätsklinikum Carl Gustav Carus Dresden. Zusätzlich Beratungsangebot für öffentliche Apotheken in Kooperation mit der sächsischen LAK (Hintergrundberatung zur pDL Medikationsberatung bei Polymedikation, Durchführung von Ringversuchen zum Thema Medikationsanalyse).

Dr. Christian Heyde, Berlin
Fälle: 2.1, 2.2, 2.3, 2.5
Langjähriger Leiter der Apotheke des Universitätsklinikums Ruppin-Brandenburg (UKRB) in Neuruppin bis August 2024. Lehrbeauftragter an der Medizinischen Hochschule Brandenburg-Fontane in der medizinischen Fakultät. Aktuell Leiter des Antibiotic-Stewardship-Teams im UKRB und projektbezogene Arbeit in der Apotheke.

Dr. Dirk Keiner, Weimar
Fall: 4.2
Chefapotheker des Klinikums Weimar. Er lehrt, referiert und publiziert zu Themen der Arzneimittelsicherheit und des geschlechtsspezifischen Arzneimittel-Managements.

Almut Weygand MSc, Hildesheim
Fälle: 6.1, 6.2, 6.3
Seit 10 Jahren Leiterin der Zentralapotheke des St. Bernward Krankenhauses in Hildesheim, Fachapothekerin für klinische Pharmazie, Medikationsmanagement im Krankenhaus und ABS-Expertin.

Teil I: Grundlagen

1 Einführung

Medikationsanalysen vom Typ 2a können in öffentlichen Apotheken im Rahmen der pharmazeutischen Dienstleistung „Erweiterte Medikationsberatung bei Polymedikation" angeboten werden. Dabei dient neben einer Medikationsliste auch ein ausführliches Patientengespräch als Datengrundlage zur Erfassung der Medikation sowie möglicher arzneimittelbezogener Probleme. Ziel der Medikationsberatung ist es, die Arzneimitteltherapiesicherheit und die Effektivität der Arzneimitteltherapie zu erhöhen, die Qualität der Arzneimittelanwendung und die Therapietreue zu verbessern sowie die Zusammenarbeit zwischen den Heilberufen zu stärken. Es ist somit ersichtlich, dass zu einer Medikationsanalyse deutlich mehr gehört, als eine reine Interaktionsprüfung. In der Leitlinie der Bundesapothekerkammer zur Qualitätssicherung Medikationsanalyse sind 13 Kategorien arzneimittelbezogener Probleme (ABP) definiert, die im Rahmen einer Medikationsanalyse Typ 2a durch Apothekerinnen und Apotheker systematisch überprüft werden sollen.

Kategorien von arzneimittelbezogenen Problemen

1. (Pseudo)Doppelmedikation
2. Interaktionen
3. Ungeeignetes bzw. unzweckmäßiges Dosierungsintervall
4. Ungeeigneter bzw. unzweckmäßiger Anwendungszeitpunkt (auch in Zusammenhang mit Mahlzeiten)
5. Ungeeignete bzw. unzweckmäßige Darreichungsform
6. Anwendungsprobleme
7. Nebenwirkungen/Unverträglichkeiten
8. Mangelnde Therapietreue
9. Selbstmedikation ungeeignet
10. Präparate der Selbstmedikation für Indikation ungeeignet
11. Über- oder Unterdosierungen in der Selbstmedikation
12. Kontraindikationen für Arzneimittel der Selbstmedikation
13. Nicht sachgerechte Lagerung

Kommentar zur Leitlinie der Bundesapothekerkammer zur Qualitätssicherung Medikationsanalyse. Stand der Revision: 9.5.2023

Dabei handelt es sich um solche ABP, die klar in den Kompetenzbereich von Apothekerinnen und Apothekern fallen. Sie können zudem mit den Informationen, die in öffentlichen Apotheken verfügbar sind, gut bearbeitet werden. Gesicherte Diagnosen und Laborwerte liegen in öffentlichen Apotheken meist nicht vor, so dass zum Beispiel Indikationen, Kontraindikationen und Dosierungen in der Regel nicht sicher beurteilbar sind. Mit Ausnahme der Selbstmedikation ist dies Aufgabengebiet der Ärztinnen und Ärzte. Bei Arzneimitteln der Selbstmedikation ist dagegen die pharmazeutische Expertise besonders wichtig, da häufig kein anderer Heilberuf überhaupt von der Anwendung dieser Präparate erfährt. In bestimmten Settings ist allerdings auch eine umfangreichere ABP-Prüfung abweichend von der BAK-Leitlinie denkbar, zum Beispiel in Krankenhäusern mit Zugriff auf die Patientenakte oder bei gut etablierter Zusammenarbeit mit bekannten Arztpraxen.

Bei der Medikationsberatung sollten immer die Bedürfnisse der Patientinnen und Patienten im Mittelpunkt stehen. Es sollten also diejenigen ABP mit Priorität gelöst werden, die *akute Beschwerden* verursachen, beziehungsweise die *Patientensicherheit* oder den *Therapieerfolg* gefährden. Dabei ist zu beachten, dass je nach den individuellen Gegebenheiten bei einem Patienten die ABP-Bewertung unterschiedlich ausfallen kann. Es ist deswegen außerordentlich wichtig, die klinische Relevanz eines ABP, also Nutzen versus Schaden, für jeden Patienten individuell einzuordnen. Wichtige Parameter sind hier insbesondere Organinsuffizienzen, Alter, Therapiedauer/Anwendungshäufigkeit, bestehende unerwünschte Symptome und der Stellenwert des betroffenen Arzneimittels in der Therapie (verzichtbar versus essentiell).

Schlussendlich sollte auch in der Kommunikation mit den behandelnden Ärztinnen und Ärzten darauf geachtet werden, sich auf die Klärung klinisch relevanter ABP zu beschränken und die Kommunikation möglichst kurz und präzise zu gestalten.

Wenn die genannten Grundregeln beachtet werden, haben Medikationsanalysen in der Apothekenpraxis ein sehr großes Potential, relevante Verbesserungen für die Patientinnen und Patienten herbeizuführen.

2 Arzneimittelbezogene Probleme

2.1 Anticholinerge Last

Anticholinergika hemmen den Effekt des Neurotransmitters Acetylcholin, indem sie kompetitiv muskarinerge Acetylcholinrezeptoren im zentralen Nervensystem und in der Peripherie blockieren (1). Anticholinerge Wirkungen sind ein wichtiges Wirkprinzip zum Beispiel bei der Therapie von Dranginkontinenz und Reizblase, COPD und Asthma oder Bradykardien.

Gleichzeitig zählen sie zu den klinisch relevanten Nebenwirkungen der trizyklischen Antidepressiva, Antipsychotika oder H_1-Antihistaminika und verursachen Arzneimittelrisiken, die eine pharmazeutische Intervention notwendig machen können. Dazu gehören Delir, kognitive Beeinträchtigungen, Auswirkungen auf das Herz-Kreislaufsystem und ein erhöhtes Sturzrisiko. Dabei ist das Risiko für *zentrale anticholinerge Wirkungen* abhängig von der ZNS-Gängigkeit der Substanzen. Für Trospium und Butylscopolamin ist dieses geringer ausgeprägt, da sie als quartäre Ammoniumverbindungen die Blut-Hirn-Schranke kaum überwinden. Auch die Broncholytika sind quartäre Ammoniumverbindungen, die nach inhalativer Applikation nur niedrige Plasmakonzentrationen aufweisen. Gleiches gilt für die am Auge angewendeten Mydriatika.

Rund ein Drittel der bei älteren Patienten verschriebenen Medikamente ist anticholinerg wirksam. Diese Patientengruppe weist durch das veränderte metabolische Verhalten und die leichter zu überwindende der Blut-Hirn-Schranke eine besondere Sensibilität gegenüber anticholinergen Effekten auf. Anticholinerge Wirkstoffe gehören damit zu den potentiell inadäquaten Medikamenten (PIM) für ältere Menschen.

Bewertung in der klinischen Praxis

Die kumulativen Effekte mehrerer solcher Substanzen können sich zu einer sogenannten *anticholinergen Last* addieren. Der häufig angewendete Anticholinergic Cognitive Burden Scale, ACB fokussiert dabei besonders auf die Erfassung der kognitiven anticholinergen Last (2).

Bei der klinischen Bewertung der vorliegenden Last wird das Wissen zur anticholinergen Aktivität der Wirkstoffe als Grundlage herangezogen und durch ein klinisches Rating von Experten erweitert. Auf dieser Basis entstanden unterschiedliche Skalen, die die anticholinerge Last durch numerische Kategorien bewerten. In den meisten Skalen wird eine 0 für keine bekannte anticholinerge Aktivität und eine 3 für eine hohe anticholinerge Aktivität vergeben.

- Keine ACB: 0 Punkte
- Niedrige ACB: 1 Punkt
- Hohe ACB: 3 Punkte

Metaanalysen haben eine Beziehung zwischen diesen Belastungs-Scores und den klinisch feststellbaren anticholinergen Effekten gezeigt, was die klinische Relevanz der ACB unterstreicht.

Bei der Medikationsanalyse ist es daher essenziell, die ACB zu erkennen und durch Anpassungen der Medikation zu reduzieren oder vollständig zu vermeiden. Eine praktische Vorgehensweise für die Bestimmung und Reduktion der anticholinergen Belastung ist im Folgenden kurz beschrieben (3):

Die anticholinerge Belastung eines Patienten wird durch Addition der ACB-Scores aller eingenommenen Arzneimittel ermittelt. Eine kritische ACB-Belastung liegt vor bei:

- Einnahme *eines* Arzneistoffes mit einer ACB-Bewertung von 3

oder

- einer Gesamt-ACB-Belastung von mehr als 2 Punkten.

Um die anticholinerge Belastung zu minimieren, sollten folgende Maßnahmen ergriffen werden:

- Wechsel auf eine Substanz mit einem ACB < 3
- Reduktion der Gesamtbelastung auf weniger als 3 Punkte

Falls ein Wechsel nicht möglich ist, sollte eine Dosisreduktion in Betracht gezogen werden; die anticholinergen Effekte sind engmaschig zu überwachen.

Merke!

Eine sorgfältige Medikationsanalyse unter Berücksichtigung der anticholinergen Last ist besonders bei älteren und multimorbiden Patienten von großer Bedeutung. Durch gezielte Anpassungen der Medikation kann die anticholinerge Belastung reduziert und somit das Risiko für schwerwiegende Nebenwirkungen minimiert werden.

Tabelle I.2.1: Wichtige anticholinerge Nebenwirkungen (3)

Organsystem	Ausprägung der Symptome		
	leicht	mittel	schwer
Mund-Rachen-Raum	Mundtrockenheit	störende Mundtrockenheit, Probleme beim Sprechen, reduzierter Appetit	Schwierigkeiten beim Kauen, Schlucken, Sprechen, Mukosaschädigung, Zahn- und Zahnfleischerkrankungen, Unterernährung
Auge	leichte Sehstörungen durch Pupillendilatation, Lichtempfindlichkeit, trockenes Auge	Akkomodationsstörungen, deutliche Sehstörungen	erhöhtes Sturzrisiko, Glaukomanfall, vor allem bei bestehendem Engwinkelglaukom
Magen-Darm-Trakt		verminderte Peristaltik und Sekretion im Magen-Darm-Trakt, Magenentleerung verlangsamt, Obstipation	schwere Obstipation, Ileus, veränderte Absorption von Arzneistoffen
Harnwege	Miktionsstörung		Harnverhalt, Harnwegsinfekt (als Folge)
Herz		erhöhte Herzfrequenz	Überleitungsstörungen, Tachyarrhythmien, Herzinsuffizienz, Angina-Pectoris-Anfall
Haut	vermindertes Schwitzen	Hauttrockenheit	gestörte Thermoregulation bis hin zur Hyperthermie
ZNS	Benommenheit, Schwäche, leichte Amnesie, Konzentrationsschwierigkeiten	Erregung, Unruhe, Verwirrtheit, Gedächtnisstörungen	schwere Unruhe, Desorientiertheit, Agitation, Halluzinationen, Delirium, Muskelzuckungen, Hyperreflexie, Krampfanfälle, starke kognitive Einschränkungen, zentrales anticholinerges Syndrom

Tabelle I.2.2: Arzneistoffe und deren ACB-Scores (3)

ACB-Score	Arzneistoffe
1	Aclidinium (inh), Alprazolam, Ampicillin, Aripiprazol, Asenapin, Atenolol, Azathioprin, Baclofen, Benazepril, Betaxolol, Bisacodyl, Bromocriptin, Bupropion, Captopril, Celecoxib, Cetirizin, Chlordiazepoxid, Chlorthalidon, Ciclosporin, Citalopram, Clindamycin, Clonazepam, Clorazepat, Codein, Desloratadin, Dexamethason, Dextromethorphan, Diazepam, Digitoxin, Digoxin, Diltiazem, Dimetinden, Dipyridamol, Domperidon, Doxylamin, Entacapon, Escitalopram, Etoricoxib, Famotidin, Fentanyl, Fexofenadin, Flunitrazepam, Fluoxetin, Fluphenazin, Flurazepam, Fluvoxamin, Furosemid, Gentamicin, Glycopyrronium (inh), Guaifenesin, Hydralazin, Hydrocortison, Ipratropium (inh), Isosorbiddinitrat, Isosorbidmononitrat, Ketorolac, Lansoprazol, Levocetirizin, Levodopa, Lithium, Loratadin, Lorazepam, Metformin, Methocarbamol, Methotrexat, Methylprednisolon, Metoclopramid, Metoprolol, Midazolam, Mirtazapin, Morphin, Naratriptan, Nifedipin, Oxazepam, Oxycodon, Paliperidon, Pancuronium, Perphenazin, Phenobarbital, Piperacillin, Pramipexol, Prednisolon, Prednison, Promethazin, Pseudoephedrin, Quinidin, Risperidon, Rotigotin (Pflaster), Selegilin, Sertralin, Sumatriptan, Temazepam, Tiotropium (inh), Trandolapril, Trazodon, Triamcinolon, Triamteren, Triazolam, Valproat, Vancomycin, Venlafaxin, Warfarin, Ziprasidon, Zolmitriptan
2	Amantadin, Carbamazepin, Cimetidin, Haloperidol, Loperamid, Loxapin, Maprotilin, Methadon, Olanzapin, Opipramol, Oxcarbazepin, Paroxetin, Pethidin, Pimozid, Quetiapin, Ranitidin, Theophyllin, Tramadol
3	Amitriptylin, Atropin, Chlorpheniramin, Clemastin, Clomipramin, Clozapin, Cyproheptadin, Darifenacin, Dimenhydrinat, Diphenhydramin, Doxepin, Fesoterodin, Flavoxat, Hydroxyzin, Imipramin, Levomepromazin, Nortriptylin, Orphenadrin, Oxybutynin, Procyclidin, Propiverin, Scopolamin, Solifenacin, Thioridazin, Tizanidin, Tolterodin, Trihexyphenidyl, Trimipramin, Trospium

Literatur

1. Mutschler E, Geisslinger G, Kroemer H, Menzel S, P. R. m-Cholinrezeptor-Antagonisten (Parasympatholytika, neurotrope Spasmolytika). In: Arzneimittelwirkungen (10 Aufl). Stuttgart: Wissenschaftliche Verlagsgesellschaft; 2013: 337–341.
2. Boustani M, Campbell N, Munger S, Maidment I, Fox C. Impact of anticholinergics on the aging brain: a review and practical application. Aging Health 4 (2008), 311–320.
3. Kiesel, E.; Pudritz, Y.: Anticholinerge Belastung. Erkennen, analysieren und minimieren. Pharm. Ztg. 2019; 164:347

2.2 Elektrolytverschiebungen

Eine in Körperflüssigkeiten auftretende Elektrolytverschiebung ist eine häufige Störung, bei der eine relevante Abweichung von der normalen Elektrolytkonzentration vorliegt. Diese führt zu einer klinischen Symptomatik und kann mit einer erhöhten Morbidität und Mortalität verbunden sein. Zu den klinisch wichtigen Elektrolytstörungen gehören Dysnatriämie, Dyskalämie, Dyscalciämie, Dysmagnesiämie und Dysphosphatämie. Tabelle I.2.3 gibt eine Übersicht zu den wichtigsten Elektrolytverschiebungen und ermöglicht damit eine Orientierung bei der pharmazeutischen AMTS-Bewertung von Nebenwirkungen (1).

Auch wenn die Ursachenkorrektur durchaus komplex ist, sind folgende Risikofaktoren für Elektrolytverschiebungen identifiziert (2):

Risikofaktoren für Elektrolyteverschiebung

- **höheres Patientenalter** (verminderte/erhöhte Zufuhr, geändertes Trinkverhalten, Nierenfunktionsabnahme)
- **chronische Erkrankungen** (Diabetes, Diarrhoen, Herzinsuffizienz, COPD, chronische Infekte, Alkoholismus, Niereninsuffizienz, Krebs)
- **Polymedikation**

Die Prävalenz von Elektrolytverschiebungen ist stark abhängig vom Setting. Bei **onkologischen stationären Patienten** lag diese bei 60,7 Prozent und meist haben Patienten mehr als eine Abweichung (2 Elektrolyte: 21 %, 3 Elektrolyte: 12 %, 4 Elektrolyte: 6 %) (3).

Die **Hyponatriämie** ist die häufigste Elektrolytstörung in der ambulanten Versorgung. Eine arzneimittelinduzierte Hyponatriämie liegt bei etwa 5 % der ambulanten und 15 % der stationären Patienten vor, die in den meisten Fällen als mild eingestuft wird. Neben den Diuretika erhöhen auch ACE-Hemmer, Antiepileptika, Antidepressiva (SSRI, MAO-Hemmer), PPI, Sulfonylharnstoffe und Onkologika das Risiko. Unter Hyponatriämie kommt es zu einer verminderten Knochenmineralisation und zu einer erhöhten Osteoklastenaktivität.

Bei Frauen treten folgende Elektrolytverschiebungen häufiger auf: Hyponatriämie, Hypokaliämie, Hypercalciämie, Dysmagnesämie und Hypophosphatämie (4).

Beratungsbedarf bei Kalium und Magnesium

Die Ursachen für eine Elektrolytverschiebung bei Kalium und Magnesium sind häufig gleich:

- Veränderte Zufuhr (z. B. Ernährung, Alkoholismus),
- Veränderter Bedarf (z. B. Bewegung, Schwangerschaft) und
- Veränderte Ausscheidung (Nierenfunktion).

Von besonderer Bedeutung ist die Magnesium-Abhängigkeit der Na+/K+-Pumpe. Das erklärt auch, warum ein chronischer Magnesiummangel die intrazelluläre Kaliumkonzentration vermindern kann. Die Supplementierung von beiden Elektrolyten ist daher bei Hypokaliämie ratsam.

Tabelle I.2.3: Elektrolytveränderungen, Symptome, Arzneimittelauswahl und Pathomechanismen (1)

Elektrolytveränderung [Serumspiegel]	**Patientensymptome/Arzneimittel**	**Anmerkungen/ Mechanismus**
Hypokaliämie [< 3,5 mmol/l]	Symptome: Apathie, Herzrhythmusstörungen, Hypotonie, Verwirrtheit, Obstipation	
	Glucocorticoide	Renin-Angiotensin-Aldosteron-System stimuliert
	Insulin, Betasympathomimetika	Kaliumverteilung von den Extra- in den Intrazellularaum
	Laxantien (Cave Selbstmedikation)	Erhöhte enterale Ausscheidung
	Antiinfektiva: Aciclovir, Teicoplanin, Cefepim, Meropenem	
	Diuretika (Schleifendiuretika > Thiazid)	Erhöhte renale Ausscheidung
Hyperkaliämie [> 5,0 mmol/l]	Symptome: unspezifische wie Übelkeit und Diarrhoe, Muskelschwäche bis hin zur Parese, Parästhesien und Palpitation	
	Betablocker Digitalisintoxikation Zellschaden (Tumorlyse durch Zytostaika, Hämolyse, Rhabdomyolyse durch Statine)	Zellulärer Kaliumaustritt
	RAAS-Hemmung (ACE-Hemmer, AT1-Antagonisten, Reninhibitoren) NSAR und COX-2-Inhibitoren Calcineurininhibitoren Heparin	Hemmung Aldosteronsynthese
	Aldosteronantagonisten, Kaliumsparende Diuretika Trimethoprim, Pentamidin	Wirkungs-verminderung Aldosteron
	Risedronat, Doxazosin	
Hyponatriämie [< 130 mmol/l]	Die meisten pharmakogenen Hyponatriämie verlaufen asymptomatisch und erfordern keine Dosisanpassung. Symptome: Gangunsicherheit, Kopfschmerzen, Schwindel, Stürze, Frakturen, Osteoporose	Die Serum-Natrium-Konzentrationen normalisieren sich, wenn die entsprechenden Medikamente abgesetzt werden.

Fortsetzung folgende Seite

Fortsetzung

Elektrolytveränderung [Serumspiegel]	**Patientensymptome/Arzneimittel**	**Anmerkungen/ Mechanismus**
	Analgetika (NSAR, Paracetamol, Opioide) Antidepressiva (SSRI: Fluoxetin, Sertralin, Citalopram, Paroxetin, NSMRI) Antiepileptika (Carbamazepin, Oxcarbazepin, Valproinsäure, Phenytoin, Lamotrigin) Antipsychotika (Haloperidol, Levomepromazin) Benzodiazepine Chemotherapeutika (Cyclophosphamid, Cisplatin, Carboplatin, MTX, Vincristin) Diuretika (Thiazide), Drogen (Amphetamin)	Syndrom der inadäquaten ADH-Sekretion (SIADH) – Störung der Osmoregulation, die durch eine pathologisch erhöhte Sekretion von ADH gekennzeichnet ist (ca. 30 Prozent der Hyponatriämiefälle)
	PPI: Omeprazol, Esomeprazol, Pantoprazol	
Hypernatriämie [> 145 mmol/l]	Symptome: Durst, Schwäche, Kopfschmerzen, Verwirrtheit, Übelkeit, Hypotonie	
	Lactulose	Wasserverlust
	Antibiotika	Vermehrte Na-Zufuhr
	SGTL-2-Hemmer (am Therapieanfang)	RAAS-Aktivierung
Hypocalciämie [< 2,2 mmol/l]	Symptome: Müdigkeit, Abgeschlagenheit, Reizbarkeit, depressive Stimmung Auch durch Hyperphosphatämie und Hypomagnäsämie induziert.	Meist mild und asymptomatisch
	Aminoglykoside CAR-T-Zelltherapie Foscarnet Imatinib	
	Antiepileptika	Vitamin-D-Mangel
	Bisphosphonate (i. v. > oral) Denosumab	Verringerte Knochenresorption, Prädisponierende Faktoren: Nierenfunktionseinschränkungen, Vitamin-D-Mangel
	Cisplatin (dosisabhängig)	Magnesiummangel-induziert
	Protonen-Pumpen-Inhibitoren > H2-Blocker	Verringerte Calcium-Absorption
	Schleifendiuretika	Vermehrte renale Ausscheidung sowie Magnesiummangel-induziert

Fortsetzung folgende Seite

Fortsetzung

Elektrolytveränderung [Serumspiegel]	**Patientensymptome/Arzneimittel**	**Anmerkungen/ Mechanismus**
Hypercalciämie [> 2,6 mmol/l]	Unspezifische Symptome an Verdauungstrakt (Übelkeit), Herz (Bluthochdruck), Nervensystem (Verwirrtheit), der Muskulatur (Schwäche) und den Nieren (großer Durst)	
	Vitamin-D-Überdosierung	Erhöhte Aufnahme
	Thiazid-Diuretika	Rückresorption
	Lithium	Hyperparathyroidismus
Hypophosphatämie [< 0,8 mmol/l]	Müdigkeit, Schwäche und Herzinsuffizienz. Außerdem treten Gewichtsverlust, Übelkeit und Erbrechen, Herzrhythmusstörungen und Atembeschwerden auf.	Lange Zeit symptomlos (Phosphat-Knochenreserve)
	Insulin, Glukagon, Epinephrin, Dopamin, Beta-2-Agonisten, Theophyllin, Salicylate	Transzellulärer Shift
	Diuretika (Thiazide, Schleifen-) Tetracycline, Aminoglykoside, Virustatika: Adefovir, Tenofovir Onkologika: Imatinib, VEGF-Inhibitoren (Bevacizumab,Sorafenib), Azacitidin, Ifosfamid, Cisplatin, CAR-T-Zelltherapie	Erhöhte renale Aussscheidung
	parenterales hohmolekulares Eisen (Eisencarboxymaltose > Eisenderisomaltose)	FGF23-vermittelt
	Antazida (Aluminiumhaltig), Phosphatbinder (Patiromer), Vitamin-D3-Mangel, Alkohol	Verringerte Aufnahme/ Absorption
	Bisphosphonate (i. v.)	
Hyperphosphatämie [>1,46 mmol/l]	Akut: Übelkeit, Erbrechen, Durchfall, Krampfanfälle, Muskelkrämpfe, Tetanie, Kreislaufkollaps, Lethargie, sowie Herzrhythmusstörungen	
	Brentuximab, Obinutuzumab, Ibritumomab, Ofatumomab TKI[1] Proteasom-Inhibitoren Lenalidomid CAR-T Zelltherapie Venetoclax	Tumor-Lyse-Syndrom
	Vitamin-D3- Intoxikation	Vermehrte GIT-Aufnahme

Fortsetzung folgende Seite

Fortsetzung

Elektrolytveränderung [Serumspiegel]	**Patientensymptome/Arzneimittel**	**Anmerkungen/ Mechanismus**
Hypomagnesiämie [< 0,7 mmol/l]	Symptome: erhöhte Reizbarkeit, innerer Unruhe, Gefühl der Erschöpfung, Kopfschmerzen, kalte Füße, Wadenkrämpfe	
	Antibiotika (Aminoglycoside, Amphotericin B) Diuretika Zytostaika (Carbo- und Cisplatin, Cetuximab, Panitumumab) Calcineurininhibitoren	erhöhte renale Ausscheidung (TRPM6-Kanal[2]) sowie tubuläre Zellschädigung
	PPI > H_2-Blocker	verminderte Absorption
	Metformin, Insulin-Therapie	Zellulärer Shift
	Bisphosphonate, Denosumab	Bindung von Mg
	Teriparatid	unbekannt
Hypermagnesiämie [> 1,6 mmol/l]	Symptome: unspezifische Symptome wie Übelkeit, Erbrechen und Hautrötung; motorische Schwäche, Verschwinden von Muskelreflexen, leichte Sedierung	
	Magnesium (i. v.)	vermehrte Zufuhr

[1] TKI – Tyrosin-Kinase-Inhibitoren
[2] TRPM6-Kanal: Magnesiumionen-selektiver Kanal, verantwortlich für die Rückresorption von Mg aus dem Harn)

Literatur

1. Keiner D, Lebert C. Arzneimittel-Nebenwirkungen. Eine organbezogene Übersicht. Govi-Verlag 2023.
2. Berardi R, Torniai M, Lenci E et al.: Electrolyte disorders in cancer patients: a systematic review. J Cancer Metastasis Treat 5 (2019)79.
3. Alem A, Edae CK, Kelta Wabalo E, et al. Factors influencing the occurrence of electrolyte disorders in cancer patients. SAGE Open Medicine 2021. doi:10.1177/20503121211052861
4. Tazmini K, Nymo SH, Louch WE et al.: Electrolyte imbalances in an unselected population in an emergency department: A retrospective cohort study. PLoS One 14 (2019) e0215673.

2.3 Laborwert Nierenfunktion

Warum ist die Nierenfunktion relevant?

Rund jeder siebte Arzneistoff wird vorwiegend renal eliminiert. Die Berücksichtigung der geschätzten glomerulären Filtrationsrate (eGFR) oder der Nierenfunktion ist somit für die Dosierung und Überwachung der Medikation von entscheidender Bedeutung. Eine Online-Befragung von 2015 zeigte, dass 61 % der befragten Apotheker (n = 143) die eGFR und 32 % das Serumkreatinin als wichtigen Laborwert für die Medikationsanalyse wünschten (1). Der elektronische Medikationsplan (eMP) enthält daher auch Informationen zur Nierenfunktion, die für Verordnungen relevant sind.

Die genaue Beurteilung der glomerulären Filtrationsrate (GFR) ist essenziell für die klinische Praxis und Forschung. In der klinischen Praxis dient die GFR der Beurteilung und Interpretation klinischer Anzeichen und Symptome von Nierenerkrankungen. Eine Bestimmung der eGFR ist ebenfalls notwendig für die Anpassung der Arzneimitteldosierung sowie für die Erkennung, Einstufung und Behandlung von akutem Nierenversagen (AKI) und chronischer Nierenerkrankung (CKD). Die CKD-Stadieneinteilung nach GFR-Werten wird in Tabelle I.2.4 dargestellt.

Tabelle I.2.4: CKD-Stadieneinteilung anhand der eGFR

Stadium	Bewertung	eGFR (ml/min/1,73 m²)
1	Normal bis hoch	> 90
2	Leicht erniedrigt	60–89
3a	Leicht bis moderat erniedrigt	45–59
3b	Moderat bis schwer erniedrigt	30–44
4	Schwer erniedrigt	15–29
5	Nierenversagen	< 15

Es besteht weitgehend Einigkeit darüber, dass die Beurteilung der Nierenfunktion oder GFR eine wesentliche Voraussetzung für die gesamte klinische Praxis ist. Eine genaue GFR kann jedoch nur sehr aufwendig direkt beim Menschen gemessen werden. Statt dessen wird sie anhand der Clearance von Markern oder Substanzen geschätzt, die aus dem Plasma eliminiert und glomerulär filtert werden. Clearance-Messungen von endogenen Markern wie Kreatinin und Cystatin C wurden für eine vereinfachte Durchführbarkeit und Anwendbarkeit eingeführt.

Methoden zur Schätzung der GFR (estimate GFR = eGFR)

1976 entwickelten Donald W. Cockcroft und M. Henry Gault die erste Näherungsformel zur Abschätzung der Kreatinin-Clearance aus Serumkreatinin durch Vergleich mit der Urin-Clearance. Diese Gleichung erfordert Alter, Geschlecht, Gewicht und Serumkreatinin zur Schätzung der Kreatinin-Clearance (eCrCl) in Millilitern pro Minute (ml/min).

1999 sammelte die Studie „Modification of Diet in Renal Disease (MDRD)" Daten zu den Auswirkungen einer proteinarmen Ernährung auf die Nierenfunktion. Die daraus resultierende Gleichung bezieht Alter, Geschlecht, Serumkreatinin sowie die Hautfarbe ein und schätzt die eGFR in ml/min/1,73 m².

Die CKD-EPI-Formel von 2009/2012 (Chronic Kidney Disease Epidemiology Collaboration) bietet eine genauere Schätzung der GFR im Grenzbereich einer beginnenden Niereninsuffizienz als die MDRD-Formel. Die CKD-EPI-Gleichung von 2021, als ein aktueller Standard, berücksichtigt *nicht* mehr den Hauttyp, sondern nur noch *Alter, Geschlecht und Serumkreatinin*. Studien haben jedoch gezeigt, dass die CKD-EPI-Gleichung von 2021 die GFR bei einem großen Teil der *europäischen Bevölkerung tendenziell überschätzt*. Aus der damit erhöhten eGFR resultiert möglicherweise eine reduzierte Prävalenz von CKD in den Stadien 3a-5. Dies betrifft insbesondere Patienten ≥ 65 Jahren sowie Patienten mit Diabetes und Herz-Kreislauf-Erkrankungen (2). Weitere Studien sind erforderlich, um die genauen Auswirkungen auf die europäische Bevölkerung zu verstehen und um zu klären, ob die neue Gleichung spezifische Anpassungen für verschiedene ethnische Gruppen benötigt. Um eine präzise Diagnostik zu gewährleisten, sind Bestimmungsmethoden wie die MDRD-Formel weiterhin notwendig.

Arzneimittelclearance und eGFR

Die Arzneimittelclearance ist proportional zur individuellen eGFR, die in ml/min ausgedrückt wird, und nicht zur standardisierten eGFR bezogen auf die Körperoberfläche (BSA) in ml/min/1,73 m². Daher sollte die eGFR bei Medikamenten in fixer Dosierung unabhängig vom Körpergewicht angepasst werden. Diese Individualisierung auf die absolute GFR (eGFRabs) kann entweder über die Cockcroft-Gault-Formel oder über die eGFR nach CKD-EPI durch das Teilen durch 1,73 und multiplizieren mit der Körperoberfläche des Patienten erfolgen. Die Berechnung der BSA kann anhand der DuBois-Formel mittels eines Kalkulators vorgenommen werden und ist nur bei klaren Abweichungen von den Standard-Körpermaßen notwendig.

Merke!

In über 60 % der Fälle beginnt ein akutes Nierenversagen (AKI) in der ambulanten Patientenversorgung. Apotheker können bei der Erkennung von arzneimittelbezogenen Problemen helfen, wenn sie die eGFR der Patienten kennen.

Was noch?

Zu den Risikofaktoren für das Fortschreiten einer chronischen Nierenerkrankung zählen eine schlechtere Nierenfunktion zum Diagnosezeitpunkt, männliches Geschlecht, Diabetes mellitus sowohl als Nierendiagnose als auch als Komorbidität, ein höherer systolischer Blutdruck und eine höhere Albuminurie (3). Die Polymedikation bei Patienten mit chronischer schwerer Nierenerkrankung (Stadium 5) ist auch durch weitere Komorbiditäten wie Nierensteine, Infektionen, Anämie und Hyperphosphatämie sehr herausfordernd.

Im Krankenhaus kann ein „Renal Pharmacist" – ein Apotheker mit speziellem Fokus auf Patienten mit eingeschränkter Nierenfunktion – durch Medikationsanalysen renale arzneimittelbezogene Probleme (rABP) identifizieren und interdisziplinär lösen. Bei Patienten in einem kritischen eGFR-Bereich kann gezielt auf mögliche rABP überprüft werden. Zur Beurteilung der Medikation sollte die Nierenfunktion korrekt auf die patientenindividuelle eGFRabs umgerechnet werden.

Störungen der myokardialen Erregungsleitung als Folge einer gestörten Elektrolytbalance sind bei Patienten mit Niereninsuffienz weit verbreitet. In einer prospektiven Beobachtungsstudie mit 61 Patienten eines Dialysezentrums ohne bekannte Rhythmusstörungen wurden QT-Verlängerungen gefunden (44,3 % vor Beginn einer Dialysebehandlung, 77 % 1 Stunde nach Ende der Dialyse, 86,9 % anschließenden Konsultation). QT-Verlängerungen sind zwar zunächst asymptomatisch, können aber in ein Long-QT-Syndrom münden bis hin zu Synkopen und malignen Herzrhythmusstörungen (4).

Merke!

Apotheker sind wichtig für die Optimierung von Medikamenten bei AKI vor allem bei älteren Patienten: Reduzierung von Risiken und vermeidbaren Schäden, Beratung zur Medikamentendosierung bei eingeschränkter Nierenfunktion sowie Identifizierung und Überwachung von Medikamenten, die Nierenschäden verursachen können wie z. B. „Double Whammy"- und „Triple Whammy"-Kombinationen (5,6).

Literatur

1. Greißing C, Kössler K, Freyer J et al. The status of the performance of medication reviews in German community pharmacies and assessment of the practical performance. Int J Clin Pharm 38 (2016), 1425–1435.
2. Gansevoort RT, Anders HJ, Cozzolino M et al. What should European nephrology do with the new CKD-EPI equation? Nephrol Dial Transplant 38 (2023), 1–6.
3. Reichel H, Zee J, Tu C, Young E et al. Chronic kidney disease progression and mortality risk profiles in Germany: results from the Chronic Kidney Disease Outcomes and Practice Patterns Study. Nephrol Dial Transplant 35 (2020), 803–810.
4. Nguyen VT, Pham BV, Le TTT, Vo CD, Nguyen DQ, Tran NN. Changes in QT Interval in Maintenance Hemodialysis Patients: Pre-Dialysis, One Hour after Initiation of Dialysis, and Post-Dialysis. Blood Purif 52 (2023), 493–502.
5. Mongaret C, Aubert L, Lestrille A et al. The Role of Community Pharmacists in the Detection of Clinically Relevant Drug-Related Problems in Chronic Kidney Disease Patients. Pharmacy 8 (2020), 89.
6. Seiberth S, Berner J, Hug MJ, Strobach D. 'Double Whamm' and 'Triple Whamm' combinations in hospitalized surgical patients – real life data from a tertiary teaching hospital. Pharmazie 77 (2022), 38–43

2.4 Triple-Whammy

Wo liegt das Problem?

Ein Triple-Whammy (TW) beschreibt die gleichzeitige Einnahme von Renin-Angiotensin-Aldosteron-System-blockierenden Arzneimitteln (ACE-Hemmer oder AT_1-Blocker), Diuretika und nichtsteroidalen Antirheumatika (NSAR) Diese Dreifachkombination birgt ein erhebliches Risiko für das Auftreten eines akuten Nierenversagens (AKI). Die Deutsche Gesellschaft für Innere Medizin (DGIM) spricht hierzu die folgende Empfehlung aus:

Merke!

Die Dreifach-Kombination von ACE-Hemmern/AT1-Antagonisten, Diuretika und NSAR („Triple Whammy") soll wegen des Risikos für ein akutes Nierenversagen nicht eingesetzt werden (1).

Die klinischen Risiken und die medizinischen Ereignisse, die durch diese Medikamenteninteraktionen bei Polypharmazie entstehen, sind bislang nicht umfassend erforscht. Eine Analyse der MEREAFaPS-Datenbank, die Pharmakovigilanz-Berichte aus Italien enthält, identifizierte im Zeitraum von 2007 bis 2018 nur 80 Patienten mit TW unter insgesamt 61.855 Berichten. Über 87 % dieser Patienten wurden zusätzlich mit Medikamenten behandelt, die nicht in der Definition des TW enthalten sind (2).

Wichtige Einflussfaktoren auf das Risiko eines akuten Nierenversagens sind neben dem Alter der Patienten auch die Anzahl der Komorbiditäten, insbesondere Herz-Kreislauf-Erkrankungen und Diabetes. Das Risiko für ein akutes Nierenversagen steigt insbesondere bei Kombinationen mit Schleifendiuretika und Aldosteronantagonisten, bei Patienten über 75 Jahre und bei bereits bestehender Nierenschädigung. Die Number Needed to Harm (NNH) für ein Jahr NSAR Behandlung beträgt 158 (3).

Bedeutung für die Praxis

Es überrascht nicht, dass bei Patienten mit mehreren Komorbiditäten die Verordnung von TW-Medikamenten häufiger vorkommt. Daher ist eine sorgfältige interdisziplinäre Therapieabstimmung und -überwachung essenziell. Apotheken sollten besonders auf „TW-Rezepte" und die Selbstmedikation mit NSAR achten. Auch die PRISCUS-Liste 2.0 kategorisiert NSAR als zu vermeidende Co-Medikation mit RAS-blockierenden Arzneistoffen (RASI) und Diuretika. Arzneimitteldatenbanken bewerten TW als eine klinisch schwerwiegende Interaktion. Eine Risikobewertung in 13 Apotheken ergab, dass bei 21 % (n = 215) der Kunden, die nach NSAR fragten, ein Risiko für TW bestand. Die Medikationsdaten zeigten dann bei 8,0 % (n = 142) ein tatsächliches Risiko (4).

Merke!

Unterschiedliche zwei- und dreifach Kombinationen (NSAR plus RASI; NSAR plus Diuretika; RASI plus Diuretika plus NSAR) sind problematisch. Patienten sollten in den ersten zwei Wochen nach Beginn einer solchen Kombination engmaschig auf das Auftreten eines akuten Nierenversagens hin überwacht werden.

Was noch?

Es gibt keine Leitlinien für die Überwachung von Patienten, die einen ACE-Hemmer/AT_1-Blocker, ein Diuretikum und ein NSAR einnehmen. Ein pragmatischer Ansatz besteht darin, eine Basismessung der folgenden Werte des Patienten vorzunehmen:

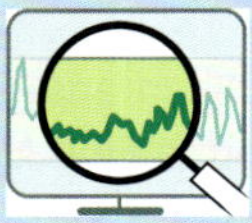

***Monitoring**: Körpergewicht, Blutdruck, Serumkreatinin und Elektrolyte*

Die Basismessung des Serumkreatinins ist unerlässlich, da sie später zur Diagnose von AKI erforderlich sein kann. Die Serumkalium-Konzentration kann bei der Anwendung von ACE-Hemmern oder NSAR ansteigen, insbesondere wenn die Nierenfunktion nachlässt, oder ein Volumenmangel besteht.

Eine Nachuntersuchung mit erneuter Messung von Gewicht, Blutdruck, Serumkreatinin und Elektrolyten innerhalb des ersten Behandlungsmonats kann aufgrund des erhöhten AKI-Risikos in diesem Zeitraum ebenfalls von Vorteil sein. Bei akutem Unwohlsein ist eine häufigere Überwachung des Patienten erforderlich.

Patienten mit AKI in der Anamnese sollten keine NSAR verschrieben werden. Die Nierenfunktion kann sich sonst weiter verschlechtern mit höheren Serumkreatinin-Werten als vorher. Andere potenziell nephrotoxische Arzneimittel sollten nach Möglichkeit ebenfalls vermieden werden bedingt durch ein erhöhtes Risiko für weitere Episoden und Progression der Nierenfunktion.

Eine *Genderbetrachtung* lohnt sich. Bei *Männern* traten eine AKI (75 % vs. 25 %) unter TW häufiger auf (5) und das Risiko für AKI oder Hyperkaliämie unter NSAR ist höher [OR 1.44 (1.23, 1.67)] (6).

Werden Statine neu verordnet, dann kann dies bei höheren Dosen als ein Faktor für das Entstehen einer AKI bei älteren Menschen angesehen werden, insbesondere bei *Frauen* oder solchen, die ACEI, ARB oder Schleifendiuretika erhalten. Der leichte Anstieg des Risikos sollte gegen die bekannten und klinisch relevanten Vorteile von Statinen bei der Verhinderung von Todesfällen und erheblicher Morbidität aufgrund von Herz-Kreislauf-Erkrankungen abgewogen werden (7).

Darüber hinaus sollten Apotheker im Krankenhaus die Medikamentenanamnese der Patienten innerhalb von 24 Stunden nach der Aufnahme durchführen, um so auch TW-Risiken von NSAR und COX-Hemmern zu minimieren (8). Bei postoperativer Gabe einer TW-Kombination kam es bei jedem sechsten Patienten zu einer Verschlechterung der Nierenfunktion. Die absolute Anzahl von AKI nach einer TW-Kombination war gering, jedoch sollte das individuelle Risiko für ein durch TW verursachtes AKI bei der Wahl der postoperativen Schmerzbehandlung berücksichtigt werden. Richtlinien für den postoperativen NSAR-Einsatz sollten die individuellen Risikofaktoren des Patienten für AKI berücksichtigen und so die Arzneimittelsicherheit erhöhen (9).

Literatur

1. S2k-Leitlinie Arzneimitteltherapie bei Multimorbidität – Living Guideline. AWMF-Registernummer: 100–001, Federführende Fachgesellschaft: Deutsche Gesellschaft für Innere Medizin (DGIM), Stand: Februar 2023
2. Mattioli I, Bettiol A, Crescioli G et al. Hospitalisations Related to the Combination of ACE Inhibitors and/or Angiotensin Receptor Blockers with Diuretics and NSAIDs: A Post Hoc Analysis on the Risks Associated with Triple Whammy. Healthcare 11 (2023), 238.
3. Dreischulte T, Morales DR, Bell S, Guthrie B. Combined use of nonsteroidal anti-inflammatory drugs with diuretics and/or renin-angiotensin system inhibitors in the community increases the risk of acute kidney injury. Kidney International 88 (2015), 396–403.
4. Hansen RN, Burghle A, Grünfeld SB, Jørgensen AM, Westergaard S, Hamid H, Rossing CV. Counselling customers at risk of the triple whammy effect at community pharmacies – A feasibility study. Explor Res Clin Soc Pharm 12 (2023), 100339.
5. Dahmke H, Schelshorn J, Fiumefreddo R, Schuetz P, Salili AR, Cabrera-Diaz F, Meyer-Massetti C, Zaugg C. Evaluation of Triple Whammy Prescriptions After the Implementation of a Drug Safety Algorithm. Drugs Real World Outcomes 11 (2024), 125–135.
6. Nash DM et al. Nonsteroidal anti-inflammatory drug use and risk of acute kidney injury and hyperkalemia in older adults: a population-based study. Nephrol Dial Transplant 34 (2019), 1145–1154.
7. Tonelli M, Lloyd AM, Bello AK, James MT, Klarenbach SW, McAlister FA, Manns BJ, Tsuyuki RT, Hemmelgarn BR; Alberta Kidney Disease Network. Statin use and the risk of acute kidney injury in older adults. BMC Nephrol. 20 (2019), 103.
8. Cheah HM, Islahudin FH. Beware of Triple Whammy. Mal J Pharm 8 (2022), 38–41.
9. Seiberth S, Berner J, Hug MJ, Strobach D. 'Double Whamm' and 'Triple Whamm' combinations in hospitalized surgical patients – real life data from a tertiary teaching hospital. Pharmazie 77 (2022), 38–43.

2.5 QTc-Zeit-Verlängerung

Die Verlängerung des QTc-Intervalls kann potenziell lebensbedrohliche Arrhythmien auslösen. Patienten, bei denen eine QTc-Verlängerung in der Notaufnahme diagnostiziert wurde, wiesen eine 30-Tage-Mortalität von 13 % auf (1). Zu den zahlreichen Risikofaktoren für ein erworbenes Long-QT-Syndrom (LQTS) zählen auch bestimmte Arzneimittel (siehe Abschnitt 2.5.2). Klinisch tritt das Long-QT-Syndrom nur dann in Erscheinung, wenn es zu Rhythmusstörungen kommt. Beim angeborenen genetischen LQTS (Prävalenz: 1:2000) sind meist Mutationen in den Genen KCNQ1, KCNH2 und SCN5 A verantwortlich. Der Genpolymorphismus KCNE1-D85N ist ein Risikofaktor für arzneimittelinduziertes LQTS und sollte in zukünftigen Leitlinien für die klinische Praxis berücksichtigt werden (2).

Die kardiale Repolarisation ist im EKG als QT-Zeit erkennbar. Eine verlängerte QTc-Zeit (> 450 ms) erhöht das Risiko für sogenannte „Torsade-de-Pointes“-Tachykardien, einer speziellen Form ventrikulärer Tachyarrhythmien, die zu Synkopen oder plötzlichem Herztod führen können. Je länger die QT-Zeit, desto höher ist das Risiko für das Auftreten maligner Kammerrhythmusstörungen. Ab einer QTc-Zeit von > 500 ms besteht ein signifikant erhöhtes Risiko für ventrikuläre Tachyarrhythmien (3).

Die Vorhersage einer klinischen Manifestation von tachykarden Arrhythmien bzw. TdP ist aufgrund der Komplexität und Vielfalt der Risikofaktoren sehr schwierig und im EKG meist nur bei längerem Monitoring oder im Akutfall zu ermitteln. Zeichen einer drohenden TdP-Tachykardie nach Beginn der Einnahme eines QTc-Zeit-verlängernden Medikaments sind eine Verlängerung der QTc-Zeit um mehr als 60 ms, eine absolute Verlängerung auf mehr als 500 ms sowie neu auftretende ventrikuläre Extrasystolen und nicht anhaltende ventrikuläre Tachykardien (4). Zur Diagnosesicherung wird ein Basis-EKG und ein Follow-up-EKG im Steady-State – in der Regel nach etwa vier bis fünf Halbwertszeiten – empfohlen.

QTc-Risiko-Scores

Tabelle I.2.5: Auswahl QTc-Risiko-Scores (12)

Öffentliche Apotheke (5)		Stationäre Versorgung (6)		RISQ-PATH (7)	
Risikofaktor	**Punkte**	**Risikofaktor**	**Punkte**	**Risikofaktor**	**Punkte**
Alter ≥ 65 Jahre	2	Alter > 68 Jahre	1	Alter ≥ 65 Jahre	3
Geschlecht (Frau)	2	Geschlecht (Frau)	1	Geschlecht (Frau)	3
Kardiovaskuläre Erkrankung	1	Diagnose Myokardinfarkt	2	(ischämische) Kardiomoypathie	3
		QTc > 450 msec	2	QTc verlängert im Basis-EKG (M: ≥ 450: F: ≥ 470)	6
		Linksventrikuläre Dysfunktion	3		
		QT-verlängernder Arzneistoff ≥ 2 QT-verlängernde Arzneistoffe	3 3	Crediblemeds Liste 1 Crediblemeds Liste 2	3 pro AM 0,5 pro AM

Fortsetzung folgende Seite

Fortsetzung

Öffentliche Apotheke (5)		Stationäre Versorgung (6)		RISQ-PATH (7)	
Risikofaktor	**Punkte**	**Risikofaktor**	**Punkte**	**Risikofaktor**	**Punkte**
				Crediblemeds Liste 3	0,25 pro AM
Diabetes	1			Diabetes	0,5
Schilddrüsen-störung	2			Schilddrüsen-störung	3
≥ 1 Kaliummin-derndes Diure-tikum	3	Schleifen-diuretikum	1	GFR ≤ 30 ml/min	0,5
		Kalium < 3,5 mmol/l	2	Kalium < 3,5 mmol/l	6
				Calcium ≤ 2,15 mmol/l	3
≥ 1 Antiar-rhythmikum	3			Arrhythmie	3
		Septischer Schock	3		
				CRP > 5 mg/l	1
				Leberinsuffi-zienz	1
				Neurologische Störungen	0,5
				Hypertonie	3
				Rauchen	3
				BMI ≥ 30 kg/m^2	1
Gesamtscore (Max)	14		21		40,5 + Summe QT-Arzneimittel
QT-Risiko-Bewertung/ Management	Hohes Risiko ≥ 5 Punk-te		• Geringes Risiko 0 bis 6 Punkte • Mittleres Risiko 7 bis 10 Punkte • Hohes Risiko 11 bis 21 Punkte		• Score unter 10: keine weitere Kon-trolle • Score über 10: follow-up bei Beginn QT-verlän-gernder AM

Merke!

Da sich das Risiko nicht auf Null senken lässt, muss es zumindest minimiert werden, indem Patienten mit dem höchsten Risiko identifiziert und gezielt behandelt werden. Bei QT-Risiko-Arzneimitteln und weiteren Risikofaktoren sollten nicht nur Ärzte, sondern auch andere Gesundheitsdienstleister auf ventrikuläre Arrhythmien und deren Symptome achten.

Arzneistoffe mit QTc-Verlängerung

Ein erheblicher Anteil aller im ambulanten Bereich verschriebenen Medikamente ist mit QT-Risiken verbunden. Unverzichtbar sind die regelmäßig aktualisierten Listen von Arzneistoffen mit QT-Verlängerung und unterschiedlichem TdP-Risiko des Centers for Education & Research on Therapeutics der Universität von Arizona (AZCERT), online verfügbar unter www.qtdrugs.org.

Die Datenbank unterscheidet drei Risikoklassen:

- Liste 1: QT-Verlängerung UND bekanntes Risiko für TdP bei regelrechter Einnahme
- Liste 2: QT-Verlängerung OHNE Evidenz für TdP bei regelrechter Einnahme
- Liste 3: QT-Verlängerung UND Auslösen von TdP unter bestimmten Bedingungen

Zu beachten sind erhebliche Abweichungen zwischen der Datenbankbewertung und den deutschen Risikoangaben im Beipackzettel und den Fachinformationen (8).

Zu den Arzneimittel-Risikogruppen im Alter zählen die „3As" (9)

Antidementiva (Acetylcholinesterase-Hemmer)
Antidepressiva (Citalopram, Escitalopram)
Antiarrhythmika

www.qtdrugs.org

Weitere Arzneimittel-Risikogruppen in der „A"-Systematik sind (10)

Antitumortherapeutika (v. a. TKIs)
Analgetika/Co-Analgetika
Antiemetika (Domperidon, Setrone)
Antiinfektiva (Chinolone, Makrolide, Azole)
Antipsychotika

Zu den häufigen Risikofaktoren gehören auch Elektrolytdefizite (📖 Tabelle I.2.3). Eine durch Diuretika verursachte Hypokaliämie kann in der Regel schnell ausgeglichen werden. Ebenso kann eine Hypomagnesiämie entstehen, die adäquat substituiert werden sollte. Eine Hypokalzämie ist häufig auf einen Vitamin-D-Mangel zurückzuführen.

Merke!

Das Risiko einer QT-Verlängerung steigt mit der Polymedikation. Im Rahmen der Medikationsanalyse sollte ein Interaktionscheck erfolgen, um pharmakokinetische wie pharmakodynamische bedingte QTc-Zeit-Verlängerungen zu detektieren. Risikoscores haben eine akzeptable bis hohe Sensitivität bei geringer Spezifität (11).

Was noch?

Es gibt verschiedene Berechnungsgrundlagen für das QTc-Intervall. Die Bazett-Formel ist die am häufigsten verwendete Methode und wird durch Division der QT-Zeit durch die Quadratwurzel des R-R-Intervalls ermittelt. Die Fridericia-Formel ist ähnlich, verwendet jedoch die Kubikwurzel des R-R-Intervalls. Die Framingham-Formel ist komplexer, aber Literaturangaben deuteten darauf hin, dass sie möglicherweise die genaueste Methode ist. Der Bazett-Wert wird auf den meisten EKG-Geräten automatisch berechnet. Allerdings hat diese Methode Einschränkungen, da sie das QTc-Intervall bei Bradykardie unterschätzt und bei Tachykardie überschätzt. Ihre Genauigkeit ist hauptsächlich auf Herzfrequenzen von 60 bis 100 Schlägen pro Minute beschränkt. Bei der Beurteilung des QTc-Intervalls muss die Herzfrequenz berücksichtigt werden. Die optimale Genauigkeit wird im Bereich von 60 bis 80 Schlägen pro Minute erreicht.

Literatur

1. Anderson HN, Bos JM, Haugaa KH et al. Prevalence and Outcome of High-Risk QT Prolongation Recorded in the Emergency Department from an Institution-Wide QT Alert System. J Emerg Med 54 (2018): 8–15.
2. Lopez-Medina AI, Campos-Staffico AM, A Chahal CA, Volkers I, Jacoby JP, Berenfeld O, Luzum JA. Genetic risk factors for drug-induced long QT syndrome: findings from a large real-world case-control study. Pharmacogenomics 25 (2024): 117–131.

3. Veltmann C, Dobrev D: Berücksichtigung QTc-verlängerndes Potenzial: „Vor Einleitung einer Therapie mit Antibiotika, Antipsychotika, Antiarrhythmika soll die Gefahr einer klinisch relevanten QTc-Verlängerung geprüft werden". Kardiologe 14 (2020): 32–34.
4. Duckheim M, Gawaz M. Polypharmazie – Medikamente und QTc-Zeit. Was ist zu beachten? Kardiologie up2date 16 (2020): 331–341.
5. Vandael E, Voulon V. Drug-induced QTc-Prolongation: risk management in a community pharmacy. J Malta Coll Pharm Practz 23 (2017): 8–12.
6. Tisdale JE et al. Development and validation of a risk score to predict QT interval prolongation in hospitalized patients. Circ Cardiovasc Qual Outcomes 6 (2013) :479–487.
7. Vandael E, Vandenberk B, Vandenberghe J, Spriet I, Willems R, Foulon V. Development of a risk score for QTc-prolongation: The RISQ-PATH study. Int. J. Clin Pharm 39 (2017), 424–432.
8. Then MI, Andrikyan W, Maas R, Fromm MF. The CredibleMeds® list: Usage of QT interval prolonging drugs in Germany and discordances with prescribing information. Br J Clin Pharmacol 88 (2022), 226–236.
9. Gustafsson M, Altufaili M, Sjölander M. Prevalence of Drugs and Drug Combinations that Increase Risk of Prolonged QT Time Among People with Major Neurocognitive Disorder Living in Sweden: A Cross-Sectional Registry Study. Drugs Real World Outcomes 10 (2023), 61–68.
10. Indraratna P, Tardo D, Delves M, Szirt R, Ng B. Measurement and Management of QT Interval Prolongation for General Physicians. J Gen Intern Med 35 (2020), 865–873.
11. Su K, McGloin R, Gellatly RM. Predictive Validity of a QT_c Interval Prolongation Risk Score in the Intensive Care Unit. Pharmacotherapy 40 (2020), 492–499.
12. Keiner D, Lebert C. Arzneimittel-Nebenwirkungen. Eine organbezogene Übersicht. Govi-Verlag 2023.

3 Orale Tumortherapeutika

3.1 Pharmazeutische Beratung

Seit der Einführung von Imatinib 2001 zur Behandlung der CML (chronisch myeloische Leukämie) hat der Anteil der oralen Tumortherapeutika, die auch als orale Antitumortherapeutika (OAT) bezeichnet werden, stetig zugenommen. Heute sind über 100 derartige Wirkstoffe in Deutschland zugelassen. Diese Arzneimittel gehören verschiedenen Substanzklassen an und werden sowohl für die Behandlung hämatologischer als auch solider Tumore eingesetzt. *Parenterale T*umortherapeutika werden vorwiegend in dafür spezialisierten Einrichtungen appliziert. Dagegen werden *orale* Tumortherapeutika in der Regel in einer onkologisch/hämatologischen Praxis verordnet und über eine öffentliche Apotheke bezogen. Damit gewinnt die pharmazeutische Betreuung in Bezug auf die orale Antitumortherapie in der öffentlichen Apotheke an Bedeutung und wird auch von den Krankenkassen mit der Vergütung der entsprechenden pharmazeutischen Dienstleistung (pDL) wahrgenommen.

Zu den oralen Tumortherapeutika gehören verschiedene Arzneimittelklassen wie klassische Zytostatika, Hormonbeeinflussende Arzneimittel sowie die große Gruppe der Proteinkinasen-Inhibitoren (Tabelle I.3.1). Diese auch „small molecules“ genannten Arzneimittel gelangen als kleine Moleküle in die Zelle und unterbrechen dort über verschiedene Rezeptoren die Signaltransduktion, die für die Proliferation von Tumorzellen verantwortlich ist. Im Folgenden geht es in erster Linie um diese Tumortherapeutika.

Im Gegensatz zu parenteralen Zytostatika werden orale Tumortherapeutika in der Regel über längere Zeit zuhause eingenommen. Diese Unabhängigkeit von der Station, Praxis oder Ambulanz ist für die Patienten eine zusätzliche Herausforderung, da sie für das Ansprechen der Therapie eine Mitverantwortung übernehmen. Das kann nur gelingen, wenn der Patient oder die Patientin umfassend über die Therapie aufgeklärt ist. Um dem individuellen Beratungsbedarf gerecht zu werden, müssen alle beteiligten Professionen einbezogen werden sowie entsprechende Informationsmaterialen zur Verfügung stehen und genutzt werden. Für die Beratung gelten zusätzlich die Regeln, die bei einer Medikationsanalyse beachtet werden müssen. Im Buch werden in sechs Patientenfällen exemplarisch wichtige arzneimittelbezogene Probleme detailliert analysiert und diskutiert.

3.2 Adhärenz

Die Wirkung eines Arzneimittels ist nur sichergestellt, wenn das Arzneimittel regelmäßig eingenommen wird, die Patienten und Patientinnen also adhärent sind. Für die Therapie der CML gibt es Untersuchungen, die die Abhängigkeit einer Remission von der Adhärenz zeigen. Patienten mit einer Adhärenz von über 85 % hatten zu 90,6 % eine komplette zytogenetische Remission (CCyR), während Patienten und Patientinnen mit einer Adhärenz unter 85 % nur in 64,5 % der Fälle eine CCyR hatten (7). Diese Abhängigkeit der Remission von der Adhärenz konnte in weiteren Untersuchungen bestätigt werden.

Die Ursachen der Nicht-Adhärenz sind vielfältig und werden laut der WHO (World Health Organization) durch verschiedene Faktoren beeinflusst (8).

Faktoren für Nicht-Adhärenz (8)

- Sozioökonomische Faktoren (Bildungsgrad, finanzielle Situation),
- Gesundheitssystem (Arzt-Patienten-Verhältnis, Krankenversicherung),
- Erkrankung (Leidensdruck, Schwere der Symptome),
- Therapie (Komplexität des Therapieplans, Therapiedauer),
- Patient (Erwartungen, Motivation zur Krankheitsbewältigung).

Einige dieser Faktoren können durch eine kontinuierliche Betreuung positiv beeinflusst werden. In der Beratung sollte der Nutzen der Therapie aufgezeigt sowie die Prophylaxe von Nebenwirkungen erklärt und die Patienten und Patientinnen insgesamt in ihrer Bewältigung der Krebserkrankung unterstützt und die Eigenmotivation gestärkt werden.

3.3 Applikation

Die Bioverfügbarkeit der „small molecules" ist zum Teil abhängig von der Nahrungsaufnahme und dem Magen-pH. Nahrung, insbesondere fettreiche Nahrung, kann die Verfügbarkeit deutlich erhöhen (Lapatinib, Nilotinib) oder reduzieren (Asciminib). Eine Nüchtern-Einnahme heißt in der Regel die Arzneimittel entweder eine Stunde vor einer Mahlzeit oder zwei Stunden nach einer Mahlzeit einzunehmen (1).

Eine aktuelle Liste der Einnahmezeitpunkte ist auf der Homepage der Initiative Orale-Krebstherapie der Deutschen Gesellschaft für Onkologische Pharmazie (DGOP) zu finden (2).

Die Erhöhung des Magen-pH-Werts durch Antazida, H_2-Blocker oder Protonen-Pumpen-Inhibitoren (PPI) führt in der Regel zu einer verringerten Resorption. Gerade PPIs werden häufig ohne zwingende Indikation verordnet oder im Rahmen einer Selbstmedikation vom Patienten eingesetzt. Hier muss Rücksprache mit dem behandelnden Arzt bzw. mit dem Patienten gehalten werden (📖 Fall 11.1 Dasatinib).

3.4 Dosierungsschemata

Nicht alle oralen Tumortherapeutika werden kontinuierlich mit einer konstanten Dosis appliziert. Verschiedene Arzneimittel wie Venetoclax werden langsam aufdosiert und andere werden in einem 21- oder 28-tägigen Rhythmus eingenommen wie z. B. Capecitabin mit einer Applikation über 14 Tage gefolgt von einer 7-tätigen Pause. Bei einigen Arzneimitteln wie Lenalidomid hängt das Dosierungsschema von der Indikation oder der Kombination ab (📖 Tabelle I.3.3). Grundsätzlich empfiehlt sich die Mitgabe eines Einnahmeplans, bei einer Intervall-Gabe ist dies aber dringend erforderlich (📖 Fall 11.5 Trifluridin/Tipiracil).

3.5 Interaktionen

Ein Großteil der „small molecules" werden über das Cytochrom-P450-System metabolisiert und können als Inhibitor oder Induktor verschiedener Isoenzyme fungieren. Daher ist ein Interaktionscheck bei der Erstverordnung und Therapieänderungen zwingend erforderlich. Da neue orale Tumortherapeutika nicht sofort in jede Interaktionsdatenbank aufgenommen werden, ist die Nutzung mehrerer Datenbanken zu empfehlen. Das Interaktionsmanagement erfolgt analog zu anderen Arzneimitteln. Der Patient sollte auf Interaktionen mit Lebensmitteln (Inhibition durch Grapefruitsaft) oder freiverkäufliche Arzneimittel (Induktion durch Johanniskraut) hingewiesen werden.

Weitere Interaktionen über Transportproteine, die die Aufnahme in die Zelle (Influx) oder die Exkretion (Eflux) regeln spielen auch für orale Tumortherapeutika eine relevante Rolle.

3.6 Nebenwirkungen

Die Wirkung der „small molecules" erfolgt nicht nur selektiv in den Tumorzellen, sondern es werden durch die Hemmung der Signaltransduktion weitere Zielstrukturen beeinflusst. Gastro-intestinale Nebenwirkungen wie Diarrhö oder Nausea können mit Loperamid, einem 5-HT_3-Rezeptor-Antagonisten oder Metoclopramid behandelt werden. Eine antiemetische Standard-Prophylaxe ist nicht grundsätzlich erforderlich. Für Arzneimittel mit einem hohen emetogenen Risiko wird zu Beginn eine Prophylaxe mit einem 5-HT_3-Antagonsiten über fünf bis sieben Tage und Dexamethason über drei Tage empfohlen, danach wird ein Auslassversuch geplant (3).

Nebenwirkungen an der Haut und Schleimhaut können je nach dem Angriffspunkt unterschiedlich ausgeprägt sein. In der Regel kann mit einer konsequenten Prophylaxe der Schweregrad dieser Nebenwirkungen reduziert werden (4).

Kardiovaskuläre Nebenwirkungen wie Hypertonie, Blutungen oder kardiovaskuläre Dysfunktion werden ebenfalls beschrieben. Für einige Arzneimittel sind die Verlängerung des QTc-Intervalls oder Arrhythmien beschrieben. In diesen Fällen wird vor Therapiebeginn und im Verlauf eine EKG-Kontrolle, insbesondere bei Risikopatienten gefordert. Weiterhin sollte im Interaktionscheck auf weitere QTc-verlängernde Arzneimittel geachtet werden (Fall 11.2 Nilotinib). Auf CredibleMeds® ist eine entsprechende Tabelle mit Arzneimitteln, die häufig bei Patienten mit einer Tumorerkrankung eingesetzt werden, veröffentlicht (5).

Die interstitielle Lungenerkrankung (ILD) ist eine seltene, aber lebensbedrohliche Nebenwirkung, die auch durch Arzneimittel hervorgerufen werden kann. Rechtzeitig erkannt ist sie vollständig reversibel, wenn Symptome wie Husten und Dyspnoe rechtzeitig erkannt werden, die Diagnose gestellt, das betreffende Arzneimittel abgesetzt und Glucocorticoide verordnet werden. Zu spät erkannt, kann sie letal enden. Grundsätzlich kann jedes Arzneimittel eine ILD verursachen, jedoch sind Zytostatika in fast 50 % der arzneimittelinduzierten ILD die Ursache (6).

3.7 Orale Zytostatika im häuslichen Bereich

Wie für parenterale Zytostatika gilt auch für die orale Applikation, dass im Umgang Vorsichtsmaßnahmen einzuhalten sind. Angehörige oder Pflegefachkräfte müssen vor der versehentlichen Aufnahme dieser potenziell schädigenden Arzneimittel geschützt werden. Nach Möglichkeit sollen nur Personen, für die das Arzneimittel bestimmt ist, Kontakt mit oralen Zytostatika haben. Wenn das nicht möglich ist, können Einmalbecher und Handschuhe eingesetzt werden. Orale Zytostatika dürfen weder geteilt oder gemörsert (Tablette), noch geöffnet (Kapseln) werden. Ist die Applikation der unversehrten Form nicht möglich, sollte Rücksprache mit dem pharmazeutischen Personal gehalten werden um eine gemeinsame Lösung zu finden.

3.8 Informationen

Mit über 100 verschieden oralen Tumortherapeutika die inzwischen in Deutschland verfügbar sind, ist es fast unmöglich alle notwendigen Beratungsinhalte zu kennen und zu vermitteln. Für Fachkreise stehen die Fachinformationen als Teil der Zulassungsunterlagen zur Verfügung. In diesen inzwischen sehr umfangreichen und aktuellen Unterlagen wird ausführlich auf das jeweilige Arzneimittel eingegangen.

Für die Beratung der Betroffenen sind aus dem AMBORA-Projekt (9) der Universität Erlangen zur pharmazeutischen Betreuung von Tumorpatienten mit oraler Tumortherapie entsprechende Arzneimittelmerkblätter entstanden. Anhand dieser über 100 Merkblätter kann eine strukturierte Beratung mit den wesentlichen Besonderheiten der individuellen Therapie erfolgen. Die Merkblätter werden von einem Apothekerteam der Universität Erlangen regelmäßig überarbeitet und enthalten alle für den Patienten wichtigen Informationen. So werden in der Regel nur Nebenwirkungen beschrieben, die der Patient bemerken kann. Änderungen von Laborwerten werden hingegen nicht aufgeführt. Kommt es unter der Therapie jedoch zu einer Leuko-/Neutropenie, Thrombopenie oder Anämie, so werden Hinweise auf Infektanfälligkeit, erhöhte Blutungsneigung bzw. Ermüdung gegeben. Kommt es häufig zu einer QTc-Verlängerung, dann wird bei den Vorsichtsmaßnahmen unter „Wann soll der Arzt kontaktiert werden" auf Symptome wie Herzklopfen, Brustschmerzen oder Schweißausbrüche hingewiesen. Als Wechselwirkungen werden nur die aufgeführt, die Lebensmittel oder freiverkäufliche Arzneimittel betreffen.

Für die Beratung zu Nebenwirkungen stehen aktuell weitere zehn Merkblätter zur Verfügung. In diesen werden Tipps zur Vorbeugung, Erkennung und Behandlung der Beschwerden gegeben sowie Hinweise bei welchen Symptomen sofort ein Arzt oder eine Ärztin aufgesucht werden soll.

Weitere Internetquellen sind auf der Homepage der DGOP (für Fachpersonal) oder der Homepage der Oralia-Initiative (für Patienten) aufgeführt.

Für die Übersicht zu Tumorentitäten können die jeweiligen Leitlinien aus dem Leitlinienprogramm Onkologie der AWMF (https://www.leitlinienprogramm-onkologie.de/home), die Seite der Deutschen Gesellschaft für Hämatologie und medizinische Onkologie (DGHO), Onkopedia (https://www.onkopedia.com/de) oder die Europäischen Leitlinien der European Society for Medical Oncology **(ESMO)** herangezogen werden.

Merke!

Fragen bei der Verordnung von oralen Tumortherapeutika

- Passt die Dosis?
- Erfolgt die Einnahme kontinuierlich?
- Sind Einnahmehinweise zu beachten?
- Welche Interaktionen spielen eine Rolle?
  - CYP – PPI – QTc
- Wird aufgrund der Nebenwirkungen eine Prophylaxe notwendig?
- Gibt es lebensbedrohliche Nebenwirkungen?
- Besteht ein Risiko für Nicht-Adhärenz?

3.9 Literatur

1. Barth J. Einfluss von Einnahmezeitpunkt und Nahrung auf orale Tumortherapeutika. best practice onkologie 17 (2022), 418–423.
2. https://www.orale-krebstherapie.de/wp-content/uploads/2023/12/Einnahmezeitpunkte-Oralia-DGOP-Homepage-weltweit-zugelassene-2023_12.pdf Zugriff 11.4.2024
3. (https://www.orale-krebstherapie.de/wp-content/uploads/2023/12/Emetogenes-Potenzial-Oralia-DGOP-Homepage-weltweit-zugelassene_2023_12.pdf). Zugriff 11.4.2024
4. Deutsche Krebsgesellschaft, Deutsche Gesellschaft für Hämatologie und medizinische Onkologie, Deutsche Gesellschaft für Radioonkologie. S3-Leitlinie Supportive Therapie bei onkologischen PatientInnen. Langversion 1.3 Februar 2020 https://www.leitlinienprogramm-onkologie.de/leitlinien/supportive-therapie/ Zugriff 11.4.2024
5. Woosley RL, Heise CW, Gallo T et al. www.CredibleMeds.org. QTdrugsList https://www.crediblemeds.org/oncosupport Zugriff 11.4.2024
6. Department of Pulmonary Medicine and Intensive Care, Universitätsklinikum Dijon. https://www.pneumotox.com/page/view/1/about Zugriff 11.4.2024
7. Ibrahim A, Eliasson L, Apperley J et al. Poor adherence is the main reason for loss of CCyR and Imatinib failure for chronic myeloid leukemia patients on long-term therapy. Blood 117 (2011), 3733–3736.
8. World Health Organization. Adherence to long-term therapies – Evidence for action. 2003. https://iris.who.int/bitstream/handle/10665/42682/9241545992.pdf?sequence=1&isAllowed=y Zugriff 11.4.2024
9. Dürr P, Schlichtig K, Kelz C et al. The randomized AMBORA trial: impact of pharmacological/pharmaceutical care on medication safety and patient-reported outcomes during treatment with new oral anticancer agents. J Clin Oncol 39 (2021), 1983–1994.

https://www.leitlinienprogramm-onkologie.de/home

https://www.onkopedia.com/de

https://www.esmo.org/guidelines/esmo-expert-consensus-statements

3.10 Übersichten Orale Tumortherapeutika

Tabelle I.3.1: Orale Antitumortherapeutika und deren Zielstrukturen – Auswahl (Stand: 04.2024)

Name	Ziel	Name	Ziel	Name	Ziel
Alectinib	ALK	Erlotinib	EGFR	Tepotinib	MET
Brigatinib	ALK	Gefitinib	EGFR	Everolimus	mTOR
Ceritinib	ALK	Osimertinib	EGFR	Niraparib	PARP
Crizotinib	ALK	Pemigatinib	FGFR	Olaparib	PARP
Lorlatinib	ALK	Gilteritinib	FLT3	Rucaparib	PARP
Venetoclax	BCL-2	Midostaurin	FLT3	Talazoparib	PARP
Asciminib	BCR-ABL	Quizartinib	FLT3	Alpelisib	PI3K
Bosutinib	BCR-ABL	Panobinostat	HDAC	Idelalisib	PI3K
Dasatinib	BCR-ABL	Lapatinib	HER2	Pralsetinib	RET
Imatinib	BCR-ABL	Neratinib	HER2	Selpercatinib	RET
Nilotinib	BCR-ABL	Tucatinib	HER2	Entrectinib	TRK
Ponatinib	BCR-ABL	Glasdegib	Hh	Larotrectinib	TRK
Radotinib	BCR-ABL	Sonidegib	Hh	Axitinib	VEGFR
Dabrefenib	BRAF	Vismodegib	Hh	Cabozantinib	VEGFR
Encorafenib	BRAF	Ivosidenib	IDH1	Lenvatinib	VEGFR
Vemurafenib	BRAF	Ruxolitinib	JAK1/2	Nintetanib	VEGFR
Acalabrutinib	BTK	Fedratinib	JAK2	Pazopanib	VEGFR
Ibrutinib	BTK	Avapritinib	KIT	Regorafenib	VEGFR
Zanubrutinib	BTK	Ripretinib	KIT	Sorafenib	VEGFR
Abemaciclib	CDK4/6	Binimetinib	MEK1/2	Sunitinib	VEGFR
Palbociclib	CDK4/6	Cobimetinib	MEK1/2	Tivozanib	VEGFR
Ribociclib	CDK4/6	Selumetinib	MEK1/2	Vandetanib	VEGFR
Afatinib	EGFR	Trametinib	MEK1/2		
Dacomitinib	EGFR	Capmatinib	MET		

Ziele: ALK – Anaplastische Lymphom Kinase; BCL-2 – B-Cell-Lymphoma 2; BCR-ABL – BCR-ABL-Fusionsprotein; BRAF – B-RAF proto-oncogene, serine/threonine kinase; BTK – Bruton-Tyrosin-Kinase; EGFR – epidermaler Wachstumsfaktorrezeptor; FLT3 – fms like tyrosine kinase 3; HDAC – Histondeacetylasen; HER2 – human epidermal growth factor 2; Hh – Hedgehog-Signalweg; JAK – janus kinase; IDH1 – Isocitrat dehydrogenase; KIT – KIT-Proto-oncogen-Rezeptor-Tyrosin-kinase; MEK – mitogen-activated protein kinase; MET – MET receptor tyrosin-kinase; mTOR – mTOR-Kinase; PARP – Poly(ADP-ribose)-Polymerasen; PI3K – Phophatidylinosetol-3 kinase; RET – rearrenged during transfection receptor tyrosin kinase; TRK – neutrophe Tyrosin-receptor-kinase; VEGR – vascular endothelialgrowth factor receptor

Tabelle I.3.2: Orale Antitumortherapeutika – Auswahl (Stand: 04.2024)

Klassische Zytostatika		Sonstige	Hormonanaloga u. ä.
Azacitidin	Methotrexat	Anagrelid	Abirateron
Busulfan	Mitotan	Bexaroten	Anastrozol
Capecitabin	Procarbazin	Ixazomib	Apalutamid
Chlorambucil	Tegafur_Gimeraci_Oteracil	Lenalidomid	Bicalutamid
Cyclophosphamid	Temozolomid	Pomalidomid	Darolutamid
Etoposid	Tioguanin	Selinexor	Enzalutamid
Hydroxycarbamid	Topotecan	Thalidomid	Exemestan
Idarubicin	Treosulfan	Tretionin	Flutamid
Lomustin	Trifluridin_Tipiracil		Letrozol
Melphalan	Trofosfamid		Relugolix
Mercaptopurin	Vinorelbin		Tamoxifen

Tabelle I.3.3: Einnahmehinweise zur intermittierenden Gabe von oralen Antitumortherapeutika (Stand: 04.2024)

Arzneimittel	Präparat	Zyklus	Einnahme	Bemerkungen
Azacitidin	Onureg®	28 Tage	Tag 1–14	
Capecitabin	Generikum	21 Tage	Tag 1–14	
Cobimetinib	Cotellic®	28 Tage	Tag 1–21	Kombination
Ixazomib	Ninlaro®	28 Tage	Tag 1, 8, 15, 22	Kombination
Lenalidomid	Generikum	28 Tage	Tag 1–21	Kombination
Lenalidomid	Generikum	21 Tage	Tag 1–14	Auch kontinuierlich
Lomustin	Cecenu®	42 Tage	Eine Dosis	
Methotrexat	Generikum	7 Tage	Tag 1	Rheumatherapie
Midostaurin	Rydapt®	28 Tage	Tag 8–21	Kombination Auch kontinuierlich
Nintedanib	Vargatef®	21 Tage	2–21	mit Docetaxel an Tag 1
Palbociclib	Ibrance®	28 Tage	Tag 1–21	
Panobinostat	Farydak®	21 Tage	Tag 1, 3, 5, 8, 10, 12	
Pemigatinib	Pemazyre®	21 Tage	Tag 1–14	
Pomalidomid	Imnovir®	21 Tage	Tag 1–14	
Quizartinib	Vanflyta®	28 Tage	Tag 1–14	
Regorafenib	Stivarga®	28 Tage	Tag 1–21	Import
Ribociclib	Kisqali®	28 Tage	Tag 1–21	
Selinexor	Nexpovio®	7 Tage	Tag 1 (+3)	
Sunitinib	Generikum	42 Tage	Tag 1–28	GIST, Nierenkrebs
Tivozanib	Fotivda®	28 Tage	Tag 1–21	
Trifluridin/Tipiracil	Lonsurf®	28 Tage	Tag 1–5; 8–12	

Folgende Arzneimittel werden abhängig von dem jeweiligen Protokoll (Art, Stadium der Erkrankung) an ein bis mehreren Tagen eines Zyklus eingesetzt (Siehe Fachinformation, Therapieprotokoll):
Chlorambucil (Leukeran®); Etoposid (Vepesid®); Idarubicin (Zavedos®); Melphalan (Leukeran®); Methotrexat; Procarbazin (Natulan®); Temozolomid; Thalidomid (Thalidomid-BMS®); Tioguanin (Thioguanin-Aspen®); Topotecan (Hycamtin®); Treosulfan (Ovastat®); Vinorelbin (Navelbin®)

4 Vermeidbare Risiken mithilfe leitliniengerechter Pharmakotherapie

4.1 Klinische Empfehlungen

Die AWMF-Leitlinien sind systematisch entwickelte Empfehlungen, die den aktuellen Stand der medizinischen Wissenschaft inklusive Empfehlungen zur Pharmakotherapie widerspiegeln. Sie werden von der Arbeitsgemeinschaft der Wissenschaftlichen Medizinischen Fachgesellschaften (AWMF) in Zusammenarbeit mit verschiedenen Fachgesellschaften erstellt und sind online frei verfügbar:

https://www.awmf.org/

Für die Durchführung von Medikationsanalysen sind zudem insbesondere die Empfehlungen folgender Leitlinie von Bedeutung:

S2k-Leitlinie Arzneimitteltherapie bei Multimorbidität – Living Guideline
AWMF-Registernummer: 100–001
Federführende Fachgesellschaft
Deutsche Gesellschaft für Innere Medizin (DGIM)
Stand: Februar 2023

Die für die Fallbeispiele in Teil II dieses Buches zutreffenden Empfehlungen der DGIM wurde in den jeweiligen „Merke-Kästen" nochmals zitiert.

4.2 Positiv-Empfehlungen

Bei gleichzeitiger Behandlung mit einem Thrombozytenaggregationshemmer und einem nicht-steroidalen Antirheumatikum (NSAR) soll für die Dauer der Kombinationstherapie wegen erhöhten Risikos für gastrointestinale Blutungen regelhaft ein PPI verordnet werden.

Bei gleichzeitiger Behandlung mit einem Thrombozytenaggregationshemmer und einem Antikoagulans soll für die Dauer der Kombinationstherapie wegen des erhöhten Risikos für eine gastrointestinale Blutung regelhaft ein PPI verordnet werden.

Bei gleichzeitiger Behandlung mit einem Thrombozytenaggregationshemmer und einem systemisch wirksamen Glucocorticoid soll für die Dauer der Kombinationstherapie wegen des erhöhten Risikos für eine gastrointestinale Blutung regelhaft ein PPI verordnet werden.

Bei gleichzeitiger Behandlung mit einem Thrombozytenaggregationshemmer (TAH) und einem selektiven Serotonin-Wiederaufnahmehemmer (SSRI) soll für die Dauer der Kombi-

https://www.awmf.org/

nationstherapie wegen des erhöhten Risikos für eine gastrointestinale Blutung regelhaft ein PPI verordnet werden.

Bei gleichzeitiger Behandlung mit einem NSAR und einem systemisch wirksamen Glucocorticoid soll für die Dauer der Kombinationstherapie wegen des erhöhten Risikos für eine gastrointestinale Blutung regelhaft ein PPI verordnet werden.

Bei gleichzeitiger Behandlung mit einem NSAR und einem Antikoagulans soll für die Dauer der Kombinationstherapie wegen des erhöhten Risikos für eine gastrointestinale Blutung regelhaft ein PPI verordnet werden.

Nach Stenting der Arteria carotis soll nach initialer dualer Therapie ab dem 2. Monat nach Intervention sowie nach Endarteriektomie der A. carotis (CEA) eine dauerhafte Monotherapie mit einem Thrombozytenaggregationshemmer erfolgen.

Bei gleichzeitiger Behandlung mit mehreren Thrombozytenaggregationshemmern soll für die Dauer der Kombinationstherapie wegen des erhöhten Risikos für eine gastrointestinale Blutung regelhaft ein PPI verordnet werden.

Patienten mit symptomatischer pAVK sollen mit Clopidogrel oder ASS behandelt werden.

Alle Patienten mit pAVK sollen einen Lipidsenker erhalten.

Nach Bypass-Operation bei pAVK der unteren Extremität soll eine Monotherapie mit einem Thrombozytenaggregationshemmer erfolgen.

4.3 Negativ-Empfehlungen

Bei Monotherapie mit einem systemisch wirksamen Glucocorticoid ist eine PPI-Therapie zur Prophylaxe von gastrointestinalen Blutungen nicht indiziert.

Bei Monotherapie mit einem Thrombozytenaggregationshemmer (niedrig dosiertes ASS oder Nicht-ASS-TAH) soll keine regelhafte Verordnung eines PPI erfolgen.

Bei Monotherapie mit einem NSAR soll eine PPI-Therapie zur Prophylaxe von gastrointestinalen Blutungen nicht regelhaft erfolgen.

Allopurinol ist bei Patienten ohne Gichtanfall in der Vorgeschichte, chronische Arthritis urica oder gesicherte Tophi nicht indiziert.

Ältere Patienten sollen wegen des Risikos anticholinerger Nebenwirkungen nicht mit trizyklischen Antidepressiva behandelt werden.

Amantadin soll wegen des Risikos ausgeprägter Nebenwirkungen einschließlich des Delirs nicht zur Behandlung des Morbus Parkinson bei älteren Patienten eingesetzt werden.

Patienten mit asymptomatischer pAVK sollen nicht mit einem Thrombozyten-aggregationshemmer behandelt werden.

4.4 Risiko-Hinweise

ACE-Hemmer und Angiotensin-Rezeptor-Blocker sollen wegen fehlenden Nutzens der Kombination bei erhöhten Nebenwirkungsrisiken nicht kombiniert werden.

Eine gleichzeitige Behandlung mit Azathioprin und Allopurinol oder Febuxostat soll aufgrund des erhöhten Risikos hämatologischer Toxizität und damit schwerwiegender, potenziell tödlicher Nebenwirkungen nicht erfolgen.

Die gleichzeitige Behandlung mit Trimethoprim oder Cotrimoxazol und ACE-Hemmern oder Angiotensin-II-Rezeptor-Blockern soll wegen erhöhten Risikos für Hyperkaliämie und plötzlichen Herztod nicht erfolgen.

Eine gleichzeitige Behandlung mit Opioiden und Tranquilizern soll wegen Erhöhung der Mortalität nicht erfolgen.

Eine gleichzeitige Behandlung mit Johanniskraut und Substraten des CYP3A4-Systems mit enger therapeutischer Breite soll nicht erfolgen.

Citalopram und Escitalopram sollen wegen des Risikos für plötzlichen Herztod nicht mit Arzneimitteln kombiniert werden, die das QTc-Intervall verlängern.

Die Dreifach-Kombination von ACE-Hemmern, Diuretika und NSAR („Triple Whammy") soll wegen des Risikos für ein akutes Nierenversagen nicht eingesetzt werden.

Während einer Therapie mit Fluorochinolonen sollen keine multivalenten Kationen eingenommen werden, da dies die Aufnahme der Antibiotika und damit ihre Wirkung verhindern kann sowie eine Fluorochinolon-Resistenz begünstigt.

Eine gleichzeitige Behandlung von Rifampicin mit hormonellen Kontrazeptiva soll wegen Beeinträchtigung der kontrazeptiven Wirkung nicht erfolgen.

Eine gleichzeitige Behandlung mit Rifampicin und Apixaban soll nicht erfolgen, weil hierdurch die antikoagulatorische Wirkung von Apixaban aufgehoben werden kann.

Eine gleichzeitige Behandlung mit Rifampicin und Vitamin-K-Antagonisten (VKA) soll nicht erfolgen, da bei Kombination der Abbau von VKA beschleunigt wird und Absetzen von Rifampicin eine überschießende Antikoagulation auftreten kann.

Eine gleichzeitige Behandlung mit Makrolidantibiotika – insbesondere Azithromycin – und Arzneimitteln, die das QTc-Intervall verlängern soll wegen des Risikos für plötzlichen Herztod nicht erfolgen.

Eine gleichzeitige Behandlung mit Clarithromycin und Simvastatin oder Lovastatin soll wegen des Risikos einer Rhabdomyolyse nicht erfolgen.

Eine gleichzeitige Behandlung mit Fluconazol oder Itraconazol und Vitamin-K-Antagonisten soll nicht erfolgen, da dies das Blutungsrisiko erheblich erhöht.

Patienten, die ASS zur Thrombozytenaggregationshemmung erhalten, sollen nicht gleichzeitig mit Ibuprofen behandelt werden, da dies die ASS Wirkung aufheben kann.

Teil II: Fallbeispiele

1 Psychopharmaka

1.1 Citalopram

Fallbeschreibung

Eine 51-jährige Patientin ist zur Behandlung einer Depression seit Jahren auf den Selektiven-Serotonin-Reuptake-Inhibitor (SSRI) Citalopram eingestellt. In der Apotheke fragt sie nach einem hoch dosierten, guten Johanniskrautpräparat. Sie hofft, durch das pflanzliche Mittel einen verbesserten Effekt zu erreichen.

Fakten

Patientendaten		
Alter: 51	Größe: 164 cm	Raucherin: ja
Geschlecht: ♀	Gewicht: 59 kg	BMI: 22 kg/m²

Arzneimittel	Dosierung	Indikation
1. Citalopram 20 mg Filmtabl.	1-0-0-0	Major Depression
2. Johanniskrautextrakt 900 mg Filmtabl.	1-0-0-0	OTC Zusatztherapie Depression

Überlegungen

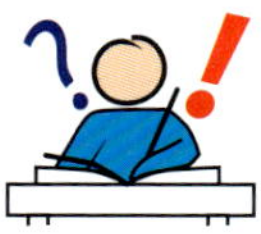

Fragen

- Ist hier die Kombination von zwei zentral wirksamen Substanzen sinnvoll?
- Ist ein additiver Effekt zu erwarten?
- Besteht ein Interaktionspotential?

Antworten

Der in Johanniskrautpräparaten enthaltene hyperforinhaltige Extrakt induziert den hepatischen Abbau von Citalopram. Die niedrigere Plasmakonzentration kann zu einer Wirkungsverminderung des Antidepressivums führen. Das Risiko eines toxischen Serotoninsyndroms ist bei der Kombination aus SSRI und Johanniskrautextrakt gleichzeitig gering. Die Erhöhung der Serotoninkonzentration im synaptischen Spalt durch die gleichgerichteten pharmakologischen Effekte beider Substanzen ist klinisch eher zu vernachlässigen. Die für beide Substanzen beschriebenen Lichtempfindlichkeitsreaktionen sind im Alltagsgeschehen als wenig bedeutsam einzustufen und können durch die Einhaltung von Lichtschutzmaßnahmen weiter minimiert werden.

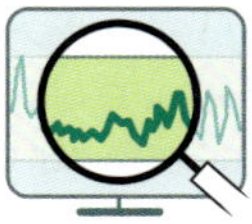

Empfohlenes Monitoring:
Schwitzen, Unruhe, erhöhte Blutungsneigung, GIT-Störungen.

Lösungsstrategie

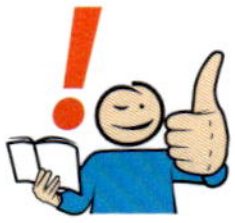

Pharmakokinetik und Pharmakologie

Ergebnisse pharmakodynamischer Untersuchungen in Bezug auf Paroxetin, Sertralin und Trazodon weisen auf eine synergistische Erhöhung des zentralen serotonergen Tonus durch diese Wirkstoffe hin, wenn sie in Kombination mit hoch dosierten Hypericum-Präparaten eingenommen werden. Die daraus resultierende mögliche Gefahr eines Serotoninsyndroms wird klinisch aktuell als gering eingeschätzt, weil ein geändertes Metabolisierungsverhalten dem entgegensteht. Die Induktion der Synthese von Isoenzymen der CYP450-Familie wie CYP1A2, 2D6, 2C9 und 3A4 und des P-Glykoproteins führt bei längerfristiger Einnahme zu einer erhöhten Abbaurate und damit zu erniedrigten Plasmakonzentrationen. Daraus resultierend kann eine Wirkungsverminderung von entsprechend verstoffwechselten Arzneistoffen wie Phenprocoumon, Theophyllin, Imatinib, Ciclosporin, hormonellen Kontrazeptiva und SSRIs verbunden sein. Klinisch tritt ein Serotoninsyndrom in der Regel bereits 1 bis 20 Stunden nach einer Neuverordnung oder Dosiserhöhung einer serotonergen Substanz auf. Eine spätere Invention ist damit obsolet.

Bei bekannter QTc-Verlängerung ist Citalopram kontraindiziert, ebenso bei gleichzeitiger Anwendung weiterer Arzneimittel, die das QTc-Intervall verlängern können.

Was sagen die Leitlinien/Studien?

In der Nationalen Versorgungsleitlinie Unipolare Depression wird empfohlen, Patienten mit mittelgradigen depressiven Episoden eine medikamentöse Therapie mit einem Antidepressivum anzubieten. Ein erster Therapieversuch kann auch mit Johanniskraut unternommen werden. Grundsätzlich wird die Monotherapie mit einem Wirkstoff empfohlen. Bei Nicht-Ansprechen sollte zunächst die Compliance überprüft und eine Dosiserhöhung erwogen werden. Sind diese Maßnahmen nicht erfolgreich, kann der Wechsel auf ein anderes Antidepressivum erwogen werden. Die einzigen untersuchten Antidepressiva-Kombinationen, die sich als wirksamer als eine Monotherapie erwiesen haben, sind Mirtazapin beziehungsweise Mianserin in Kombination mit entweder einem SSRI oder einem trizyklischen Antidepressivum (1).

Optimiertes Vorgehen

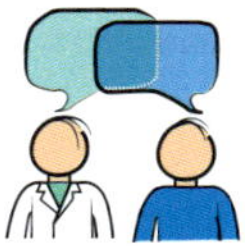

Beratung des medizinischen Personals

Ist die Depression der Patientin mit der derzeitigen Citalopram-Monotherapie nicht ausreichend behandelt, sollte zunächst die Compliance hinterfragt beziehungsweise eine Dosissteigerung bis maximal 40 mg/Tag erwogen werden. Ein Wechsel des SSRIs als empirischer Therapieversuch ist denkbar. Die zusätzliche Einnahme eines hoch dosierten Hypericum-Präparates kann aufgrund des Interaktionspotentials und der daraus resultierenden unklaren klinischen Situation nicht empfohlen werden. Johanniskrautextrakt ist nur zur Behandlung von leichten vorübergehenden depressiven Störungen zugelassen.

Patientenhinweise

Bei der Neueinstellung reagieren die Patienten oft mit Unruhereaktionen, so dass eine morgendliche Gabe sinnvoll ist. Falls im Laufe der Therapie durch die Einnahme starke Müdigkeit entsteht, kann Wirkstoff abends eingenommen werden.

Die gemeinsame Einnahme mit Alkohol ist zu vermeiden.

Optimierter Medikationsplan

Wirkstoff	Handelsname	Stärke	Form	morgens	mittags	abends	zur Nacht	Einheit	Hinweise	Grund
Verordnete Dauermedikation (vom Patienten hinzugefügt)										
Citalopram	CITALOPRAM 1A PHARMA 20MG	20 mg	Tabl	1	0	0	0	Stück		Depression

Merke!

Vor der Abgabe von hoch dosierten Johanniskraut-Präparaten ist das mögliche pharmakokinetische (starker Induktor) und pharmakodynamische (zentrale Wirkung) Interaktionspotential zu prüfen.

Eine gleichzeitige Behandlung mit Johanniskraut und Substraten des CYP3A4-Systems mit enger therapeutischer Breite soll nicht erfolgen (2).

Citalopram und Escitalopram sollen wegen des Risikos für plötzlichen Herztod nicht mit Arzneimitteln kombiniert werden, die das QTc-Intervall verlängern (2).

Was noch?

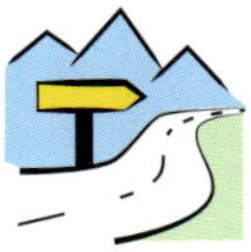

Schwere Formen des Serotoninsyndroms sind extrem selten und leichte Ausprägungen oft selbstlimitierend.

Studienergebnisse weisen darauf hin, dass bei gleichzeitiger Einnahme von Triptanen, aufgrund der Selektivität zu dem Serotonin 1B-Rezeptor und SSRI/SNRI das Risiko für ein Serotoninsyndrom nicht erhöht ist.

SSRI bewirken durch die Wiederaufnahmehemmung eine Störung der Thrombozytenfunktion und können damit das Blutungsrisiko erhöhen.

Literatur

1. Ärztliches Zentrum für Qualität in der Medizin: S3-Leitlinie/Nationale Versorgungs-Leitlinie „Unipolare Depression", Stand 2015, Version 2.
2. S2k-Leitlinie Arzneimitteltherapie bei Multimorbidität – Living Guideline. AWMF-Registernummer: 100–001, Federführende FachgesellschaftDeutsche Gesellschaft für Innere Medizin (DGIM), Stand: Februar 2023

2 Analgetika und Antirheumatika

2.1 Ibuprofen

Fallbeschreibung

Nach einem Schlaganfall vor drei Jahren nimmt ein 73-jähriger Patient ASS 100 Tabletten als Sekundärprophylaxe ein. Er ist darüber hinaus Typ-2-Diabetiker, behandelt mit einem Insulinschema. Weiterhin besteht eine antihypertensive Kombinationstherapie aus Ramipril und Amlodipin. Seit einiger Zeit leidet er an Rückenschmerzen. Der Orthopäde hat dreimal täglich 600 mg Ibuprofen und einmal täglich Pantoprazol 20 mg zur Ulkusprophylaxe verschrieben. Begleitend führt er regelmäßig eine Physio- und Kräftigungstherapie durch.

Fakten

Patientendaten		
Alter: 73	Größe: 182 cm	eGFR: 63 ml/min
Geschlecht: ♂	Gewicht: 90 kg	BMI: 27 kg/m²
Arzneimittel	**Dosierung**	**Indikation**
1. ASS 100 mg Tabl.	1-0-0-0	Schlaganfallprophylaxe
2. Ramipril 10 mg Tabl.	1-0-0-0	Hypertonie
3. Amlodipin 10 mg Tabl.	1-0-0-0	Hypertonie
4. Ibuprofen 600 mg Tabl.	1-1-1-0	Rückenschmerzen
5. Pantoprazol 20 mg MRT	1-0-0-0	Ulkusprophylaxe
6. Simvastatin 40 mg Tabl.	0-0-0-1	Hypercholesterinämie
7. Fiasp® (Insulin aspartat) I. E.	10-15-10	Blutzuckerkontrolle (Anpassung an Nahrungsaufnahme)
8. Toujeo® (Insulin glargin) I. E.	25-0-0-0	Blutzuckerkontrolle (Basalinsulin)

Überlegungen

Fragen

- Was ist das Wirkprinzip von ASS bei der Schlaganfallprophylaxe und wie ist die Therapiedauer?
- Welche möglichen Interaktionen und Nebenwirkungen sind zu bedenken?

Antworten

Der Begriff Schlaganfall bezeichnet einen „schlagartig" auftretenden Ausfall von Gehirnfunktionen. Schlaganfall ist der Oberbegriff für die akute Schädigung von Hirnarealen, die entweder infolge eines Gefäßverschlusses (Hirninfarkt, ischämischer Infarkt) oder durch eine Hirnblutung (hämorrhagischer Infarkt) entstehen.

Nach der Akuttherapie wird eine lebenslange Sekundärprophylaxe mit einem Thrombozytenaggregationshemmer (TAH) empfohlen, um die erneute Bildung eines Blutgerinnsels zu vermeiden. In Deutschland ist niedrig dosierte Acetylsalicylsäure (ASS 100 mg) der Standard. Die Plättchenhemmung entsteht durch die irreversible Acetylierung der Cyclooxygenase-1 der Thrombozyten. Hierdurch wird die Biosynthese von Thromboxan A2, das für die Thrombozytenaggregation entscheidend ist, für die Lebensdauer der Thrombozyten (etwa acht Tage) unterbunden und somit der Entstehung eines neuen Gerinnsels vorgebeugt.

Als NSAR hemmt Ibuprofen nicht selektiv die Cyclooxygenasen COX-1 und COX-2, wodurch die Synthese verschiedener Prostaglandine gehemmt wird. Die reversible Bindung von Ibuprofen an die COX-1 der Thrombozyten blockiert die Acetylierung des Enzyms durch ASS, indem dieses vom reaktiven Zentrum verdrängt wird. Dadurch kann es zu einer Abschwächung der Plättchenhemmung durch ASS kommen, was als Folge zu einer unsicheren Sekundärprophylaxe des Schlaganfalls führt (1).

Amlodipin ist ein Calciumkanalblocker vom Dihydropyridintyp. Ramipril gehört als Hemmer des Angiotensin-Konversions-Enzyms (ACE) ebenso wie Amlodipin zur First-line-Therapie des Bluthochdrucks. Die Verschreibung von Insulin und Simvastatin, einem Cholesterinsynthese-Hemmer, deutet darauf hin, dass der Patient unter einem metabolischen Syndrom leidet.

Simvastatin wird zu einem relevanten Anteil über CYP3A4 verstoffwechselt, das wiederum durch Amlodipin gehemmt wird. Abhängig von der Dosierung beider Partner ist mit einem Anstieg der Simvastatinspiegel und nachfolgend einem erhöhten Risiko für Myopathien bis hin zur Rhabdomyolyse zu rechnen.

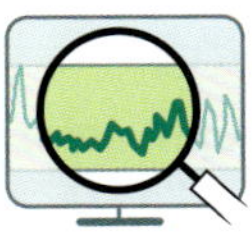

Empfohlenes Monitoring:
Funktionseinschränkungen (Sprache, Motorik), Muskelschmerzen, Muskelschwäche, gastrointestinale Symptome

Lösungsstrategie

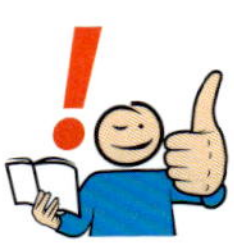

Pharmakokinetik und Pharmakologie

Acetylsalicylsäure wird fast vollständig resorbiert und hat eine Bioverfügbarkeit von rund 75 %.

Der Wirkungseintritt erfolgt bereits nach wenigen Minuten. Die Eliminationshalbwertzeit für Acetylsalicylsäure liegt bei nur 20 min. Bei magensaftresistenten Formen ist zu beachten, dass Wirkeintritt und Resorption verzögert sind, da die Resorption erst nach der Magenpassage der Gesamtformulierung erfolgen kann. Die Hemmung der Thrombozytenaggregation erfolgt über die irreversible Acetylierung der COX-1 der Thrombozyten. Hierdurch wird die Biosynthese von Thromboxan A2 unterdrückt.

Ibuprofen wird ebenfalls sehr schnell und mit einer Bioverfügbarkeit von > 90 % resorbiert. Die Eliminationshalbwertzeit beträgt zwei Stunden. Ibuprofen hemmt reversibel, nicht selektiv die COX-1 und COX-2. Insofern stehen die beiden Substanzen in Konkurrenz um die gleiche Zielstruktur. Ibuprofen kann zumindest teilweise die Acetylierung von COX-1 inhibieren.

Simvastatin ist ein Prodrug, die Bioverfügbarkeit der aktiven Form Hydroxybuttersäure beträgt nur 5 %. Aufgrund des Mechanismus setzt die Wirkung erst nach ein bis zwei Wochen ein. Die Eliminationshalbwertzeit für den aktiven Metaboliten, der über CYP3A4 gebildet und überwiegend hepatisch eliminiert wird, liegt bei zwei Stunden.

Amlodipin reduziert als Calciumkanalblocker den intrazellulären Gehalt an Calcium. Damit kommt es an der glatten Gefäßmuskulatur zu einer Vasodilatation mit Blutdrucksenkung sowie am Herzen zu einer negativ inotropen Wirkung. Die Halbwertzeit liegt im Mittel bei 42 Stunden. Die C_{max} wird nach 6–12 Stunden erreicht. Damit ist grundsätzlich die einmal tägliche Gabe möglich. Metabolisiert wird Amlodipin zu einem hohen Maße über CYP3A4, die Ausscheidung erfolgt zu 60 % renal. Somit besteht zwischen Simvastatin und Amlodipin eine Konkurrenz um den hepatischen, oxidativen Stoffwechselweg über CYP3A4, was in zu erhöhten Simvastatinspiegeln führen kann (1, 2).

Was sagen die Leitlinien/Studien?

Zur Sekundärprävention werden in der S3 Leitlinie „Schlaganfall" einmal täglich ASS 100 mg oder Clopidogrel 75 mg sowie eine Blutdruckeinstellung unter 140/90 mmHg empfohlen (3, 4).

Nach den Ergebnissen der ADAPTABLE-Studie bestehen keine Unterschiede bezüglich der Wirksamkeit (Sekundärprophylaxe) und Sicherheit (schwere Blutungen) zwischen ASS mit oder ohne magensaftresistenten Überzug (5).

Eine Statintherapie zum Lipidmanagement hat ebenfalls den Empfehlungsgrad „A". Für die Zielwerte gibt es noch keine abschließende Größenordnung. Es werden Fixdosen, Zielwerte oder Reduktionen der Ausgangswerte diskutiert.

In der Leitlinie arterielle Hypertonie werden die gleichen Zielwerte wie oben genannt gefordert. Bei Diabetikern sollte der diastolische Wert ≤ 85 mmHg betragen. Die aktuelle Medikation entspricht also der Leitlinienempfehlung (3).

Optimiertes Vorgehen

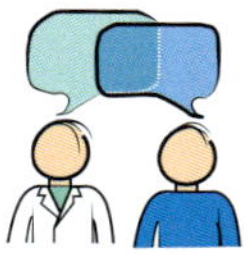

Beratung des medizinischen Personals

Die vorliegende Medikation birgt ein Risiko für das Versagen der Sekundärprophylaxe des Schlaganfalls. ASS 100 sollte unbedingt mindestens 30 min vor der Ibuprofen-Gabe eingenommen werden (zuerst irreversibler, danach reversibler Inhibitor). Retardformen der beiden COX-Hemmer sind zu vermeiden (Überschneidung der Blutspiegel). Diclofenac in der niedrigsten noch wirksamen Dosierung (z. B. 2 x 50 mg/Tag) ist eine Alternative für die orthopädische Indikation.

Als Nebenbefund ist auf die Kumulationsgefahr von Simvastatin in Kombination mit Amlodipin hinzuweisen. Rosuvastatin in der Äquivalenzdosis von 5 mg ist hier eine interaktionsfreie Alternative.

Patientenhinweise

Es ist unbedingt darauf zu achten, dass die Einnahme der ASS 100 Tabletten mindestens 30 min vor der ersten Ibuprofen-Gabe erfolgt. Pantoprazol schützt den Magen vor möglichen negativen Folgen einer längerdauernden ASS- und/oder Ibuprofen-Therapie.

Simvastatin wurde durch das besser wirksame und mit weniger Nebenwirkungen behaftete Rosuvastatin ersetzt.

Für die Prophylaxe eines erneuten Schlaganfalls ist die kontinuierliche Einnahme der verschriebenen Medikation unerlässlich. Die selbstständige Überwachung des Blutdrucks und des Blutglukosespiegels ist eine mögliche Empfehlung beziehungsweise bei der intensivierten Diabetestherapie essentiell.

Optimierter Medikationsplan

Wirkstoff	Handelsname	Stärke	Form	morgens	mittags	abends	zur Nacht	Einheit	Hinweise	Grund
Verordnete Dauermedikation										
Acetylsalicylsäure	ASS 100 HEXAL	100 mg	Tabl	1	0	0	0		morgens mind. 30 Minuten vor der ersten Ibuprofeneinnahme	
Ibuprofen	IBUPROFEN ATID 600MG	600 mg	Tabl	1	1	1	0			Rückenschmerzen
Ramipril	RAMIPRIL - CT 10MG TABL	10 mg	Tabl	1	1	1	0			Bluthochdruck
Rosuvastatin	ROSUVASTATIN HEUMANN 10MG	10 mg	Tabl	1	1	1	0			Erhöhtes Cholesterin
Pantoprazol	PANTOPRAZOL BIOMO 20MG	20 mg	Tabl	1	0	0	0			Magenschutz
Amlodipin	AMLODIPIN 1A PHARMA 10MG N	10 mg	Tabl	1	0	0	0			Bluthochdruck
Insulin aspart	FIASP 100 E/ML ILO IN PEN	100 E	Pen	10	15	10	0	I.E.		Diabetes
ggf. an konsumierte Broteinheiten anpassen										
Insulin glargin	TOUJEO 300E/ML SOLOSTAR PE	300 IE	Lösung	25	0	0	0	I.E.		Diabetes
Insulinbasis 1 x tgl										

Merke!

Simvastatin sollte unter dem Aspekt des Interaktionspotentials und der mitunter unzureichenden Wirksamkeit durch Rosuvastatin ersetzt werden.

Interaktionen lassen sich auch durch zeitversetzte Gaben umgehen (1).

Patienten, die ASS zur Thrombozytenaggregationshemmung erhalten, sollen nicht gleichzeitig mit Ibuprofen behandelt werden, da dies die ASS-Wirkung aufheben kann (6).

Literatur

1. Preston, Claire L. (Hrsg.): Stockley's Drug Interactions, London 2019, S. 1465
2. Fachinformation Zocor®/ Zocor® Forte, 07/2020
3. Deutsche Gesellschaft für Kardiologie – Herz-und Kreislaufforschung e. V. (2019)/Deutsche Hochdruckliga e. V.ESC/ESH Pocket Guidelines. Management der arteriellen Hypertonie, Version 2018
4. DEGAM Leitlinie 053-011k_S3_Schlaganfall_2023-05
5. Amber Sleem DO, Effron MB, Stebbins A et al. JAMA Cardiol. 8 (2023), 1061–1069.
6. S2k-Leitlinie Arzneimitteltherapie bei Multimorbidität – Living Guideline, AWMF-Registernummer: 100–001, Federführende Fachgesellschaft Deutsche Gesellschaft für Innere Medizin (DGIM), Stand: Februar 2023

2.2 Morphin

Fallbeschreibung

Ein 74-jähriger Patient erlitt vor zwei Jahren einen schweren Verkehrsunfall. Seitdem nimmt er dreimal täglich 30 mg Morphinsulfat und Metamizol gegen seine chronischen Schmerzen. Er fragt im Juli in der Apotheke nach einem Mittel gegen die kürzlich aufgetretene Übelkeit. Auch leidet er seit einiger Zeit an Konzentrationsschwäche.

Fakten

Patientendaten		
Alter: 74	Größe: 174 cm	eGFR: 35 ml/min
Geschlecht: ♂	Gewicht: 90 kg	BMI: 30 kg/m^2

Arzneimittel	Dosierung	Indikation
1. Metamizol 500 mg Tabl.	1-1-1-1	Schmerz
2. Morphin 30 mg ret. Tabl.	1-1-1-0	Schmerz
3. Candesartan 16 mg Tabl.	1-0-0-0	Hypertonie
4. Bisoprolol 5 mg Tabl.	1-0-0-0	Hypertonie
5. Metformin 500 mg Tabl.	1-0-1-0	Diabetes mellitus Typ 2
6. Movicol® Btl.	1-0-0-0	Obstipation bei Bedarf 1 Btl. zusätzlich

Überlegungen

Fragen

- Intensität und Behandlungsqualität der Schmerzen?
- Seit wann bestehen Übelkeit und Unwohlsein?
- Gab in der Vergangenheit eine Dosisänderung?
- Welche Begleiterkrankungen liegen vor?
- Wird die Metabolisierung, zum Beispiel durch Interaktionen, beeinflusst?

Antworten

Nach schweren Verletzungen ist eine Opiattherapie in Kombination mit Nicht-Opioid-Analgetika eine häufig genutzte Therapieoption. Die Art der Schmerztherapie sollte sich am individuellen Schmerzempfinden orientieren. Als gute Hilfestellung kann die Schmerzskala von eins bis zehn (keine Schmerzen – maximale Schmerzen) angewendet werden. Ziel der Therapie ist die dauerhafte Suppression des Schmerzes. Aus diesem Grund sind Retardzubereitungen zu bevorzugen und die notwendigen Dosisintervalle möglichst gut einzuhalten. Die Kombination von Opioid- und Nicht-Opioid-Analgetika führt häufig zu einem überadditiven Effekt. NSAR können durch die antientzündliche Wirkung von Vorteil sein und zu einer Opioid-Einsparung führen.

In aller Regel sollte es das Ziel sein, den Patienten nur vorübergehend mit Opiaten zu behandeln. Das übliche Schema der chronischen Opiatbehandlung liegt bei einer zweimal täglichen Gabe (fast alle Retardierungen sind auf eine Wirksamkeit von 12 Stunden ausgelegt).

Die häufigsten Nebenwirkungen (25–50 %) sind Übelkeit, Benommenheit, Verstopfung, trockener Mund, Schwäche, Kopfschmerzen, Juckreiz und vermehrtes Schwitzen. Außer Verstopfung und vermehrtem Schwitzen bilden sich die genannten Nebenwirkungen bei den meisten Patienten nach zwei bis vier Wochen zurück. Im aktuellen Fall bestehen Übelkeit und Unwohlsein seit etwa zwei Wochen und sind somit unter der Dauertherapie neu aufgetreten. Verschiedene Ursachen sind denkbar. Ein entgleister Diabetes kann vergleichbare Beschwerden verursachen, wie auch eine Laktatazidose (seltene Nebenwirkung von Metformin). Auch könnte eine hypertone Krise Hintergrund der Beschwerden sein, allerdings liegt der Blutdruck nur bei 130/81 mmHg. Ebenso befinden sich die Blutzucker- und die Laktatwerte im Normbereich, der Puls liegt bei 80 Schlägen pro Minute. Die aktuelle Nierenfunktion (eGFR) beträgt 35 ml/min. Diese akute, schwere Niereninsuffizienz führt allerdings mit hoher Wahrscheinlichkeit zur Kumulation des aktiven Metaboliten Morphin-6-Glukuronid. Die hohen Temperaturen im Sommer verbunden mit einer unzureichenden Trinkmenge können die Entstehung der Niereninsuffizienz gefördert haben. Somit ist die Kumulation des Morphinmetaboliten bei einer akuten Niereninsuffizienz der wahrscheinliche Auslöser der Beschwerden.

***Empfohlenes Monitoring**:*
Blutdruck, eGFR, Blutzucker, HbA1c, Trinkmenge

Lösungsstrategie

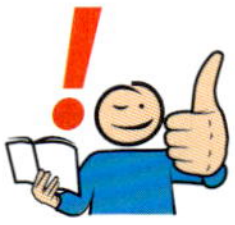

Pharmakokinetik und Pharmakologie

Ein Interaktionscheck der vorliegenden Medikation zeigt keine Meldungen an. Candesartan kann als AT_1-Rezeptor-Antagonist am Glomerulum zu einem Filtratabfall durch Dilatation des Vas efferens und damit zu einer Verschlechterung der Nierenfunktion führen. Im Alter lässt physiologischerweise die Nierenfunktion nach. Dies kann im Zusammenspiel mit einer ungenügenden Trinkmenge ein akutes Nierenversagen zur Folge haben.

Morphin wird vorwiegend in der Leber, aber auch im Darmepithel metabolisiert. Durch die Glukuronidierung der phenolischen Hydroxygruppe mittels hepatischer UDP-Glukuronyltransferase entstehen die häufigsten Stoffwechselprodukte Morphin-3-glukuronid und Morphin-6-glukuronid im Verhältnis 5:1 (1). Letzteres ist pharmakologisch aktiv, wird ausschließlich renal eliminiert und verfügt über eine erheblich längere Halbwertszeit als freies Morphin. Bei deutlicher Einschränkung der Nierenfunktion kann es über einen längeren Zeitraum zur Kumulation und Intoxikation kommen.

Was sagen die Leitlinien/Studien?

Die Leitlinie zur Langzeitanwendung von Opioiden bei chronischen nicht-tumorbedingten Schmerzen und die S1-Leitlinie chronischer Schmerz weisen auf das Intoxikationsrisiko durch wirksame Morphinmetabolite hin (2, 3). Grundsätzlich gibt es nur wenige Indikationen, in denen Opioide in der chronischen Gabe als Mittel der Wahl bezeichnet werden. Situationen wie im vorliegenden Fall sollten, abgesehen von der Akutsituation, immer opioidfrei behandelt werden. Hier sind das individuelle Schmerzempfinden und die Akzeptanz des Patienten, neben der nichtmedikamentösen Therapie, entscheidende Bausteine. Eine therapeutische Überlegenheit einzelner Opioide konnte nicht belegt werden. Bei eingeschränkter Nierenfunktion sind Oxycodon und insbesondere auch Hydromorphon zu bevorzugen. Buprenorphin wird unabhängig von der Nierenfunktion verstoffwechselt und ist als transdermale Applikation eine weitere Alternative. Auswahl und Dosierung richten sich nach den individuellen Begebenheiten.

Optimiertes Vorgehen

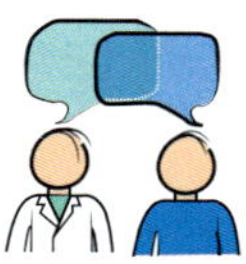

Beratung des medizinischen Personals

Wahrscheinlich liegt eine akute Intoxikation durch kumuliertes Morphin-6-glukuronid vor.

Die Morphingabe ist zu stoppen, das akute Nierenversagen zu therapieren. Vorübergehend kann die Metamizoldosis bis auf 4 x 1 g/Tag erhöht werden. Gegen die akute Übelkeit ist Diphenhydramin 50 mg bis zu dreimal täglich eine Option.

Retardierte Opiate sind üblicherweise auf eine Gabe im Abstand von 12 h ausgerichtet. Die hier erfolgte *dreimal* tägliche Gabe kann eine Übertherapie bedeuten. Zu empfehlen ist ein Überdenken der aktuellen Behandlung mit dem Ziel einer opioidfreien Therapie, die auch eine Reihe nicht-medikamentöser Maßnahmen enthält. Die Umstellung muss eventuell im stationären Setting erfolgen. Sofern ein Opioid notwendig bleibt, ist niedrig dosiertes transdermales Buprenorphin eine gute Alternative.

Patientenhinweise

Die Beschwerden sind in einer akut nachlassenden Nierenfunktion begründet. Morphin konnte deshalb nicht ausreichend ausgeschieden werden und wurde deshalb abgesetzt. Gegen die Übelkeit wurde Diphenhydramin verschrieben, das nur vorübergehend und in der minimal notwendigen Dosis eingenommen werden soll. Zur besseren Schmerzkontrolle wurde die Dosis von Metamizol erhöht. Es ist notwendig, die Schmerztherapie in den nächsten Wochen, auch in Kombination mit nicht-medikamentösen Maßnahmen, weiter zu optimieren und neu anzupassen. Das Abführmittel Movicol® wird aktuell nicht mehr benötigt.

Optimierter Medikationsplan

Wirkstoff	Handelsname	Stärke	Form	morgens	mittags	abends	zur Nacht	Einheit	Hinweise	Grund
Verordnete Dauermedikation										
Metamizol	METAMIZOL ARISTO 500MG TAB	500 mg	Tabl	2	2	2	2	Stück	möglichst alle 6 Stunden	Schmerzen
	wenn möglich, Dosis pro Einnahmezeitpunkt reduzieren									
Candesartan	CANDESARTAN 1A PHARMA 16MG	16 mg	Tabl	1	0	0	0	Stück		Bluthochdruck
Bisoprolol	BISOPROLOL ABZ 5MG	5 mg	Tabl	1	0	0	0	Stück		Bluthochdruck
Metformin	METFORMIN 500-1A PHARMA	500 mg	Tabl	1	0	1	0	Stück		Diabetes
Verordnete Bedarfsmedikation										
Diphenhydramin	DIPHENHYDRAMIN APO-ROT 50	50 mg	Tabl	Bedarf, max 3x1				Stück	Bedarf, bis zu 3x1 Tbl tgl.	bei Übelkeit
	nur bei Übelkeit verwenden									

Merke!

Durch die Bildung des aktiven Metaboliten Morphin-6-glukuronid besteht für Morphin bei stark eingeschränkter Nierenfunktion Kumulationsgefahr. Oxycodon und Hydromorphon werden weitgehend unabhängig von der Nierenfunktion ausgeschieden und sind besser steuerbar. Buprenophin TTS ist eine von der Nierenfunktion unabhängige Option.

Was noch?

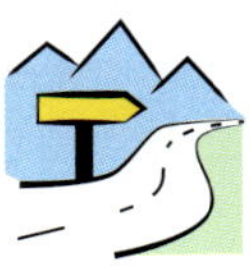

Morphin war lange Zeit der Goldstandard in der Opiattherapie. Verschiedenste Molekülmodifikationen konnten das gefürchtete Abhängigkeitspotential nicht grundlegend ändern. Um die Abhängigkeitsgefahr zu vermeiden gilt es, Opioide möglichst evidenzbasiert zu verordnen. Eine Langzeittherapie von Nichttumorpatienten erhöht die Missbrauchsgefahr und das Abhängigkeitspotential (3).

Eine gleichzeitige Behandlung mit Opioiden und Tranquilizern soll wegen Erhöhung der Mortalität nicht erfolgen (4).

Literatur

1. Taeschner W, Vozeh S. Pharmacokinetic drug data. In: Speight TM, Holford NHG, editors. Avery's Drug Treatment. 4th ed. adis International; 1997. Appendix A: p. 1629–64.
2. S1 Leitlinie chronischer Schmerz AWMF-Registernr. 053/036
3. Langzeitanwendung von Opioiden bei chronischen nicht-tumorbedingten Schmerzen (LONTS), 2. Aktualisierung, 2020 AWMF-Leitlinien-Register Nr. 145/003
4. S2k-Leitlinie Arzneimitteltherapie bei Multimorbidität – Living Guideline. AWMF-Registernummer: 100–001, Federführende Fachgesellschaft: Deutsche Gesellschaft für Innere Medizin (DGIM), Stand: Februar 2023

2.3 Tapentadol

Fallbeschreibung

Ein 82-jähriger ehemaliger Tischler leidet seit Jahren unter rezidivierenden Rückenschmerzen, die er mit Kräftigungsübungen und Physiotherapie über Jahre gut kontrollieren konnte. Weiter voranschreitende degenerative Veränderungen der Wirbelsäule und eine starke Bewegungseinschränkung verstärken die Schmerzen erheblich. Die bestehende Medikation mit Metamizol wird fest angesetzt und um Tapentadol ergänzt. Für den Bedarfsfall erhält er zusätzlich Tramadol Kapseln.

Fakten

Patientendaten		
Alter: 82	Größe: 172 cm	eGFR: 70 ml/min
Geschlecht: ♂	Gewicht: 85 kg	BMI: 29 kg/m²

Arzneimittel	Dosierung	Indikation
1. Metamizol 500 mg Tabl.	1-1-1-0	Schmerz
2. Tapentadol 50 mg ret. Tabl.	1-0-1-0	Schmerz
3. Tramadol 50 mg Kaps.	1-1-1-0	Schmerz, bei Bedarf
4. Bisoprolol 5 mg Tabl.	1-0-0-0	Bluthochdruck/Herzinsuffizienz
5. Hydrochlorothiazid 25 mg Tabl.	1-0-0-0	Bluthochdruck/Herzinsuffizienz
6. Allopurinol 300 mg Tabl.	0,5-0-0-0	Hyperurikämie

Überlegungen

Fragen

- Bestehen Interaktionen mit der bisherigen Medikation?
- Ist die Dosierung der Schmerzmedikation angemessen?
- Ist die Bedarfsmedikation angemessen?
- Ist die Begleitmedikation angemessen?

Antworten

Interaktionen mit der bestehenden Medikation sind wegen der spezifischen Stoffwechselwege nicht zu erwarten.

Metamizol ist in der Geriatrie das verträglichste nicht opioide Schmerzmedikament. Zu beachten ist die sehr selten auftretende Agranulozytose. Regelmäßige Blutbildkontrollen sind bei chronischer Gabe deshalb angeraten. Nichtsteroidale Antirheumatika (NSAR) haben in der Langzeitbehandlung ein negatives Outcome bezüglich kardialer Nebenwirkungen im Alter und/oder bei Patienten mit kardialen Vorerkrankungen. Bei COX-2-Hemmern ist dieser Effekt noch ausgeprägter, so dass für beide Substanzklassen eine relative Kontraindikation besteht.

Wie andere Opioide hat Tapentadol gerade zu Therapiebeginn ausgeprägte Nebenwirkungen wie Schwindel, Somnolenz, Übelkeit, Erbrechen, so dass gerade bei älteren Patienten eine vorsichtige Auftitration empfohlen ist. Im vorliegenden Fall ist der Einstieg mit täglich 2 x 25 mg Retardtabletten möglich. Als Bedarfsmedikation kann initial Diphenhydramin als Antiemetikum notwendig sein. Im weiteren Therapieverlauf kann es zur opiattypischen Obstipation kommen. Deshalb ist an eine rechtzeitige Komedikation mit Movicol® oder Lactulose zu denken.

Tramadol ist als Bedarfsmedikation ungeeignet, da es sich um ein Opioid der WHO-Stufe 2 handelt, während Tapentadol eine Substanz der Stufe 3 ist. Durch die geringere Affinität zum μ-Rezeptor bleibt der gewünschte zusätzliche analgetische Effekt aus. Daneben sind Schwindel, Übelkeit und Somnolenz besonders ausgeprägt. *Grundsätzlich sollten nur Opioide der gleichen oder einer höheren WHO-Stufe als Bedarfsmedikation verschrieben werden.* Die Kombination opioider mit nicht opioiden Analgetika zeigt bei vielen Indikationen einen überadditiven analgetischen Effekt.

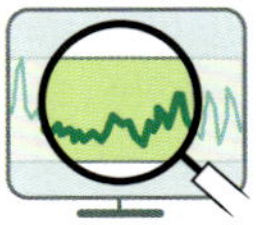

***Empfohlenes Monitoring*:**
Blutbildveränderungen, hohes Fieber, Übelkeit, Schwindel, Obstipation.

Lösungsstrategie

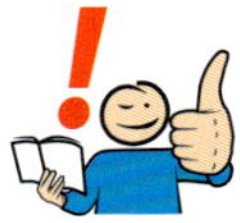

Pharmakokinetik und Pharmakologie

Tapentadol wird sehr gut resorbiert, unterliegt aber einem hohen First-pass-Effekt. Es resultiert eine Bioverfügbarkeit von rund 30 %. Die Substanz wird fast vollständig über das Enzym Uridin-Diphosphat-Glukuronyl-Transferase metabolisiert. Das Cytochrom-P-System spielt nur eine untergeordnete Rolle, somit ist Tapentadol wenig anfällig für Interaktionen. Sämtliche Metabolite sind inaktiv und werden über die Niere ausgeschieden. Folglich ist Tapentadol auch bei eingeschränkter Nierenfunktion sicher anzuwenden. Bei einer eGFR von ≤ 30 ml/min besteht eine relative Kontraindikation, da mögliche toxische Effekte der Metaboliten nicht untersucht wurden. Tapentadol wirkt zum einen nach dem klassischen Opioid-Prinzip, nämlich als μ-Rezeptor-Agonist (MOR) sowohl prä- als auch postsynaptisch. Damit hemmt es die Schmerzweiterleitung und den nozizeptiven Schmerz. Gleichzeitig inhibiert es über den präsynaptischen α2-Adrenorezeptor die Wiederaufnahme von Noradrenalin aus dem synaptischen Spalt, und inhibiert somit die Reizleitung (MOR-NRI-Analgetikum). Tapentadol hat ungefähr die halbe Wirkstärke von Morphin. Der alleinige μ-Rezeptor-Agonismus ist deutlich geringer als bei Morphin (1).

Die analgetische Potenz von Tramadol liegt ungefähr bei einem Zehntel bezogen auf Morphin. Das Wirkprinzip ist ähnlich dem des Tapentadols. Die Bioverfügbarkeit beträgt 70 %, die analgetische Wirkung wird von beiden Enantiomeren des Racemats Tramadol beziehungsweise seines aktiven Metaboliten O-Desmethyltramadol vermittelt. Das (+)-Enantiomer wirkt als Agonist an zentralen Opioidrezeptoren, vornehmlich des μ-Typs, aber auch an δ- und κ-Rezeptoren. Darüber hinaus hemmt es die Wiederaufnahme von Serotonin. Das (-)-Enantiomer inhibiert zusätzlich die Wiederaufnahme von Noradrenalin. Tramadol wird fast vollständig metabolisiert und renal ausgeschieden. Da nur ein Metabolit aktiv ist, ist die Anwendung grundsätzlich auch bei eingeschränkten Nierenfunktion möglich. *Wegen der Konkurrenz um den μ-Rezeptor ist eine Kombination beider Substanzen nicht wirkverstärkend.*

Der Mechanismus der Noradrenalin-Wiederaufnahmehemmung wird auch in der adjuvanten medikamentösen Schmerztherapie mit Antidepressiva wie Amitriptylin genutzt.

Metamizol ist das wirksamste Nicht-Opioid-Analgetikum. Peroral wird es vollständig resorbiert und im Gastrointestinaltrakt zu den pharmakologisch aktiven Metaboliten 4-N-Methylaminoantipyrin und 4-Aminoantipyrin metabolisiert. Die Wirkung erfolgt über noch nicht vollständig verstandene Wege. Es werden zentrale (Hemmung der Cyclooxygenasen im ZNS) und periphere Angriffspunkte postuliert. Die Metabolisierung ist fast vollständig, die Ausscheidung erfolgt überwiegend renal. Die Dosis sollte bei *stark* eingeschränkter Nierenfunktion angepasst werden.

Was sagen die Leitlinien/Studien?

Chronische Schmerzen, die mit Nicht-Opioid-Analgetika in Kombination mit nicht medikamentösen Therapien unzureichend behandelt sind, können nach dem WHO-Stufenplan um Opioide der Stufe 2 oder 3 ergänzt werden. Dabei sind die Opioide der Stufe 3 in niedriger Dosierung oft verträglicher als die Opioide der Stufe 2. Je nach Schmerzursache kann die Hinzunahme eines Noradrenalin-Reuptakeinhibitors (NRI) oder anderer Adjuvanzien eine

Option darstellen. Wichtig ist eine adäquate Begleittherapie um die Nebenwirkungen zu kontrollieren und die Adhärenz zu sichern (2, 3).

Optimiertes Vorgehen

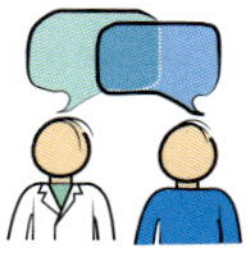

Beratung des medizinischen Personals

Die Kombination eines Stufe 2-Analgetikums als Bedarfsmedikation mit einem der WHO-Stufe 3 ist wegen der Verdrängung vom μ-Rezeptor nicht zielführend. Bei dem hohen Alter des Patienten sollte die Therapie einschleichend mit Tapentadol 2 x 25 mg retard/Tag begonnen werden. Als Bedarfsmedikation sind Tapentadol-Tropfen eine Option. Metamizol und Tapentadol sind gegeneinander zu titrieren bis zu einem optimalen Behandlungsergebnis. Bei betagten Patienten zeigt Tramadol mehr zentralnervöse Störungen als Tapentadol, insofern ist der Einstieg direkt in die WHO-Stufe 3 sinnvoll. Obstipation ist auch unter Tapentadol häufig zu beobachten, ein Laxans sollte schon zu Beginn verordnet werden. Bei Übelkeit kann die kurzzeitige Gabe von Diphenhydramin helfen.

Patientenhinweise

Für die optimale Therapieeinstellung wurde die Tapentadoldosis reduziert. Wichtig für die volle Wirksamkeit ist der Einnahmeabstand von 12 Stunden. Für den Akutbedarf stehen Tapentadol-Tropfen zur Verfügung. Die zusätzliche Einnahme ist unbedingt zu dokumentieren um den notwendigen Bedarf an Dauermedikation zu ermitteln. Es kann unter der Therapie zur Verstopfung kommen, dann bitte rechtzeitig Movicol® Beutel zur Anwendung bringen. Tramadol wurde durch das besser wirksame und nebenwirkungsärmere Tapentadol in Tropfenform ersetzt. Die Wirkung sollte nach ungefähr 30 min einsetzen.

Möglicherweise wird auch noch einmal die Dosis des Metamizol angepasst. Hier ist die Zusammenarbeit mit dem Arzt besonders wichtig.

Optimierter Medikationsplan

Wirkstoff	Handelsname	Stärke	Form	morgens	mittags	abends	zur Nacht	Einheit	Hinweise	Grund
Verordnete Dauermedikation										
Bisoprolol	BISOPROLOL 5 1A PHARMA	5 mg	Tabl	1	0	0	0	Stück		Bluthochdruck/ Herzinsuffizienz
Hydrochlorothiazid	HCT HEXAL 25MG	25 mg	Tabl	1	0	0	0	Stück		Bluthochdruck/ Herzinsuffizienz
Allopurinol	ALLOPURINOL STADA 300MG	300 mg	Tabl	0,5	0	0	0	Stück		Erhöhte Harnsäurewerte
Metamizol	METAMIZOL HEXAL FILMTABL	500 mg	Tabl					Stück	möglichst alle 8 Stunden	Schmerzen
Tapentadol	TAPENTADOL NEURAX 25MG RET	25 mg	RetTabl					Stück	Einnahmeabstand 12 Stunden	Schmerzen
Verordnete Bedarfsmedikation										
Tapentadol	TAPENTADOL LIBRA 20MG/ML	20 mg	Lösung	Bedarf 1 ml				Tropf.	bis zu 4x tgl.	Schmerzen
Kombipräparat	MOVICOL BEUTEL		Pulver					Btl.	bei Verstopfung 1 Btl	
Diphenhydramin	DIPHENHYDRAMIN APO-ROT 50	50 mg	Tabl					Stück	Bedarf, max 3x1	Übelkeit
	nur bei Übelkeit verwenden									

Merke!

Starke Schmerzen können analgetisch gut durch die Kombination von opioiden mit nicht opioiden Analgetika behandelt werden. Wenn es keine Kontraindikationen gibt, sind hierfür auch NSAR aufgrund ihrer antiinflammatorischen Wirkung geeignet. Als weitere Kombination kommt ein Opioid mit einem Selektiven-Serotonin-Noradrenalin-Reuptakeinhibitor (SSNRI) oder einem NRI zur Therapie neuropathischer Schmerzen in Frage. Tapentadol und Tramadol vereinen diese Kombination in einem Molekül.

Was noch?

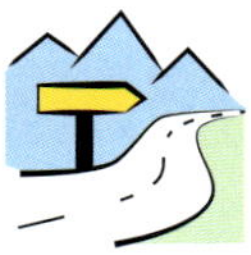

Allopurinol ist bei Patienten ohne Gichtanfall in der Vorgeschichte, chronische Arthritis urica oder gesicherte Tophi nicht indiziert (4).

Literatur

1. Daniels S, Upmalis D, Okamoto et al.: A Randomized, Double-Blind, Phase III Study Comparing Multiple Doses of Tapentadol IR, Oxycodone IR, and Placebo for Postoperative (bunionectomy) Pain. Curr Med Res Opin 25 (2009), 765–776
2. S1 Leitlinie chronischer Schmerz. AWMF-Registernr. 053/036, https://www.awmf.org/leitlinien/detail/ll/145-003.html
3. https://www.anaesthesisten-im-netz.de/schmerzmedizin/medikamentoese-schmerztherapie/who-stufenschema-zur-schmerztherapie/
4. S2k-Leitlinie Arzneimitteltherapie bei Multimorbidität – Living Guideline. AWMF-Registernummer: 100–001. Federführende Fachgesellschaft: Deutsche Gesellschaft für Innere Medizin (DGIM), Stand: Februar 2023

2.4 Prednisolon

Fallbeschreibung

Eine 63-jährige Patientin leidet seit etlichen Jahren unter rheumatoider Arthritis. Derzeit befindet sie sich in einer Phase erhöhter Krankheitsaktivität, weshalb ihr Rheumatologe vor drei Wochen mit einer Prednisolon-Therapie begonnen hat. Da sie sich Sorgen wegen möglicher Nebenwirkungen der Kortison-Therapie macht, möchte sie ihre Medikamente im Rahmen einer Medikationsanalyse überprüfen lassen und legt ihre aktuelle Medikamentenliste vor. Seit ein paar Tagen leidet sie außerdem häufiger unter Magenschmerzen und möchte deshalb eine Flasche Iberogast kaufen.

Fakten

Patientendaten		
Alter: 63	Größe: 168 cm	eGFR: 73 ml/min
Geschlecht: ♀	Gewicht: 67 kg	BMI: 24 kg/m²

Arzneimittel	Dosierung	Indikation
1. Prednisolon 20 mg Filmtabl.	1-0-0-0	Rheumatoide Arthritis
2. Leflunomid 10 mg Filmtabl.	1-0-0-0	Rheumatoide Arthritis
3. Humira® 40 mg/0,4 ml Injektionslösung Fertigpen	alle 14 Tage	Rheumatoide Arthritis
4. Ibuprofen 600 mg Filmtabl.	1-1-1-0	Schmerzen
5. Dekristol® 1000 I. E. Tabl.	1-0-0-0	Osteoporoseprophylaxe

Überlegungen

Fragen

- Mit welcher Therapiedauer ist bei der Prednisolongabe wahrscheinlich zu rechnen?
- Wie ist das Nebenwirkungsrisiko unter dieser Therapie einzuschätzen?
- Bestehen Arzneimittelinteraktionen?
- Ist die Behandlung der Magenschmerzen in Selbstmedikation angezeigt?

Antworten

Glucocorticoide werden bei rheumatoider Arthritis aufgrund ihrer symptomlindernden und entzündungshemmenden Eigenschaften eingesetzt. Es handelt sich in Regel um eine Schubtherapie, die mit 10–30 mg Prednisolon pro Tag begonnen wird und innerhalb von acht Wochen in den Low-Dose-Bereich (≤ 7,5 mg Prednisolon/Tag) reduziert wird. Die Therapie sollte nach drei bis sechs Monaten beendet werden.

Unter Glucocorticoid-Therapie steigt das Risiko für Frakturen, Infektionen und Herz-Kreislauf-Erkrankungen. Dieser Effekt ist allerdings stark von Dosis und Therapiedauer abhängig. Bei einer Schubtherapie, die schnell wieder ausgeschlichen wird, ist das UAW-Risiko gering. Ab einem voraussichtlichen Therapiezeitraum von drei Monaten wird die Einleitung einer Osteoporoseprophylaxe empfohlen.

Es besteht eine Arzneimittelinteraktion zwischen Ibuprofen und Prednisolon. Während einer gleichzeitigen Therapie ist die Inzidenz für gastrointestinale Blutungen und Ulcera erhöht. Das Risiko steigt mit der Dauer der Behandlung und mit höherer Glucocorticoid-Dosierung an.

In diesem Kontext aufgetretene Magenschmerzen sollten nicht in Selbstmedikation behandelt, sondern ärztlich abgeklärt werden.

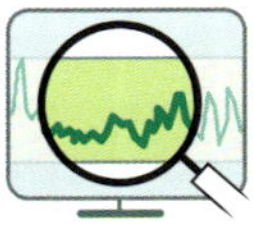

***Empfohlenes Monitoring**:*
Magenschmerzen, Sodbrennen, Gelenkschmerzen, Blutzucker, Blutdruck.

Lösungsstrategie

Pharmakokinetik und Pharmakologie

NSAR wie Ibuprofen hemmen die Synthese von die Magenschleimhaut schützenden Prostaglandinen. Gastrointestinale Beschwerden wie Sodbrennen, Bauchschmerzen, Blutungen und Ulcera sind häufige Nebenwirkungen unter einer längerfristigen Therapie. Glucocorticoide verlangsamen aufgrund ihrer antiproliferativen Wirkung die Regeneration der Magenschleimhaut und können die Symptome einer Magenschleimhautirritation maskieren. Bei gleichzeitiger Behandlung mit beiden Substanzgruppen war das Risiko für Blutungen im Gastrointestinaltrakt laut einer Studie um das 13-Fache erhöht.

Bei längerfristiger gleichzeitiger Gabe von NSAR und Glucocorticoiden sollte daher die prophylaktische Gabe eines Protonenpumpeninhibitors erfolgen.

Was sagen die Leitlinien/Studien?

In der interdisziplinären S3-Leitlinie „Management der frühen rheumatoiden Arthritis" werden sowohl Glucocorticoide als auch NSAR als symptomlindernde Substanzgruppen beschrieben. Ziel ist es, die rheumatoide Arthritis unter Einsatz krankheitsmodifizierender Arzneistoffe (DMARDs) so zu kontrollieren, dass beide Arzneistoffgruppen möglichst wenig benötigt werden. Bei akuten Beschwerden ist der rasche schmerz- und entzündungshemmende Effekt jedoch von Vorteil.

Glucocorticoide lindern Schmerzen und Entzündung und verzögern die radiologisch nachweisbare Gelenkzerstörung. Aufgrund der Gefahr unerwünschter Wirkungen sollte ihr Einsatz auf eine Therapiedauer von drei bis sechs Monaten begrenzt und die Dosis innerhalb von acht Wochen in den Low-Dose-Bereich reduziert werden (≤ 7,5 mg Prednisolon/Tag). Zu Beginn einer Glucocorticoid-Therapie sollen Maßnahmen zur Osteoporoseprophylaxe eingeleitet werden (1). Dazu gehört die tägliche Supplementierung mit 800–1.000 I. E. Vitamin D3 sowie eine Zufuhr von 1000 mg Calcium täglich – vorzugsweise über die Nahrung (2).

Die symptomatische Wirkung von NSAR auf Gelenkschmerzen bei rheumatoider Arthritis ist gut belegt. Die Anwendung anderer Schmerzmittelgruppen wie Paracetamol oder Opioide beschränkt sich in dieser Indikation dagegen auf Ausnahmefälle (1).

Die Verschreibung eines Protonenpumpeninhibitors stellt eine adäquate Maßnahme dar, um das Ulkusrisiko bei längerfristiger gleichzeitiger Gabe von NSAR und Glucocorticoiden zu reduzieren (3, 4).

Optimiertes Vorgehen

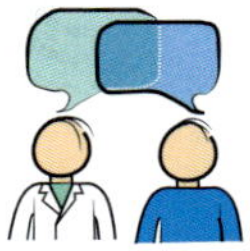

Beratung des medizinischen Personals

Die Kombination aus NSAR und Glucocorticoid birgt bei längerfristiger gleichzeitiger Einnahme ein erhöhtes Risiko für gastrointestinale Blutungen und -ulcera. Die Patientin beschreibt gastrointestinale Beschwerden im zeitlichen Zusammenhang mit der Initiierung der Glucocorticoid-Therapie. Diese Beschwerden sollten abgeklärt werden. Je nach Befund und geplanter Therapiedauer des NSAR und Glucocorticoids ist der Einsatz eines Protonenpumpeninhibitors wie Pantoprazol indiziert.

Patientenhinweise

Glucocorticoide lindern bei rheumatoider Arthritis die schmerzhaften Entzündungen und schützen die Gelenke. Es handelt sich um eine zeitlich befristete Therapie, bei der das Risiko für Nebenwirkungen in der Regel gering ist. Wenn der akute Schub unter Kontrolle ist, wird der Arzt die Therapie wieder beenden. Wird das Medikament zu früh abgesetzt, können die Beschwerden jedoch wieder aufflammen. Gute Adhärenz verkürzt die Therapiedauer mit Glucocorticoiden und damit auch das Risiko für Nebenwirkungen.

Die Magenbeschwerden sollten ärztlich abgeklärt werden, um sicher zu gehen, dass kein Magengeschwür vorliegt. Daher sollte vorerst keine Selbstmedikation mit Iberogast erfolgen.

Optimierter Medikationsplan

Wirkstoff	Handelsname	Stärke	Form	morgens	mittags	abends	zur Nacht	Einheit	Hinweise	Grund
Dauermedikation										
Leflunomid	Leflunomid - 1 A Pharma 10mg Filmtabletten	10 mg	Tabl	1	0	0	0	Stück		Rheumatoide Arthritis
Colecalciferol	Dekristol 1000 I.E. Tabletten	1000 I.E.	Tabl	1	0	0	0	Stück		Osteoporoseprophylaxe
zu besonderen Zeiten anzuwendende Medikamente										
Adalimumab	HUMIRA 40 mg/0.4 ml Injektionslösung im Ferti...	40 mg	Lösung	alle 14 Tage				Fertigpen	in ungeraden Kalenderwochen sonntags abends	Rheumatoide Arthritis
zeitlich befristet anzuwendende Medikamente										
Ibuprofen	Ibu-ratiopharm 600mg Filmtabletten	600 mg	Tabl	1	1	1	0	Stück	bis zur Beendigung durch den Arzt	Schmerzen
Prednisolon	Prednisolon 20mg JENAPHARM	20 mg	Tabl	1	0	0	0	Stück	bis zur Beendigung durch den Arzt	Rheumatoide Arthritis
Pantoprazol	Pantoprazol-1A Pharma 20mg magensaftres.Tabl...	20 mg	Tabl	1	0	0	0	Stück	Einnahme nüchtern 30 Minuten vor dem Frühstück	Magenschutz

Merke!

Die längerfristige gemeinsame Gabe von NSAR und Glukocorticoiden erhöht das Risiko für gastrointestinale Blutungen und -ulcera. Die Kombination kann jedoch klinisch indiziert sein.

Bei gleichzeitiger Behandlung mit einem NSAR und einem systemisch wirksamen Glucocorticoid soll für die Dauer der Kombinationstherapie wegen des erhöhten Risikos für eine gastrointestinale Blutung regelhaft ein PPI verordnet werden (5).

Was noch?

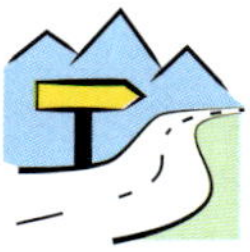

Um zu klären, ob vom Patienten beschriebene Symptome möglicherweise auf die Arzneimitteltherapie zurückzuführen sind, können folgende Fragen hilfreich sein:

Besteht ein plausibler zeitlicher Zusammenhang? Handelt es sich um eine bekannte Nebenwirkung eines der eingenommenen Arzneistoffe? Gibt es andere Auslöser wie Grunderkrankungen, die die Beschwerden plausibel erklären könnten?

Literatur

1. Schneider et al. Interdisziplinäre Leitlinie – Management der frühen rheumatoiden Arthritis. AWMF-Register Nr. 060/002, Klasse: S3. Stand 06/2020
2. Dachverband Osteologie e. V. S3-Leitlinie Prophylaxe, Diagnostik und Therapie der Osteoporose. AWMF-Register Nr. 183/001. Stand 12/2017
3. Duru N et al.: EULAR evidence-based and consensus-based recommendations on the management of medium to high-dose glucocorticoid therapy in rheumatic diseases. Ann Rheum Dis 72 (2013), 1905–1913
4. Lanza FL, Chan FK, Quigley EM: Practice Parameters Committee of the American College of Gastroenterology. Guidelines for prevention of NSAID-related ulcer complications. Am J Gastroenterol. 104 (2009), 728
5. S2k-Leitlinie Arzneimitteltherapie bei Multimorbidität – Living Guideline, AWMF-Registernummer: 100–001. Federführende Fachgesellschaft: Deutsche Gesellschaft für Innere Medizin (DGIM), Stand: Februar 2023

2.5 Methotrexat

Fallbeschreibung

Eine 78-jährige Patientin nimmt seit 15 Jahren wegen ihrer rheumatoiden Arthritis wöchentlich Methotrexat (MTX) 15 mg ein. Nierensteine induzieren eine Nierenkolik in Verbindung mit einem Infekt der oberen Harnwege. Deshalb erhält sie vom Urologen eine orale Kombinationstherapie bestehend aus Metamizol, Butylscopolamin (BS) und Cefpodoxim.

Fakten

Patientendaten		
Alter: 78	Größe: 159 cm	eGFR: 68 ml/min
Geschlecht: ♀	Gewicht: 62 kg	BMI: 25 kg/m²
Arzneimittel	**Dosierung**	**Indikation**
1. MTX 15 mg Tabl.	1-0-0-0 (dienstags)	Rheuma
2. Folsäure 5 mg Tabl.	1-0-0-0 (mittwochs)	MTX Nebenwirkungen
3. Lisinopril 20 mg Tabl.	1-0-0-0	Hypertonie

Arzneimittel	Dosierung	Indikation
4. Hydrochlorothiazid 12,5 mg Tabl.	1-0-0-0	Hypertonie
5. Metamizol 500 mg Tabl.	1-1-1-1	Nierenkolik
6. Butylscopolamin 10 mg Drag.	1-1-1-0 (2 Tage)	Nierenkolik/akut
7. Pantoprazol 20 mg MRT	1-0-0-0	Ulkusprophylaxe
8. Cefpodoxim 200 Tabl.	1-0-1-0 (7 Tage)	Komplizierter Harnwegsinfekt

Überlegungen

Fragen

- Welche Indikation liegt der MTX-Therapie zugrunde?
- Gibt es altersbedingte Besonderheiten?
- Gibt es additive Nebenwirkungen durch die Akuttherapie des Urologen?
- Welche möglichen Interaktionen sind zu bedenken?

Antworten

Methotrexat (MTX) gehört zu den zu sogenannten DMARDs (Disease-Modifying Anti-Rheumatic Drugs) und ist eines der Basistherapeutika bei rheumatischen Erkrankungen. Im Gegensatz zu den hohen Dosierungen in der Chemotherapie liegen in der Rheumatologie die Dosierungen zwischen 7,5–20 mg (oral oder subcutan) einmal wöchentlich. Der Wirkeintritt ist stark verzögert und liegt im Allgemeinen zwischen der vierten und achten Woche. Die optimale Dosierung ist die geringste Dosis mit ausreichendem therapeutischen Ansprechen und wird nach Wirkungseintritt durch Dosistitration ermittelt. Die pharmakokinetischen Parameter unterscheiden sich bei verschiedenen Patienten sehr deutlich, so dass eine individuelle Dosisfindung, orientiert am Therapieerfolg und dem Auftreten von Nebenwirkungen, zu erfolgen hat. Die Elimination erfolgt zu 90 % über die Nieren. In den geringen rheumatologischen Dosierungen wird MTX nur zu einem sehr geringen Anteil metabolisiert.

Aufgrund der renalen Exkretion und der hohen Toxizität (insbesondere auf das blutbildende System, Leber und Niere) ist die Nierenfunktion in regelmäßigen Abständen zu kontrollieren. Die Anwendung beim älteren Menschen ist aufgrund der allgemein nachlassenden Organfunktionen stets kritisch zu hinterfragen und zu reevaluieren.

Die sehr schmerzhafte Nierenkolik wird in der urologischen Praxis bevorzugt mit dem stark wirkenden Metamizol behandelt, da es neben der zentralen analgetischen Wirkung auch über eine ausgeprägte spasmolytische Komponente verfügt. Als Magenschutz wurde noch Pantoprazol 20 verordnet. Zur Unterstützung der Spasmolyse wird häufig Butylscopolamin (BS) verordnet.

Bei der Verlegung des Harnleiters kommt es regelmäßig zu einer Abflussstörung der Niere und damit einhergehend häufig zu einer komplizierten Harnwegsinfektion. Die verursachenden Keime sind zu 75 % dem gramnegativen Spektrum, meist *E. coli*, zuzurechnen. Die Resistenzlage in Deutschland ist für Cephalosporine der 3. Generation, im Gegensatz zu

Aminopenicillinen, sehr günstig, so dass Cefpodoxim (2 x 200 mg) eine geeignete kalkulierte Therapie darstellt. Weiterhin geht das Krankheitsbild oft mit einer akuten Verschlechterung der Nierenleistung einher, was zur Kumulation von Methotrexat und schweren Nebenwirkungen führen kann.

MTX und Metamizol können jeweils für sich eine *Agranulozytose* induzieren. Die Kombination geht insbesondere bei älteren Menschen mit einem deutlich überadditiven Effekt für diese Nebenwirkung einher und ist deshalb unbedingt zu vermeiden.

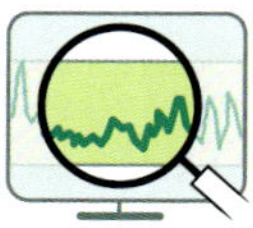

***Empfohlenes Monitoring**:*
Blutbildveränderungen, Ulzerationen und Entzündungen der Mund- und Darmschleimhäute, Unwohlsein, Übelkeit, Schwindel, Akkomodationsstörungen

Lösungsstrategie

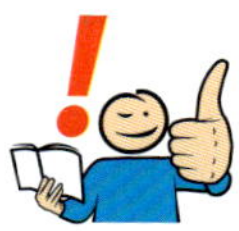

Pharmakokinetik und Pharmakologie

Die durchschnittliche Bioverfügbarkeit von MTX liegt bei 70 %. Dabei beträgt die interindividuelle Streuung allerdings 25–100 %. Die Halbwertzeit liegt bei 3–10 Stunden. Der Wirkstoff wird kaum metabolisiert und zu 90 % über die Nieren ausgeschieden. Bei Hochdosistherapien entstehen in geringen Mengen Methotrexat-Polyglutamate als aktive Metaboliten, die für längere Zeit im Körper verbleiben. Bei eingeschränkter Nierenfunktion mit einer eGFR ≤ 60 ml/min ist eine Dosisanpassung oder auch die Umstellung der Therapie auf alternative Wirkstoffe notwendig. Je nach Literaturangabe wird eine eGFR ≤ 45 ml/min oder ≤ 30–45 ml/min als Kontraindikation gewertet.

Metamizol ist ein nicht-opioides Analgetikum vom Pyrazolon Typ. Es senkt auch den erhöhten intraluminalen Druck (Ursache des Kolikschmerzes). Metamizol wirkt zusätzlich spasmolytisch und antinozizeptiv auf den Harnleiter. Eine sehr relevante aber auch seltene Nebenwirkung ist die Agranulozytose. Vorteilhaft ist, dass Metamizol keine relevanten intestinalen Probleme verursacht.

Das Parasympatholytikum Butylscopolamin (BS) ist ein Antagonist an muskarinischen Acetylcholin-Rezeptoren mit einer nur sehr geringen medianen oralen Bioverfügbarkeit von < 1 %. Eine lokale, enterale spasmolytische Wirkung bei Krämpfen der glatten Muskulatur des Gastrointestinaltraktes, der Gallenwege und der Harnwege ist denkbar. Nur in sehr hohen Dosierungen zeigt es einen spasmolytischen Effekt am Harnleiter. Zur Akuttherapie von Koliken ist nur eine parenterale Applikation sicher wirksam (3–5 x täglich 10–20 mg s.c oder i. v.) Bei den Nebenwirkungen stehen anticholinerge Effekte wie Mundtrockenheit, Akkomodationsstörungen und Schwindel im Vordergrund.

Protonenpumpeninhibitoren (PPIs) wie Pantoprazol werden zur Reduktion der Säureproduktion eingesetzt. Beim Einsatz von NSARs (nicht steroidalen Antirheumatika) werden sie zur Prophylaxe von gastrointestinalen Nebenwirkungen eingesetzt. Pantoprazol kann die renale Elimination von MTX hemmen und somit die Toxizität erhöhen.

Cefpodoxim ist ein Cephalosporin der 3. Generation und wird als Resorptionsester Cefpodoximproxetil angewendet. Die orale Bioverfügbarkeit beträgt 50 %. Es deckt das gängige Spektrum von Harnwegsinfekten ab und zeigt keine relevanten Interaktionen zur restlichen Medikation.

Was sagen die Leitlinien/Studien?

Der Einsatz von Metamizol entspricht dem Vorgehen in der s2k-Leitlinie zur Diagnostik, Therapie und Metaphylaxe der Urolithiasis der Deutschen Gesellschaft für Urologie (DGU). Vom Einsatz des Butylscopolamins wird wegen fraglicher Effektivität abgeraten. Nach Leitlinie EAU-Pocket-on-Urological-Infections ist Cefpodoxim eine geeignete Therapieoption (1).

MTX gehört zu den bevorzugten DMARDs in der (Mono)therapie der rheumatoiden Arthritis (2). Dies gilt auch für ältere Patienten sofern die Nierenfunktion ausreichend ist. Neuere Publikationen sprechen sich für eine Kontraindikation ab einer eGFR ≤ 45 ml/min aus.

Optimiertes Vorgehen

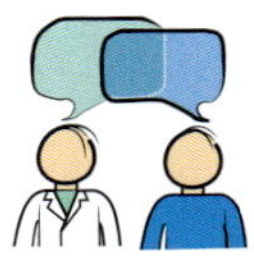

Beratung des medizinischen Personals

Die vorliegende urologische Erkrankung hat im Zusammenspiel mit der akuten Arzneimitteltherapie ein hohes Potential für eine Intoxikation durch MTX. Die Nierenfunktion ist engmaschig zu kontrollieren, eventuell ist die MTX-Gabe während einer akuten Verschlechterung der Nierenfunktion zu pausieren. Metamizol und MTX in Kombination bieten ein erhebliches Risiko für das Auftreten einer Myelosuppression. Deshalb ist eine Metamizol-Therapie zu vermeiden. NSAR sind effektiv aber erhöhen ebenfalls die Toxizität von MTX. Die Gabe von Paracetamol ist ein möglicher erster Therapieversuch für leichtere Beschwerden. Weitere Alternativen sind Opioidanalgetika, die zusätzliche Gabe von Alpha-Blockern wie Tamsulosin (off-lable) zur Reduktion rezidivierender Koliken. Die engmaschige Symptomen- und Laborwertkontrolle unter einer kurzzeitig weitergeführten Metamizol-Therapie kann nicht vollständig ausgeschlossen werden und Bedarf der kritischen klinischen Bewertung.

Pantoprazol als Magenschutz ist nicht indiziert (keine Ulzerogenität des Metamizols) kann andererseits aber die Ausscheidung von MTX hemmen. Die orale Gabe von Butylscopolamin hat keine sicher ausreichende Wirkung und ist deshalb entbehrlich.

Patientenhinweise

Durch die erhöhte Gefahr der MTX-Kumulation im Zuge der akuten Erkrankung ist auf Nebenwirkungen wie Ulzerationen und Entzündungen der Mund- und Darmschleimhäute, Unwohlsein, Übelkeit besonders zu achten. Es ist unbedingt eine ausreichende Trinkmenge von mindestens 2 L pro Tag einzuhalten um die MTX-Kumulation zu vermeiden und die Behandlung des Steinleidens bzw. des Harnweginfektes zu unterstützen. Die Schmerzmedikation sollte bei verbesserter Krankheitssituation reduziert oder auch ganz abgesetzt werden. Bei ungenügender Schmerzhemmung sollte eine ärztliche Anpassung der Therapie erfolgen. Das Absetzen von Butylscopolamin (BS) und Pantoprazol stellt keine Verschlechterung der Therapie dar und reduziert das Risiko von Nebenwirkungen.

Optimierter Medikationsplan

Wirkstoff	Handelsname	Stärke	Form	morgens	mittags	abends	zur Nacht	Einheit	Hinweise	Grund
Verordnete Dauermedikation										
Methotrexat	MTX HEXAL 15MG TABLETTEN	15 mg	Tabl	1	0	0	0	Stück		Rheumatoide Arthritis, nur DIENSTAGS
Folsäure	FOLSAEURE ABZ 5MG TABL	5 mg	Tabl	1	0	0	0	Stück		Reduktion MTX NWs nur MITTWOCHS
Lisinopril	LISINOPRIL 20 HEUMANN	20 mg	Tabl	1	0	0	0	Stück		Bluthochdruck
Hydrochlorothiazid	HCT HEXAL 12.5MG	12.5 mg	Tabl	1	0	0	0	Stück		Bluthochdruck
Paracetamol	PARACETAMOL STADA 500MG	500 mg	Tabl	2	2	2	0	Stück		Nierenkolik
	Bei Besserung Dosis reduzieren / absetzen									
Cefpodoxim proxetil	CEFPODOXIM HEXAL 200MG	200 mg	Tabl	1	0	1	0	Stück	Im Abstand von 12 Stunden, für 7 Tage	Harnwegsinfekt

Merke!

Metamizol und Paracetamol bedürfen keiner Ulkusprophylaxe.

Die Gefahr von MTX-Intoxikationen ist bei unzureichender Überwachung der Nierenfunktion erhöht. Neue Pharmaka sind auf Interaktion und Einfluss auf die Nierenfunktion zu prüfen.

Butylscopolamin per os bietet bei Nierenkoliken keinen zusätzlichen Nutzen. Wenn möglich, sind Metamizol oder NSAR die Mittel der Wahl.

Unter Metamizol besteht die Gefahr von hypotensiven Ereignissen. Diese Gefahr ist in der Kombination mit Butylscopolamin noch einmal deutlich erhöht (insbesondere bei parenteraler Gabe beider Wirkstoffe).

Was noch?

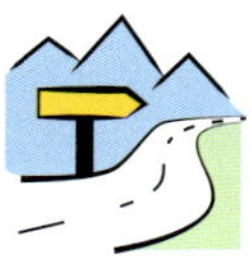

Cotrimoxazol ist ein „no go" zur Behandlung von Harnwegsinfektionen, wenn die Patienten unter MTX-Therapie stehen. Beide Substanzen hemmen den Folatstoffwechsel, es kommt zu schweren Intoxikationen.

Literatur

1. European Association of Urology (EAU) EAU-Pocket-on-Urological-Infections-2024
2. S3-Leitlinie Management der frühen rheumatoiden Arthritis 2019

3 Hormone

3.1 Ethinylestradiol

Fallbeschreibung

Eine 28-jährige Studentin erleidet nach einem Sturz eine komplizierte Fraktur des Sprunggelenks. Nach stationärer prothetischer Versorgung erleidet sie eine Komplikation in Form einer periprothetischen Infektion. Bei Entlassung erhält sie eine Verordnung für die ambulante Weiterbehandlung der Gelenkinfektion. Dabei soll als Sequenztherapie eine orale Antibiotikaeinnahme für mindestens sechs Wochen erfolgen. Die Patientin nimmt ein orales Kontrazeptivum ein.

Fakten

Patientendaten		
Alter: 28	Größe: 168 cm	Raucherin: ja
Geschlecht: ♀	Gewicht: 70 kg	BMI: 25 kg/m^2
Arzneimittel	**Dosierung**	**Indikation**
1. Levofloxacin 500 mg Tabl.	1-0-1-0	Gelenkinfektion
2. Rifampicin 450 mg Tabl.	1-0-1-0	Gelenkinfektion
3. Ethinylestradiol 20 µg + Levonorgestrel 100 µg (Levomin® Tabl.)	1-0-0-0	Kontrazeption

Überlegungen

Fragen

- Welche Bedeutung hat die orale Fortführung der antibiotischen Therapie?
- Macht die gleichzeitige Einnahme des oralen Kontrazeptivums eine pharmazeutische Intervention notwendig und ggf. warum?

Antworten

Die periprothetische Gelenkinfektion, das heißt die Infektion des umliegenden Gewebes des eingebrachten Implantats und des Knochenanteils ist trotz hoher Antiseptik eine mögliche postoperative Komplikation. Als auslösende Erreger finden sich meist koagulasenegative Staphylokokken, *Staphylococcus aureus*, Streptokokken, Enterokokken und gramnegative Bakterien. Insbesondere die grampositiven Staphylokokken können sogenannte Biofilme bilden. Dabei handelt es sich um eine amorphe Matrix aus polymerisiertem Polysaccharid, in die die Bakterien eingebettet sind, die sich so der körpereigenen Abwehr entziehen. In einer reduzierten Wachstumsform können sie über Jahre persistieren. Nach der chirurgischen Sanierung ist die resistogrammgerechte, knochengängige antibiotische Therapie mit einer biofilmaktiven Substanz wie Rifampicin notwendig. Der initialen i. v.-Therapie folgt nach 10–14 Tagen eine orale Anschlussbehandlung über sechs Wochen bis drei Monate mit dem Ziel, dass die eingebrachte Prothese erhalten werden kann und nicht wegen der Infektion explantiert werden muss. Die biofilmaktive, prolongierte antibiotische Kombinationstherapie ist damit wesentlich für den operativen Therapieerfolg.

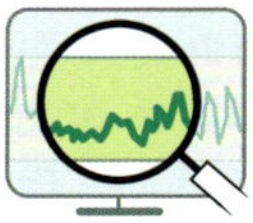

***Empfohlenes Monitoring*:**
Entzündungszeichen, Fieber, Wundsekretion, Müdigkeit, Übelkeit, Gelbfärbung der Haut/Schleimhäute, Irritationen der Achillessehen.

Lösungsstrategie

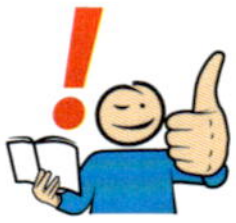

Pharmakokinetik und Pharmakologie

Die gezielte, orale antibiotische Weiterbehandlung erfolgt resistenzgerecht nach Erregernachweis im Antibiogramm und erfordert eine hohe orale Bioverfügbarkeit sowie eine gute Gewebe- und Knochenpenetration. Beide Kriterien werden von der hier verordneten Kombinationstherapie Levofloxacin plus Rifampicin erfüllt. Rifampicin als biofilmaktive Substanz für den Bereich grampositiver Infektionen ist dabei immer in Kombination einzusetzen um Resistenzen zu minimieren. Rifampicin ist ein starker Induktor des Cytochrom P450-Systems und führt über die Induktion von CYP3A4 zu einer Abbaubeschleunigung von Ethinylestradiol und Levonorgestrel. Der resultierende Wirkungsverlust kann Zwischenblutungen sowie eine verringerte Sicherheit der Kontrazeption zur Folge haben.

Was sagen die Leitlinien/Studien?

Das relative Risiko für das Auftreten einer periprothetischen Gelenkinfektion beträgt 2–3 % und steigt bei Nikotin- und Alkoholabusus, Diabetes mellitus und Übergewicht in unterschiedlichem Ausmaß an (1).

Die Fortführung der i. v.-Antibiose als orale Sequenztherapie über sechs Wochen bis drei Monate ist Standard der Leitlinien und hat den Prothesenerhalt zum Ziel. Dabei soll Rifampicin bei Staphylokokken-Infektionen als biofilmaktive Substanz resistenzgerecht kombiniert werden.

Als mögliche Alternativen für die Sequenztherapie werden genannt, *täglich:* Rifampicin 2 x 450 mg per os plus Cotrimoxazol 3 x 960 mg oder Doxycyclin 2 x 100 mg oder Fusidinsäure 3 x 500 mg per os.

Die Kombination mit den bakteriostatischen Substanzen Clindamycin oder Linezolid führten häufig zu einem Therapieversagen, so dass es für diese keine Empfehlung gibt.

Optimiertes Vorgehen

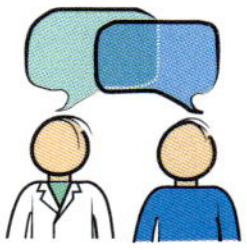

Beratung des medizinischen Personals

Die antibiotische orale Kombinationstherapie bei nachgewiesener Staphylokokken-Infektion macht das biofilmaktive Rifampicin erforderlich. Aufgrund der dadurch entstehendenrelevanten Wechselwirkung, die zu einem Wirkungsverlust des oralen Kontrazeptivums führen kann, sind andere Verhütungsmaßnahmen erforderlich.

Aufgrund der erhöhten Hepatotoxizität der Kombinationstherapie aus Levofloxacin und Rifampicin ist eine regelmäßige Kontrolle der Leberfunktion notwendig. Levofloxacin ist eine die QTc-Zeit verlängernde Substanz und es besteht das Risiko für die Ausbildung von Tendinopathien, insbesondere der Achillessehne, die auch Wochen nach dem Absetzen noch verzögert auftreten können.

Patientenhinweise

Die Einnahme von Rifampicin muss nüchtern mindestens 30 min *vor den Mahlzeiten* erfolgen. Die Operationswunde sollte auf Entzündungsreaktionen wie Rötung, Schwellung und Schmerzempfindlichkeit kontrolliert werden.

Vor der Einnahme weiterer Arzneimittel ist eine Überprüfung der Verträglichkeit mit der bestehenden Medikation anzuraten. Alkoholkonsum ist während der Therapie zu vermeiden.

Optimierter Medikationsplan

Wirkstoff	Handelsname	Stärke	Form	morgens	mittags	abends	zur Nacht	Einheit	Hinweise	Grund
Verordnete Dauermedikation										
Rifampicin	EREMFAT 450MG FILMTABLETTE	450 mg	Tabl	1	0	1	0	Stück	30 min vor dem Essen	Gelenkinfektion
Levofloxacin	LEVOFLOXACIN HEC PHARM 500	500 mg	Tabl	1	0	1	0	Stück		Gelenkinfektion

Merke!

Stark CYP3A4-induzierende Substanzen wie Rifampicin, Carbamazepin und Johanniskrautextrakt können die Wirkung von östrogen- und gestagenhaltigen oralen Kontrazeptiva relevant abschwächen. Zur Notfallkontrazeption müsste Levonorgestrel in doppelter Dosis eingenommen werden. Andere Verhütungsmittel wie eine Kupferspirale und Barrieremethoden sind möglich.

Eine gleichzeitige Behandlung von Rifampicin mit hormonellen Kontrazeptiva soll wegen Beeinträchtigung der kontrazeptiven Wirkung nicht erfolgen (2).

Während einer Therapie mit Fluorochinolonen sollen keine multivalenten Kationen eingenommen werden, da dies die Aufnahme der Antibiotika und damit ihre Wirkung verhindern kann sowie eine Fluorochinolon-Resistenz begünstigt (2).

Was noch?

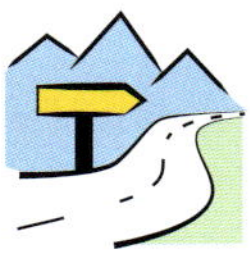

Die gleichzeitige Behandlung mit Trimethoprim oder Cotrimoxazol und ACE-Hemmern oder Angiotensin-II-Rezeptor-Blockern soll wegen erhöhten Risikos für Hyperkaliämie und plötzlichen Herztod nicht erfolgen (2).

Siehe auch Fall 6.2 Lamotrigin

Literatur

1. Otto-Lambertz C, Yagdiran A, Wallscheid F et al.: Periprothetische Infektionen beim Gelenkersatz, Dtsch Arztebl Int 114 (2017), 347–353
2. S2k-Leitlinie Arzneimitteltherapie bei Multimorbidität – Living Guideline. AWMF-Registernummer: 100–001, Federführende Fachgesellschaft: Deutsche Gesellschaft für Innere Medizin (DGIM), Stand: Februar 2023

3.2 Levothyroxin

Fallbeschreibung

Eine 57-jährige Frau nimmt als Substitutionstherapie bei Hypothyreose das Schilddrüsenhormon Levothyroxin ein. Zur Osteoporose-Prophylaxe kauft sie sich in der Apotheke regelmäßig ein Calcium/Vitamin D3-Kombipräparat. Eine akute idiopathische Trigeminusneuralgie wird seit zwei Wochen erfolgreich mit Carbamazepin behandelt. Sie sucht den Hausarzt auf, da sie unter Erschöpfung und Antriebslosigkeit leidet. Die Laborwerte geben bestätigende Hinweise auf die klinische Symptomatik.

Fakten

Patientendaten			
Alter: 57	Größe: 172 cm	eGFR: 83 ml/min	Raucherin: nein
Geschlecht: ♀	Gewicht: 70 kg	BMI: 25 kg/m^2	TSH: 4,7 mIU/L

Arzneimittel	Dosierung	Indikation
1. Levothyroxin 150 ug Tabl.	1-0-0-0	Hypothyreose
2. Calcium/Colecalciferol 1000 mg/880IE Tabl.	1-0-0-0	Supplementierung
3. Carbamazepin 200 mg Tabl.	1-1-1-0	Trigeminusneuralgie

Überlegungen

Fragen

- Welcher Laborparameter ist hier von Bedeutung?
- Können Störungen der Bioverfügbarkeit vorliegen?
- Liegen Arzneimittelwechselwirkungen vor?

Antworten

Levothyroxin (LT4) ist eine Substanz mit geringer therapeutischer Breite, so dass insbesondere bei vorliegender klinischer Symptomatik die laborchemische Überprüfung der Schilddrüsenfunktion angezeigt ist. Hierfür wird der TSH-Wert (Thyreoidea-stimulierendes Hormon) bestimmt. Die Unterfunktion ergibt sich aus einem pathologisch hohen Wert des hypophysären Regelhormons, der in diesem Fall auch nachgewiesen wurde (1). Die LT4-Substitution zeigt hier also keine ausreichende effektorische Wirkung.

Für Levothyroxin werden Einschränkungen der oralen Bioverfügbarkeit (BV) durch die zeitgleiche Einnahme von Nahrung und insbesondere mehrwertigen Kationen wie Calcium-, Eisen-, Magnesium- oder Aluminiumsalzen beschrieben.

Unter der Carbamazepingabe kann es insbesondere bei Patienten mit Hypothyreose und chronischer Levothyroxintherapie zusätzlich zu einem relevanten Anstieg der TSH-Spiegel kommen. Der Mechanismus für diese Wechselwirkung ist unklar.

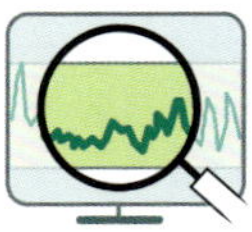

***Empfohlenes Monitoring**:*
Antriebslosigkeit, Verstopfung, Kälteempfindlichkeit und niedriger Puls.

Lösungsstrategie

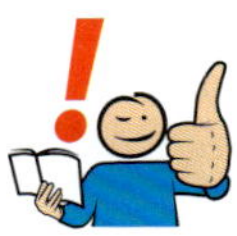

Pharmakokinetik und Pharmakologie

Die orale Bioverfügbarkeit von LT4 bei nüchterner Einnahme liegt bei 60–80 %. Durch die oben genannten gastrointestinalen Resorptionsstörungen kann sie sich um bis zu 40 % verringern. Damit wird die klinische Wirksamkeit eingeschränkt und unsicher. Die Einnahme der Levothyroxin-Tabletten sollte deshalb morgens nüchtern eine Stunde vor dem Frühstück erfolgen. Der theoretisch zu fordernde Verzicht auf Milchprodukte ist wünschenswert aber eher praxisfern. Zur weiteren Optimierung der Therapie ist auf die Einhaltung eines zeitlichen Einnahmeabstandes von zwei bis vier Stunden zur Calcium/Vitamin D3-Gabe zu achten. Damit kann eine wesentliche Einschränkung der Bioverfügbarkeit vermieden werden, da die Resorption von Levothyroxin nach drei Stunden weitgehend abgeschlossen ist. Eine praxistaugliche Alternative kann die Levothyroxineinnahme zur Nacht sein, da eine mindestens gleichwertige Hormoneinstellung erzielt werden kann.

Die deutlich verringerte LT4-Konzentration unter der Carbamazepinbehandlung kann im vorliegenden Fall eine Dosiserhöhung von Levothyroxin notwendig machen.

Was sagen die Leitlinien/Studien?

Die Primärprävention osteoporotischer Frakturen gewinnt aufgrund der immer älter werdenden Bevölkerung zunehmend an Bedeutung. Metaanalysen lassen den Schluss zu, dass bei über 50-Jährigen die Kombination aus täglich 1000 mg Calcium und 880 IE Colecalciferol das Frakturrisiko gesenkt werden kann. Dieses gilt insbesondere für Menschen mit eingeschränkter körperlicher Aktivität und niedrigem Nahrungscalcium. Die Number needed to treat (NNT) ist mit 221 allerdings hoch (2).

Optimiertes Vorgehen

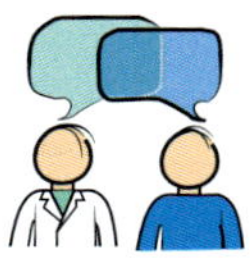

Beratung des medizinischen Personals

Aufgrund der gastrointestinalen Resorptionseinschränkung ist darauf zu achten, dass die LT4-Einnahme nüchtern und mit einem zeitlichen Abstand von einer Stunde zum Frühstück und mindestens drei Stunden zu der Einnahme des Calcium/Vitamin D3-Präprates erfolgt. Dabei ist in Abhängigkeit von der Adhärenz auch die Levothyroxingabe zur Nacht in Erwägung zu ziehen.

Die mögliche Erniedrigung der LT4-Konzentration unter der Carbamazepintherapie macht ein engmaschiges Monitoring der TSH-Werte erforderlich sowie gegebenenfalls eine Dosiserhöhung von Levothyroxin.

Patientenhinweise

Die Einnahme von Levothyroxin muss auf nüchternen Magen eine Stunde vor dem Frühstück oder nüchtern zur Nacht erfolgen. Für die Einnahme des Calcium/Vitamin D3-Präparates ist in jedem Fall ein zeitlicher Abstand von mindestens drei Stunden einzuhalten.

Optimierter Medikationsplan

Wirkstoff	Handelsname	Stärke	Form	morgens	mittags	abends	zur Nacht	Einheit	Hinweise	Grund
Verordnete Dauermedikation										
Levothyroxin	L-THYROXIN ARISTO 150UG	150 µg	Tabl	1	0	0	0	Stück	Nüchtern 1 h vor dem Frühstück oder nüchtern zur Nacht	Schilddrüsenunterfunktion
Carbamazepin	CARBAMAZEPIN-NEURAX 200 MG	200 mg	Tabl	1	1	1	0	Stück		Gesichtsschmerzen
Selbstmedikation										
Calciumcarbonat Colecalciferol	CALCIMED D3 1000MG/880 IE	1000 mg 880 IE	KauTabl	0	1	0	0	Stück	Mindestens 3 h Einnahmeabstand zu L-Thyroxin	Osteoporoseprophylaxe

Merke!

Insbesondere die gleichzeitige Einnahme mehrwertiger Kationen kann bei der Therapie mit Levothyroxin, Fluorchinolonen und Bisphosphonaten zu unterschiedlichen Resorptionseinschränkungen führen, die den klinischen Effekt relevant verringern können. Ein zeitlicher Einnahmeabstand von mehreren Stunden ist einzuhalten.

Was noch?

Eine Resorptionseinschränkung von Levothyroxin ist auch unter einer enteralen Sondenernährung und/oder Formula-Diäten die Sojaproteine enthalten, zu beachten. Die Proteine binden wahrscheinlich an den Wirkstoff und verringern die Resorptionsquote.

Literatur

1. S2k-Leitlinie Erhöhter TSH-Wert in der Hausarztpraxis Version: 2.3 Stand: 01.04.2023
2. Tang BM et al.: Use of calcium or calcium in combination with vitamin D supplementation to prevent fractures and bone loss in people aged 50 years and older: a meta-analysis. Lancet 370 (2007), 657–666

4 Herz-Kreislauf-Pharmaka

4.1 ARNI

Fallbeschreibung

Bei einem 82-jährigen Patienten mit langer bestehender Hypertonie wurde vor einigen Monaten eine Herzinsuffizienz diagnostiziert und die Medikation umgestellt. Der Patient hat in letzter Zeit körperlich abgebaut und klagt über Abgeschlagenheit und Muskelschwäche. Er hat gehört, dass das Präparat Tromcardin complex® bei Herzbeschwerden helfen soll und möchte es gerne zusätzlich in der Selbstmedikation anwenden. Außerdem legt er ein Rezept über seine Dauermedikation vom Kardiologen vor.

Fakten

Patientendaten		
Alter: 82	Größe: 172 cm	eGFR: 58 ml/min
Geschlecht: ♂	Gewicht: 63 kg	BMI: 21 kg/m^2
Arzneimittel	**Dosierung**	**Indikation**
1. Entresto® 97 mg/103 mg Filmtabl.	1-0-1-0	Herzinsuffizienz
2. Spironolacton 25 mg Filmtabl.	1-0-0-0	Herzinsuffizienz
3. Metoprololsuccinat 95 mg Retardtabl.	1-0-0-0	Herzinsuffizienz

Überlegungen

Fragen

- Welche Wirkstoffe enthält das Kombinationspräparat Entresto®?
- Was bedeutet ARNI?
- Bestehen Arzneimittelinteraktionen?
- Handelt es sich um eine sinnvolle Arzneimittelkombination zur Behandlung einer Herzinsuffizienz?
- Können die Beschwerden des Patienten im Zusammenhang mit der Medikation stehen?
- Ist die Einnahme von Tromcardin complex® angebracht?

Antworten

Das Arzneimittel Entresto® enthält einen Wirkstoffkomplex aus Sacubitril und Valsartan im Verhältnis 1:1, der nach Einnahme dissoziiert. Es handelt sich um einen Angiotensin-Rezeptor-Neprilysin-Inhibitor (ARNI). Valsartan und Spironolacton wirken beide kaliumretinierend und können eine Hyperkaliämie hervorrufen. Bei Kombination ist dieser Effekt additiv. Symptome einer Hyperkaliämie sind Parästhesien, Muskelschwäche, Bradykardie und EKG-Veränderungen.

Die Kombination aus Inhibitoren des Renin-Angiotensin-Systems (ACE-Hemmer, Angiotensinrezeptorblocker, Angiotensin-Rezeptor-Neprilysin-Inhibitoren) und Mineralocorticoid-Rezeptorantagonisten reduziert Mortalität und Hospitalisierungsrate bei Herzinsuffizienzpatienten mit reduzierter linksventrikulärer Ejektionsfraktion (HFrEF). Auch für Betablocker ist dieser Effekt nachgewiesen. Das Risiko einer Hyperkaliämie wird gegenüber den bestehenden positiven Effekten in Kauf genommen. Die Elektrolytwerte müssen jedoch regelmäßig kontrolliert werden.

Muskelschwäche ist eines der möglichen Symptome einer Hyperkaliämie, allgemeine Abgeschlagenheit und Schwäche könnten aber auch ein Symptom der Herzinsuffizienz selbst sein.

Tromcardin complex® enthält verschiedene Vitamine und Mineralstoffe, unter anderem 117,3 mg Kalium-Ion. Bei Einhaltung der empfohlenen Einnahmemenge von 2 x 2 Tabletten täglich käme es zu einer zusätzlichen Zufuhr von 470 mg Kalium täglich. In der Gebrauchsinformation wird im Fall einer eingeschränkten Nierenfunktion oder der Einnahme von Arzneimitteln die die Kalium-Ausscheidung vermindern, Rücksprache mit dem Arzt empfohlen.

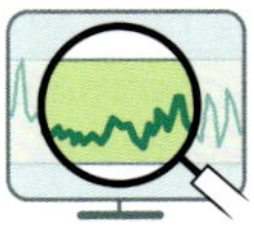

Empfohlenes Monitoring:
Blutdruck, Elektrolytwerte, Nierenfunktion, EKG

Lösungsstrategie

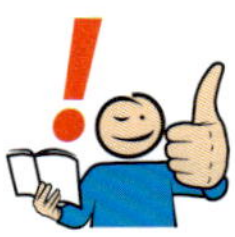

Pharmakokinetik und Pharmakologie

Valsartan blockiert den Angiotensin-II-Typ-1(AT1)-Rezeptor und damit die Auswirkungen einer Aktivierung des Renin-Angiotonsin-Aldosteron-Systems. Die Rezeptorblockade reduziert über die Angiotensin-Hemmung auch die Aldosteron-Konzentration im Plasma. Dadurch kommt es zu einer Kaliumretention als Kompensation der verstärkten Natriumausscheidung. Der Aldosteronantagonist Spironolacton blockiert die Bindung von Aldosteron an dessen zytoplasmatischen Rezeptor und verstärkt somit den beschriebenen Effekt.

Eine zusätzliche Kaliumzufuhr durch die Einnahme von Elektrolytpräparaten würde den Kaliumwert weiter steigern und das Nebenwirkungsrisiko erhöhen.

Was sagen die Leitlinien/Studien?

Es gibt vier Substanzgruppen, die bei Herzinsuffizienz die Prognose verbessern und die laut Leitlinie gemäß Nebenwirkungsspektrum, Komorbiditäten und individueller Verträglichkeit kombiniert werden sollen. Dazu gehören Inhibitoren des Renin-Angiotensin-Systems, Betablocker, SGLT2-Inhibitoren (Gliflozine) und Mineralocorticoidrezeptorantagonisten.

Die vorliegende Medikation mit den „Fantastic Four" ist also leitliniengerecht.

Da die Therapie jedoch Elektrolytverschiebungen hervorrufen kann (insbesondere der Kalium- und Natriumwerte), sind Verlaufskontrollen vorgesehen. Der Kaliumwert sollte während der Einstellungsphase alle zwei Wochen kontrolliert werden, bei Abweichungen häufiger. Bei stabil eingestellten Patienten ist eine Kontrolle alle sechs Monate ausreichend, sofern die Werte im Normbereich liegen.

Optimiertes Vorgehen

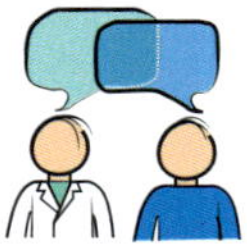

Beratung des medizinischen Personals

Die vorliegende Medikation bedingt ein erhöhtes Risiko für Hyperkaliämien. Dem Patienten wurde deshalb von der Einnahme eines kaliumhaltigen Diätetikums abgeraten. Da der Patient über Muskelschwäche klagt, wäre eine erneute Kontrolle des Kaliumwertes anzuraten. Sofern sich die Elektrolytwerte im Normbereich bewegen, ist keine Intervention erforderlich.

Patientenhinweise

Das Präparat Tromcardin complex® ist zwar zum „Diätmanagement" bei Herzerkrankungen vorgesehen. In Kombination mit den bestehenden Arzneimitteln kann es jedoch den Kaliumwert zu stark erhöhen. Daher sollte die Einnahme nur nach Rücksprache mit dem Arzt erfolgen. Abgeschlagenheit und Muskelschwäche sollten ärztlich abgeklärt werden. Die Beschwerden können durch die Herzerkrankung bedingt sein, evtl. muss aber auch die verordnete Medikation angepasst werden.

Optimierter Medikationsplan

Verordnete Dauermedikation

Wirkstoff	Handelsname	Stärke	Form	morgens	mittags	abends	zur Nacht	Einheit	Hinweise	Grund
Sacubitril Valsartan	ENTRESTO 97 MG/103 MG FILMTABLETTEN	97/103mg	Tabl	1	0	1	0	Stück		Herzinsuffizienz
Spironolacton	Spironolacton Accord 25 mg Filmtabletten	25 mg	Tabl	1	0	0	0	Stück		Herzinsuffizienz
Metoprolol succinat	MetoHEXAL-Succ 95mg	95 mg	RetTabl	1	0	0	0	Stück		Herzinsuffizienz

Merke!

Die Kombination aus Inhibitoren des Renin-Angiotensin-Systems und Aldosteron-Antagonisten birgt ein Hyperkaliämie-Risiko, ist bei Herzinsuffizienz aber leitliniengerecht und verbessert die Prognose.

Die zusätzliche Einnahme von Elektrolytpräparaten sollte nur unter laborchemischer Kontrolle erfolgen.

Eine pharmazeutische Intervention ist nur dann erforderlich, wenn Patienten akute Beschwerden beschreiben oder der Verdacht auf fehlende Kontrollen besteht.

Was noch?

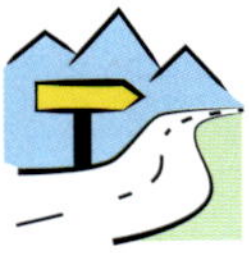

ACE-Hemmer und Angiotensin-Rezeptor-Blocker sollen wegen fehlenden Nutzens der Kombination bei erhöhten Nebenwirkungsrisiken nicht kombiniert werden (2).

Literatur

1. Bundesärztekammer (BÄK), Kassenärztliche Bundesvereinigung (KBV), Arbeitsgemeinschaft der Wissenschaftlichen Medizinischen Fachgesellschaften (AWMF). Nationale VersorgungsLeitlinie Chronische Herzinsuffizienz – Langfassung. Version 4.0. 2023 [cited: 2024-02-05]. DOI: 10.6101/AZQ/000510.
2. S2k-Leitlinie Arzneimitteltherapie bei Multimorbidität – Living Guideline. AWMF-Registernummer: 100–001, Federführende Fachgesellschaft: Deutsche Gesellschaft für Innere Medizin (DGIM), Stand: Februar 2023

4.2 Triple Whammy

Fallbeschreibung

Ein 73-jähriger multimorbider Schmerzpatient (Stadium 3 nach Gerbershagen) bekommt nach Klinikaufnahme wegen seiner akuten Gelenkschmerzen (Differential-Diagnose Gichtarthritis der Hände) das nicht-steroidale Antirheumatikum (NSAR) Ibuprofen neu verordnet.

Fakten

Patientendaten			
Alter: 73	Größe: 186 cm	eGFR: 45 ml/min	Kalium: 5,63 mmol/l
Geschlecht: ♂	Gewicht: 125 kg	Harnsäure: 620 µmol/l	BMI: 36 kg/m^2

Weitere Diagnosen:

Hypertensive Herzkrankheit mit guter LV-Funktion (60 %), Coxarthrose beidseits, Chronisch-inflammatorische demyelinisierende Polyneuropathie (CIDP), Chronische Niereninsuffizienz (Stadium 3a: GFR nach CKD-EPI-Formel 45 ml/min), opiatinduzierte Obstipation bei Dauertherapie mit Opiaten, Schleimhauterythem im Antrum, Vitamin-D-Mangel (25-OH: 22,3 nmol/l). Spironolacton 100 mg in der Anamnese resultiert aus einem Zustand nach Hypokaliämie mit passagerem long-QT-Syndrom (aktuell QTcB 454 msec, HF 74).

Arzneimittel	Dosierung	Indikation
1. Allopurinol 300 mg Tabl.	1-0-0-0	Gicht (Hyperurikämie)
2. Dekristol 20.000 IE Kaps.	1-0-0-0 (Mo)	Vitamin-D-Mangel
3. Gabapentin 100 mg Kaps.	2-2-2-0	Polyneuropathie
4. Spironolacton 100 mg Tabl.	1-0-0-0	Hypokaliämie, Hypertonie
5. Ibuprofen 600 mg Tabl.	1-1-1-0	Gichtschmerzen
6. Folsäure 5 mg Tabl.	1-0-0-0	chronische Anämie
7. Ramipril 5 mg Tabl.	1-0-1-0	Hypertonie
8. Hydromorphon 4 mg ret. Kps.	1-0-1-0	Schmerzen
9. Targin 10/5 mg ret.	1-0-1-0	Schmerzen
10. Buprenorphin 35 µg/h TTS	alle 4 Tage	Schmerzen
11. Pantoprazol 40 mg Tabl.	1-0-0-0	Gastritis
12. Torasemid 10 mg Tabl.	1-0-0-0	Niereninsuffizienz
13. Fluvastatin 40 mg Kps.	0-0-1-0	Hypercholesterinämie

Überlegungen

Fragen

- Welche Risiken gehen von der gezeigten Medikation aus?
- Welchen Einfluss haben patientenindividuelle Faktoren?
- Sind weitere Therapieanpassungen zu erwarten?
- Gibt es therapeutische Alternativen?

Antworten

Unter einem „Triple Whammy“ (etwa: „Dreifacher Hammer“) versteht man eine Dreifachkombination aus Wirkstoffen, die die Nierenfunktion bis zum akuten Nierenversagen eduzieren können. Typischerweise sind dies ACE-Hemmer, Diuretika und NSAR.

Die Hemmung des Renin-Angiotensin-Aldosteron-Systems (RAAS) verstärkt zusammen mit bestimmten Komorbiditäten die Rolle von Prostaglandinen bei der Regulierung und Aufrechterhaltung der hämodynamischen glomerulären Funktion. Die Synthese von Prostaglandinen wird durch NSARs gehemmt. Besonders gefährdet sind Patienten jenseits des 75. Lebensjahres sowie solche mit vorbestehender chronischer Nierenerkrankung. Das Risiko für eine akute Verschlechterung der Nierenfunktion ist am höchsten innerhalb der ersten 30 Tage nach Beginn der Kombinationstherapie (1).

Lösungsstrategie

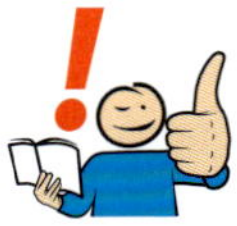

Pharmakokinetik und Pharmakologie

Der Triple-Whammy-Mechanismus beginnt mit der Verwendung von RAAS-Inhibitoren, die efferente Arteriolen erweitern, was zu einer Abnahme der GFR und der Nierenfunktion führt. Die Gabe von Diuretika bei einer solchen Patientengruppe kann zu einer Hypovolämie führen, die das Risiko eines prärenalen (akuten) Nierenversagens erhöht („Double Whammy").

NSAR blockieren die Cyclooxygenase (COX)-Enzyme, die an der Synthese von Prostacyclin, Prostanoiden und Prostaglandinen (PGE2, PGI2) beteiligt sind und eine Schlüsselrolle bei der physiologischen Regulierung verschiedener Nierenprozesse spielen. Zu diesen Prozessen gehören die Regulierung des Ionen- und Wassertransports durch das Nephron und die Erweiterung der afferenten Arteriole, wodurch die GFR erhöht wird. Daher können NSAR durch die Verringerung der Synthese von Prostacyclin, Prostanoiden und Prostaglandinen den Blutfluss in den Glomeruli über die afferenten Arteriolen einschränken und die glomeruläre Filtrationsrate (GFR) verringern. Dies erhöht das Risiko eines akuten Nierenversagens weiter.

Was sagen die Leitlinien/Studien?

Die Dreifach-Kombination aus ACE-(Angiotensin-Converting-Enzym)-Hemmern, Diuretika und NSAR soll wegen des Risikos eines akuten Nierenversagens nicht eingesetzt werden (1).

In einer japanischen Datenbank zur Meldung unerwünschter Arzneimittelereignisse betrug die mittlere Zeit bis zum Auftreten dieser unerwünschten Arzneimittelwirkung acht Tage (2). In einer retrospektiven Studie, bei der während der TW-Therapie ein akutes Nierenversagen auftrat, hatten die Patienten diese Kombination durchschnittlich 3,6 Tage (1–11 Tage) erhalten, bis mindestens ein Medikament abgesetzt wurde (3).

Optimiertes Vorgehen

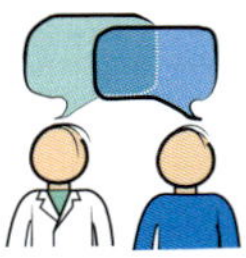

Beratung des medizinischen Personals

Eine stärkere Sensibilisierung für die Interaktion zwischen Diuretika und ACE-Hemmer und/oder Angiotensin1-Rezeptorantagonisten (AT1) und NSAR sollte erfolgen, insbesondere bei Patienten mit einer oder mehreren Komorbiditäten (4). Die Kombination von ACE-Hemmer, Diuretika und NSAR ist zu vermeiden (1).

Es ist nicht abschließend geklärt, ob die gelegentliche, kurzfristige Anwendung (z. B. ein oder zwei Tage) eines NSAR ein erhöhtes Risiko darstellt. Allerdings scheint das AKI-Risiko innerhalb der ersten 30 Tage bei TW-Patienten am höchsten (fast zweifach erhöhtes Risiko) zu sein.

Ein Wechsel von ACE-Hemmer auf ein Sartan (und umgekehrt) führt wahrscheinlich nicht zu einem geringeren Risiko. Falls die Kombination unumgänglich ist, müssen Nierenfunktion und Kalium engmaschig überwacht werden.

Aufgrund einer nachlassenden Nierenfunktion ist auch an eine Dosisanpassung von Arzneistoffen zu denken wie z. B. Gabapentin, Metformin, DOAKs oder Opiate. Im Fallbeispiel betrifft es Allopurinol.

Bisher gibt es keine eindeutigen Beweise dafür, dass Metamizol im Vergleich zu NSAR mit einem geringeren Risiko für AKI verbunden ist. Bisher wurden auch keine Studien durchgeführt, die die Wirkung von Metamizol in Kombination mit Diuretika und ACE-Hemmern/AT1s auf das Risiko der Entwicklung eines AKI untersuchten. Ein systematischer Review dazu ist noch nicht abgeschlossen (5). Gleiches gilt für die Einordnung, ob selektive COX-2-Hemmer eine sichere Alternative darstellen (6).

Als praktikable Alerts für die AKI-Risikobewertung wurden dem Alter (> 75 Jahre) und der Nierenfunktion (eGFR ≤ 30 ml/min oder ≤ 60 ml/min + Alter > 75 Jahre) auch Dosisschwellen für NSAR und Diuretika vorgeschlagen: Diclofenac 75 mg, Ibuprofen 1200 mg, Hydrochlorothiazid 12,5 mg (3).

Patientenhinweise

Bestimmte, auch auf die Nierendurchblutung wirkende Arzneimittel zur Behandlung von Bluthochdruck bei Herzmuskelschwäche (z. B. ACE-Hemmer) werden häufig mit wassertreibenden Arzneimitteln („Diuretika") kombiniert. Bei diesen Patienten sollten keine Schmerzmittel von NSAR-Typ (wie z. B. Ibuprofen oder Diclofenac) eingesetzt werden, weil dies zu einem akuten Nierenversagen führen kann (1). Männer haben ein höheres Risiko für Hyperkaliämie.

NSAR können zudem die blutdrucksenkende Wirkung von Herzmedikamenten abschwächen. Auch der Einsatz von nicht verschreibungspflichtigen NSAR, einschließlich Kombinationsprodukten von zum Beispiel Paracetamol und Ibuprofen, ist zu vermeiden.

Optimierter Medikationsplan

Wirkstoff	Handelsname	Stärke	Form	morgens	mittags	abends	zur Nacht	Einheit	Hinweise	Grund
Verordnete Dauermedikation										
Allopurinol	Hexal	300 mg	Tabl.	0,5	0	0	0	Stück		Gicht
Cholecalciferol	Dekristol 20000	20.000 IE	Kaps.	1	0	0	0	Stück	Montag	Vitamin-D-Mangel
Gabapentin	GABAPENTIN HEXAL 300MG	300 mg	Kaps	1	1	1	0	Stück		Polyneuropathie
Spironolacton	ALDACTONE 25	25 mg	Tabl	1	0	0	0	Stück		Bluthochdruck
Folsäure	FOLSAN 5MG	5 mg	Tabl	1	0	0	0	Stück		Anämie
Ramipril	RAMIPRIL HEXAL 5MG	5 mg	Tabl	1	0	1	0	Stück		Bluthochdruck
Hydromorphon	HYDROMORPHON-HCL HEU 2MG	2 mg	RetKaps	1	0	1	0	Stück		Schmerzen
Buprenorphin	TRANSTEC 35 UG	20 mg	Pflaster						alle 4 Tage	Schmerzen
Klebestellen wechseln										
Pantoprazol	PANTOPRAZOL HEXAL 40MG	40 mg	Tabl	1	0	1	0	Stück	mind. 30 min vor dem Essen	Gastritis
Torasemid	TORASEMID HEXAL 10MG TABL	10 mg	Tabl	1	0	0	0	Stück		Niere
Fluvastatin	FLUVASTATIN RATIO 40MG	40 mg	Kaps	0	0	1	0	Stück		Cholesterin
Lidocain	VERSATIS 700MG WIRKSTOFFHA	700 mg	Pflaster	0	0	1	0	Stück	nach 12 entfernen	Polyneuropathie
Venlafaxin	VENLAFAXIN BETA 37.5MG	37,5 mg	Tabl	1	0	0	0	Stück		Polyneuropathie
Naloxegol	MOVENTIG 25MG	25 mg	Tabl	1	0	0	0	Stück	mind. 30 min vor dem Essen	Verstopfung

Merke!

Die Dreifach-Kombination von ACE-Hemmern, Diuretika und NSAR („Triple Whammy“) soll wegen des Risikos für ein akutes Nierenversagen nicht eingesetzt werden (1).

Akutes Nierenversagen (AKI) im Zusammenhang mit TW tritt wahrscheinlich in den frühen Stadien der Behandlung auf, sodass betroffene Patienten innerhalb der ersten zwei Wochen engmaschig überwacht werden sollten, wenn ein Absetzen eines der auslösenden Medikamente nicht möglich ist.

Was noch?

Eine Genderbetrachtung lohnt sich. Bei *Männern* traten eine AKI (75 % vs. 25 %) unter TW häufiger auf (3). Auch das Risiko für eine Hyperkaliämie unter NSAR ist höher [OR 1.44 (1.23, 1.67)] (7).

Darüber hinaus sollten Apotheker im Krankenhaus die Medikamentenanamnese der Patienten innerhalb von 24 Stunden nach der Aufnahme durchführen, um so auch TW-Risiken von NSAR und COX-Hemmern zu minimieren (8).

Literatur

1. S2k-Leitlinie Arzneimitteltherapie bei Multimorbidität – Living Guideline, AWMF-Registernummer: 100–001, Federführende Fachgesellschaft: Deutsche Gesellschaft für Innere Medizin (DGIM), Stand: Februar 2023
2. Kunitsu Y, Hira D, Morikochi A et al. Time until onset of acute kidney injury by combination therapy with "Triple Whammy" drugs obtained from Japanese Adverse Drug Event Report database. PLoS One 2022;17(2):e0263682.
3. Dahmke H, Schelshorn J, Fiumefreddo R, Schuetz P, Salili AR, Cabrera-Diaz F, Meyer-Massetti C, Zaugg C. Evaluation of Triple Whammy Prescriptions After the Implementation of a Drug Safety Algorithm. Drugs Real World Outcomes 2024 ;11(1):125–135.
4. Mattioli I, Bettiol A, Crescioli G et al. Hospitalisations Related to the Combination of ACE Inhibitors and/or Angiotensin Receptor Blockers with Diuretics and NSAIDs: A Post Hoc Analysis on the Risks Associated with Triple Whammy. Healthcare 2023;11(2):238.
5. Calvo Barbado DM, Saiz Fernández LC, Leache Alegría L, Celaya Lecea MC, Gutiérrez-Valencia. M. Acute Kidney Injury associated with "Triple whammy" combination: a protocol for a systematic review. F1000Res 2022;11:496
6. Chou CI, Shih CJ, Chen YT, Ou SM, Yang CY, Kuo SC, Chu D. Adverse Effects of Oral Nonselective and cyclooxygenase-2-Selective NSAIDs on Hospitalization for Acute Kidney Injury: A Nested Case-Control Cohort Study. Medicine 2016;95(9):e2645.
7. Nash DM et al. Nonsteroidal anti-inflammatory drug use and risk of acute kidney injury and hyperkalemia in older adults: a population-based study. Nephrol Dial Transplant 2019;34(7):1145–1154.
8. Cheah HM, Islahudin FH. Beware of Triple Whammy.Mal J Pharm 2022;8(1):38–41.

4.3 Polymedikation

Fallbeschreibung

Eine 63-jährige Patientin möchte in der Apotheke ein Rezept über Rasilez® 150 mg einlösen. Arzneimittel mit dem Wirkstoff Aliskiren sind jedoch zu diesem Zeitpunkt nicht lieferbar. Die Apotheke kontaktiert die Arzneimittel-Info-Stelle der Apothekerkammer, um zu erörtern, welche Alternativen für Aliskiren dem verordnenden Arzt vorgeschlagen werden könnten. Die weitere Medikation der Patientin ist aus der Kundenkartei ersichtlich.

Fakten

Patientendaten			
Alter: 63	Größe: 173 cm	eGFR: 70 ml/min	Blutdruck: 165/95 mmHg (Eigenmessungen)
Geschlecht: ♀	Gewicht: 80 kg	BMI: 27 kg/m²	

Arzneimittel	Dosierung	Indikation
1. Hydrochlorothiazid 12,5 mg Tabl.	1-0-0-0	Hypertonie
2. Ramipril 5 mg Tabl.	1-0-0-0	Hypertonie
3. Lercanidipin 20 mg Tabl.	0-0-0-1	Hypertonie
4. Bisoprolol 5 mg Filmtabl.	1-0-0-0	Hypertonie
5. Moxonidin 0,2 mg Filmtabl.	1-0-1-0	Hypertonie
6. Metformin 850 mg Filmtabl.	1-1-1-0	Diabetes mellitus Typ 2

Überlegungen

Fragen

- Was fällt bezüglich der antihypertensiven Medikation auf?
- Was könnte ein geeigneter Ersatz für Aliskiren sein?
- Erscheint eine pharmazeutische Intervention sinnvoll und wenn ja, welcher Art?

Antworten

Es fällt auf, dass die Patientin bereits vor Einsatz des Aliskirens fünf blutdrucksenkende Medikamente einnimmt. Dabei werden verschiedene Wirkmechanismen kombiniert, was grundsätzlich sinnvoll ist. Allerdings liegt der Blutdruck trotz der extensiven Kombinationstherapie über dem Zielkorridor von 120/70 bis maximal 160/90 mmHg. Die Dosierungen der Wirkstoffe liegen im mittleren Bereich und könnten bei Hydrochlorothiazid (HCT), Ramipril, Bisoprolol und Moxonidin erhöht werden.

Sowohl Rasilez® als auch Ramipril hemmen das Renin-Angiotensin-System (RAS). Eine duale RAS-Blockade ist mit einem erhöhten Nebenwirkungsrisiko assoziiert und sollte zur Behandlung einer Hypertonie nicht zum Einsatz kommen. Bei Diabetikern ist die gemeinsame Gabe von Aliskiren mit weiteren RAS-Hemmern (ACE-Hemmer, Sartane) kontraindiziert. In Rücksprache mit dem behandelnden Arzt sollte daher von der Therapieergänzung durch Aliskiren abgeraten werden.

Es erscheint sinnvoll, dieser Patientin eine erweiterte Medikationsberatung anzubieten, um die Gesamtmedikation zu erfassen und systematisch auf arzneimittelbezogene Probleme zu prüfen. Bei weiterhin hohem Blutdruck trotz antihypertensiver Polymedikation liegt der Verdacht auf Adhärenzprobleme oder unerwünschte Arzneimittelwirkungen nahe, deren Gründe im Gespräch erörtert werden können. Ansatzpunkte zur Steigerung der Adhärenz können zum Beispiel eine Vereinfachung des Therapieregimes durch den Einsatz von Fixkombinationen oder eine Aufklärung über den Nutzen der Therapie sein. Außerdem sollte geprüft werden, ob mehrere Ärzte an der Therapie beteiligt sind, die über die Gesamtmedikation zu informieren wären.

Eine tatsächliche Optimierung der Therapie kann hier nur in Zusammenarbeit mit den behandelnden Ärzten erfolgen.

Lösungsstrategie

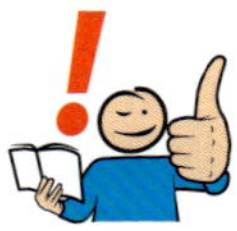

Was sagen die Leitlinien/Studien?

Daten zu Wirksamkeit und Sicherheit einer dualen RAS-Blockade liegen aus verschiedenen großen klinischen Studien, wie der ONTARGET-, ALTITUDE- und VA NEPHRON-D-Studie sowie aus Metaanalysen mit mehr als 68.000 Patienten vor. Aus diesen Studien geht eindeutig hervor, dass eine duale RAS-Blockade im Vergleich zur Monotherapie mit einem erhöhten Risiko für Hypotonie, Hyperkaliämie und Nierenversagen assoziiert ist. Darüber hinaus lässt sich aus den Studien kein signifikanter Nutzen der dualen Blockade im Vergleich zur Monotherapie erkennen. Eine Ausnahme bildet eine kleine Gruppe von Patienten mit Herzinsuffizienz, die die Standardtherapie nicht vertragen.

In der Nationalen Versorgungsleitlinie „Hypertonie" werden zur medikamentösen Therapie der Hypertonie als Wirkstoffklassen der ersten Wahl RAS-Blocker (ACE-Hemmer oder Sartane), Calciumkanalblocker und Thiazid-Diuretika mit einer starken Empfehlung genannt (1). Neben einer Senkung des Blutdrucks sind für diese Wirkstoffgruppen positive Effekte auf patientenrelevante Endpunkte nachgewiesen (z. B. Senkung der Mortalität, Reduktion kardiovaskulärer Ereignisse). Betablocker gehören nur bei begleitend vorliegenden kardiovaskulären Erkrankungen zu den Wirkstoffen der ersten Wahl. Bei Diabetikern sollen bevorzugt RAS-Blocker und Calciumkanalblocker eingesetzt werden.

Wird das individuelle Therapieziel mit einer Kombination aus zwei Wirkstoffklassen nicht erreicht, sollen vor einer weiteren Eskalation die Adhärenz sowie unerwünschte Wirkungen überprüft werden (starke Empfehlung). Sind diese Punkte nicht der Grund, dass das Therapieziel nicht erreicht wurde, kann ein weiterer Wirkstoff der ersten Wahl zum Therapieregime hinzugefügt werden.

Wird das Therapieziel auch bei adhärenten Patienten unter Dreifachkombination in maximal tolerierter Dosierung nicht erreicht, sollten sekundäre Ursachen ausgeschlossen werden (ggf. in einem spezialisierten Zentrum). Liegen keine sekundären Ursachen vor, spricht man von einer therapieresistenten Hypertonie, die bevorzugt mit Spironolacton behandelt wird. Bei erhöhten Kaliumwerten ist Spironolacton kontraindiziert – dann können auch Alpha- oder Betablocker eingesetzt werden.

Zur Steigerung der Adhärenz wird in der Nationalen Versorgungsleitlinie „Hypertonie" der Einsatz von Fixkombinationen empfohlen.

In der Leitlinie der Bundesapothekerkammer „Medikationsanalyse" wird hervorgehoben, dass bei einer Medikationsanalyse Typ 2a im Gespräch u. a. auf mangelnde Therapietreue geprüft werden muss (2). Dafür hat sich die folgende Frage am aussagekräftigsten herausgestellt: „Jeder vergisst ja mal etwas. Wie häufig ist es Ihnen im letzten Monat passiert, dass Sie

ihre Medikamente vergessen haben einzunehmen?". Auch mögliche Beschwerden, die auf die Medikation zurückzuführen sein könnten, sollten thematisiert werden.

Optimiertes Vorgehen

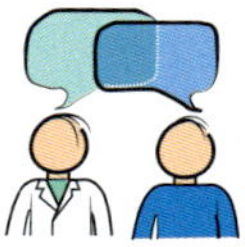

Beratung des medizinischen Personals

Das Arzneimittel Rasilez® (Aliskiren) ist zum Zeitpunkt der Analyse nicht lieferbar. Bei einer Prüfung der Gesamtmedikation der Patientin ist allerdings aufgefallen, dass die gemeinsame Gabe von Ramipril und Aliskiren aufgrund der dualen RAS-Blockade ungünstig erscheint und beim vorliegenden Diabetes ohnehin kontraindiziert ist. Da die Patientin trotz fünf verordneter antihypertensiver Wirkstoffe einen zu hohen Blutdruck hat, wurde eine erweiterte Medikationsberatung durchgeführt. Die Gesamtmedikation der Patientin wurde strukturiert erfasst und ist zur Überprüfung im erstellten Medikationsplan ersichtlich. Gegebenenfalls könnte die Patientin zur Steigerung der Adhärenz von der Verordnung von Kombipräparaten (etwa Ramipril/HCT) profitieren. Bei HCT und Ramipril könnte, falls zielführend, eine Dosiserhöhung erwogen werden. Falls die Therapieziele weiterhin nicht erreicht werden, sollte die Überweisung an ein spezialisiertes Zentrum zur Neueinstellung in Betracht gezogen werden.

Fragen an die Patientin

- Wie kommen Sie mit Ihrer Medikation zurecht?
- Haben Sie Beschwerden/Probleme, die Sie mit der Anwendung Ihrer Arzneimittel in Zusammenhang bringen?
- Jeder vergisst ja mal etwas. Wie häufig ist es Ihnen im letzten Monat passiert, dass Sie Ihre Medikamente vergessen haben einzunehmen?

Optimierter Medikationsplan

Wirkstoff	Handelsname	Stärke	Form	morgens	mittags	abends	zur Nacht	Einheit	Hinweise	Grund
Hydrochlorothiazid	HCT Hexal 12.5mg	12,5 mg	Tabl	1	0	0	0	Stück	1. Wahl lt. NVL Hypertonie, ggf. Dosiserhöhung möglich	Hypertonie
Ramipril	Ramipril HEXAL 5mg	5 mg	Tabl	1	0	0	0	Stück	1. Wahl lt. NVL Hypertonie, ggf. Dosiserhöhung möglich	Hypertonie
Lercanidipin	Lercanidipin-HCL STADA 20mg Filmtabletten	20 mg	Tabl	0	0	0	1	Stück	1. Wahl lt. NVL Hypertonie	Hypertonie
Bisoprolol	BisoLich 5 mg Tabletten	5 mg	Tabl	1	0	0	0	Stück	nur bei kardiovaskulären Begleiterkrankungen Mittel der Wahl	Hypertonie
Moxonidin	Moxonidin HEXAL 0.2mg Filmtabletten	0,2 mg	Tabl	1	0	1	0	Stück	Wirkstoff durch NVL Hypertonie nicht explizit empfohlen	Hypertonie
Metformin	Metformin HEXAL 850mg Filmtabletten	850 mg	Tabl	1	1	1	0	Stück		Diabetes mellitus Typ 2

Merke!

Hoher Blutdruck trotz antihypertensiver Polymedikation: Adhärenz prüfen!

Eine duale RAS-Blockade ist nur selten sinnvoll.

Was noch?

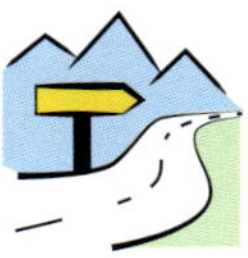

Sollte Moxonidin im Rahmen einer Therapieanpassung abgesetzt werden, ist eine Interaktion mit Betablockern zu beachten. Betablocker können einen möglichen Entzugshochdruck beim Absetzen des Alpha-2-Rezeptoragonisten verstärken und sollten einige Tage zuvor ausgeschlichen werden.

Literatur

1. Bundesärztekammer (BÄK), Kassenärztliche Bundesvereinigung (KBV), Arbeitsgemeinschaft der Wissenschaftlichen Medizinischen Fachgesellschaften (AWMF). Nationale Versorgungs-Leitlinie Hypertonie – Langfassung, Version 1.0. 2023 [cited: 2024-04-11]. DOI: 10.6101/AZQ/000502. www.leitlinien.de/hypertonie.
2. BAK. Kommentar zur Leitlinie der Bundesapothekerkammer zur Qualitätssicherung Medikationsanalyse. Stand der Revision: 09.05.2023

5 Antidiabetika

5.1 Insulin

Fallbeschreibung

Ein 78-jähriger Patient mit Diabetes Typ 2 möchte in der Apotheke eine Medikationsberatung in Anspruch nehmen. Er fühlt sich in letzter Zeit oft zittrig und unwohl und hat keinen Appetit. Deshalb lässt er das Abendessen häufiger weg, auch weil ihn die Zubereitung anstrengt. Zum Gespräch hat er eine Medikationsliste und einen Insulinanpassungsplan mitgebracht. Er berichtet außerdem, dass er das Spritzen des Insulins als unangenehm empfindet – die Stellen, die er immer zum Spritzen nutzt seien oft empfindlich und schmerzten. Er wisse jedoch um die Wichtigkeit der Therapie und versuche konsequent zu spritzen.

In der Kundenkartei ist zusätzlich ersichtlich, dass im letzten Quartal einmal BD MICRO-FINE ULTRA Pen® 8 mm 100 Stück abgegeben wurden.

Fakten

Patientendaten			
Alter: 78	Größe: 188 cm	eGFR: 50 ml/min	HbA_{1c}: 7,8 %
Geschlecht: ♂	Gewicht: 95 kg	BMI: 27 kg/m^2	

Arzneimittel	Dosierung	Indikation
1. Metformin 850 mg Filmtabl.	1-1-1-0	Diabetes Typ 2
2. Empagliflozin 25 mg Filmtabl.	1-0-0-0	Diabetes Typ 2
3. Valsartan 160 mg Tabl.	1-0-0-0	Hypertonie
4. Atorvastatin 20 mg Filmtabl.	0-0-0-1	Erhöhte Cholesterinwerte
5. Insulin glargin 100 E/ml Fertigpen	0-0-0-10	Diabetes Typ 2
6. Insulin lispro 100 E/ml Fertigpen	3 x tägl. nach Anpassungsplan	Diabetes Typ 2

Überlegungen

Fragen

- Was fällt bezüglich der Medikation auf?
- Welche Gründe könnten für Unwohlsein und Schwindel vorliegen?
- Welche Gründe könnten für die Schmerzen bei der Insulin-Injektion vorliegen?
- Erscheint eine pharmazeutische Intervention sinnvoll und wenn ja, welcher Art?

Antworten

Der Patient erhält eine intensivierte Insulintherapie bei bestehendem Typ-2-Diabetes. Dies entspricht der höchsten Eskalationstufe im Therapiealgorithmus – Möglichkeiten zur Deeskalation sollten ärztlicherseits regelmäßig überprüft werden.

Unwohlsein und Schwindel könnten Anzeichen einer Unterzuckerung sein. Da der Patient berichtet, das Abendessen häufiger auszulassen, aber sehr gewissenhaft sein Insulin zu spritzen, erscheint das Risiko einer Hypoglykämie plausibel.

Es fällt auf, dass der Patient im letzten Quartal nur 100 Pennadeln in der Apotheke abgeholt hat, obwohl laut Medikationsplan vier Injektionen am Tag erfolgen müssen. Dies deutet darauf hin, dass die Nadeln nicht nach jeder Injektion gewechselt werden. Zudem sollte überprüft werden, ob die Spritzstellen regelmäßig gewechselt werden. Gegebenenfalls könnte auch eine kürzere Nadellänge eingesetzt werden, um die Schmerzen bei der Injektion zu reduzieren.

Der Patient sollte in jedem Fall zur Insulinanwendung und zur Notwendigkeit der regelmäßigen Nahrungsaufnahme geschult werden. Darüber hinaus sind Hinweise zum Vorgehen bei Hypoglykämien wie z. B. die Verwendung von Traubenzucker sinnvoll. Die ärztliche Praxis sollte über die Anwendungsprobleme informiert werden. Bei einer bestehenden guten Zusammenarbeit kann auf die Prüfung einer Therapie-Deeskalation hingewiesen werden.

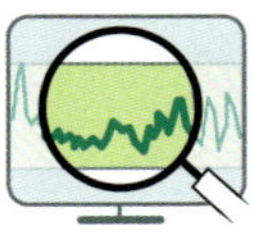

***Empfohlenes Monitoring**:*
Harnwegsinfekt, Schwindel, Hypoglykämie.

Lösungsstrategie

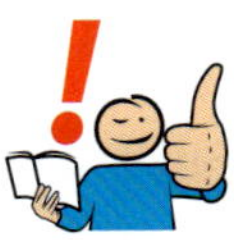

Was sagen die Leitlinien/Studien?

In der Nationalen Versorgungsleitlinie „Typ-2-Diabetes" werden nach Ausschöpfung der nicht-medikamentösen Basistherapie als Erstlinientherapie *orale Antidiabetika* empfohlen. Dabei ist Metformin Mittel der ersten Wahl. Bei kardiovaskulären und renalen Begleiterkrankungen werden zusätzlich SGLT2-Hemmer oder GLP-1-Rezeptoragonisten als prognoseverbessernde Substanzen eingesetzt. Das Therapieziel wird individuell festgelegt. Je nach den Voraussetzungen kann ein HbA_{1c}-Wert zwischen 6,5 % und 8,5 % angestrebt werden. Bei älteren Patienten mit Komorbiditäten, Polymedikation und Verdacht auf arzneimittelbezogene Probleme ist ein HbA_{1c}-Wert im höheren Bereich durchaus realistisch.

Eine Insulintherapie sollte bei Typ-2-Diabetikern nur in bestimmten Situationen erwogen werden. Dazu gehören z. B. das Nicht-Erreichen des Therapieziels nach Ausschöpfung der sonstigen medikamentösen Therapie, metabolische Entgleisungen sowie eine stark eingeschränkte Nierenfunktion. Eine Deeskalation der Insulintherapie soll regelmäßig überprüft werden, insbesondere wenn Hypoglykämien bestehen oder die Zielwerte des Glukosestoffwechsels erreicht sind.

Ein wichtiges Ziel der pharmazeutischen Dienstleistung „Erweiterte Medikationsberatung bei Polymedikation" ist neben der Erhöhung der Arzneimitteltherapiesicherheit auch die Verbesserung der Qualität der Arzneimittelanwendung. Daher muss bei einer Medikationsanalyse Typ 2a u. a. auf Anwendungsprobleme und Nebenwirkungen geprüft werden. Im Patientengespräch kann erörtert werden, ob die Arzneimittelanwendung Probleme bereitet, welche Beschwerden aus Sicht des Patienten Priorität haben und ob die Anwendung der Darreichungsformen erklärungsbedürftig ist.

Optimiertes Vorgehen

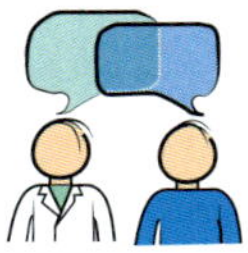

Beratung des medizinischen Personals

Der Patient berichtet über Unwohlsein und Appetitlosigkeit sowie Schmerzen bei der Insulininjektion. Da er in letzter Zeit häufiger Mahlzeiten ausgelassen hat, besteht der begründete Verdacht auf Hypoglykämien. Zudem wurde die Pennadeln vermutlich nicht regelmäßig gewechselt. Der Patient könnte von einer erneuten Diabetes-Schulung profitieren. Bei weiterhin bestehenden Problemen sollte die Insulintherapie reevaluiert werden. Wird die Insulintherapie fortgeführt, sollte auf die Rezeptierung einer ausreichenden Anzahl von Pennadeln geachtet und eventuell die Nadellänge optimiert werden, damit die Spritzcompliance gesichert wird.

Die Kombination aus Valsartan und Empagliflozin fördert das Auftreten einer orthostatischen Dysregulation. Mit einer sich weiter verschlechternden GFR (eGFR < 45 ml/min) nimmt die Wirkung der Gliflozine ab.

Patientenhinweise

Es ist sehr wichtig, nach der Injektion des Mahlzeiteninsulins etwas zu essen, damit es nicht zu Unterzuckerungen kommt. Bei Zittrigkeit oder Schweißausbrüchen ist die rasche Einnahme von Traubenzucker oder zuckerhaltigem Fruchtsaft hilfreich.

Die Pennadeln für das Insulin sollten nach *jeder* Injektion verworfen und eine neue Nadel verwendet werden. Zudem sollte für jede Injektion eine neue Spritzstelle gewählt werden.

Bei einem zu raschen Aufstehen kann es zu Schwindel kommen. Treten beim Wasserlassen Schmerzen auf, ist ärztlicher Rat einzuholen.

Optimierter Medikationsplan

Wirkstoff	Handelsname	Stärke	Form	morgens	mittags	abends	zur Nacht	Einheit	Hinweise	Grund
Valsartan	Valsartan - 1 A Pharma 160mg Filmtabletten	160 mg	Tabl	1	0	0	0	Stück		Bluthochdruck
Atorvastatin	Atorvastatin - 1 A Pharma 20mg Filmtabletten	20 mg	Tabl	0	0	0	1	Stück		Erhöhte Blutfette
Empagliflozin	Jardiance 25mg	25 mg	Tabl	1	0	0	0	Stück		Diabetes mellitus
Metformin	Metformin HEXAL 850mg Filmtabletten	850 mg	Tabl	1	1	1	0	Stück		Diabetes mellitus
Besondere Anwendung - Insuline										
Insulin glargin	Lantus 100 E/ml SoloStar Fertigpen	100 E/ml	Lösung	0	0	0	10	E	Nadeln und Spritzstellen nach jeder Injektion wechseln	Diabetes mellitus
Insulin lispro	Humalog KwikPen	300 E/ml	Lösung	nach Anpassungsplan				E	Nadeln und Spritzstellen nach jeder Injektion wechseln	Diabetes mellitus

Merke!

Injizierbare Arzneimittel sind häufig erklärungsbedürftig – Anwendungsprobleme prüfen!

Eine intensivierte Insulintherapie bei Typ-2-Diabetes sollte die Ausnahme sein.

Literatur

1. Bundesärztekammer (BÄK), Kassenärztliche Bundesvereinigung (KBV), Arbeitsgemeinschaft der Wissenschaftlichen Medizinischen Fachgesellschaften (AWMF). Nationale Versorgungs-Leitlinie Typ-2-Diabetes – Langfassung. Version 3.0. 2023 [cited: 2024-05-28]. DOI: 10.6101/AZQ/000503. www.leitlinien.de/diabetes.
2. BAK. Kommentar zur Leitlinie der Bundesapothekerkammer zur Qualitätssicherung Medikationsanalyse. Stand der Revision: 09.05.2023
3. Verband der Diabetes-Beratungs- und Schulungsberufe in Deutschland. Leitfaden zur Injektion bei Diabetes mellitus. 2. bearbeitete Auflage, November 2016

5.2 Dapagliflozin

Fallbeschreibung

Ein Patient, 74 Jahre, mit Diabetes mellitus Typ 2 erhält wegen einer Verschlechterung des Diabetes zusätzlich Dapagliflozin. Außerdem leidet er an einer Herzinsuffizienz mit reduzierter Auswurffraktion (HFrEF) sowie an einer Hypertonie.

Fakten

Patientendaten			
Alter: 74	Größe: 165 cm	HbA1c: 8,5 %	Blutdruck: 135/80 mmHg
Geschlecht: ♂	Gewicht: 82 kg	BMI: 31 kg/m²	eGFR: 43 ml/min

Arzneimittel	Dosierung	Indikation
1. Metformin 500 mg Tabl.	2-0-1-0	Diabetes Typ2
2. Dapagliflozin 10 mg Tabl.	1-0-0-0 NEU	Diabetes Typ2/Herzinsuffizienz
3. Torasemid 10 mg Tabl.	1-0-0-0	Herzinsuffizienz
4. Acetylsalicylsäure 100 mg Tabl.	1-0-0-0	Sekundärprophylaxe
5. Spironolacton 25 mg Drag.	1-0-0-0	Herzinsuffizienz
6. Metoprololsuccinat 47,5 mg Tabl.	2-0-1-0	Herzinsuffizienz
7. Candesartan 16 mg Tabl.	1-0-0-0	Herzinsuffizienz
8. Atorvastatin 40 mg Tabl.	0-0-1-0	Hypercholersterinämie

Überlegungen

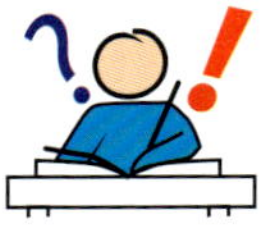

Fragen

- Ist die Kombination für diesen geriatrischen Patienten sinnvoll?
- Müssen Dosisanpassungen vorgenommen werden?
- Sind weitere pharmazeutische Interventionen erforderlich?

Antworten

Dapagliflozin wirkt als selektiver und reversibler Inhibitor des Transportproteins SGLT-2 (Natrium-Glucose-Cotransporter-2), der die Wiederaufnahme von Glucose aus dem glomerulären Filtrat im proximalen renalen Tubulus hemmt. Gleichzeitig wird die Natrium-Wiederaufnahme reduziert. Als Folge kommt es zur vermehrten Glucoseausscheidung über den Harn (Glucosurie) und zu einer osmotischen Diurese. Dies führt zu einer Senkung des Blutglucosespiegels, zu einer Abnahme der Volumenüberladung, Vor- und Nachlastsenkung und in Folge zu einem niedrigeren Blutdruck.

Dapagliflozin kann den diuretischen Effekt von Torasemid verstärken und das Risiko für eine Dehydratation und eine Hypotonie erhöhen. Torasemid ist ein Schleifendiuretikum, das aufgrund einer Hemmung der renalen Natrium- und Chloridrückresorption im aufsteigenden Schenkel der Henle'schen Schleife saluretisch wirkt. Es wird zur Behandlung und Vorbeugung des Wiederauftretens kardialer Ödeme und/oder Pleuraergüsse aufgrund einer Herzinsuffizienz eingesetzt. Torasemid kann zu einem Anstieg der Blutglucose führen und damit die Wirkung der Antidiabetika vermindern.

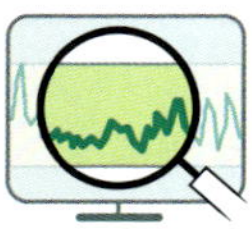

***Empfohlenes Monitoring**:*
Hypotonie und Dehydratation, Schwindel, Pilzinfektionen des Genitalbereichs, Harnwegsinfekte (HWI), Nierenfunktion, Elektrolyte.

Lösungsstrategie

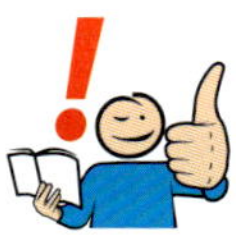

Pharmakokinetik und Pharmakologie

Für Patienten mit Diabetes mellitus Typ 2 und einer kardiovaskulären Erkrankung wie einer Herzinsuffizienz sind SLGT-2-Inhibitoren zugelassen. Die SLGT-2-Inhibitoren wirken insulinunabhängig. Dapagliflozin verbesserte in Studien bei Erwachsenen mit Herzinsuffizienz und reduzierter Auswurffraktion das Überleben und verringerte die Notwendigkeit von Krankenhauseinweisungen. Zusätzlich wirkt es nephroprotektiv. Die glucosesenkende Wirkung von Dapagliflozin ist von der Nierenfunktion abhängig und bei Patienten mit einer eGFR < 45 ml/min *reduziert*. Sie bleibt wahrscheinlich bei Patienten mit schwerer Nierenfunktionsstörung gänzlich aus. Für Patienten mit schwerer Leberfunktionsstörung wird eine Anfangsdosis von täglich 5 mg empfohlen, und wenn diese gut vertragen wird, ist eine Steigerung auf 10 mg möglich.

Die Behandlung mit Torasemid wird mit 5 mg/Tag begonnen und stellt normalerweise auch die Erhaltungsdosis dar. Bei unzureichender Wirkung kann die Dosis auf 10 mg bis 20 mg/Tag gesteigert werden. Die Wirkung setzt innerhalb der ersten Stunde nach Einnahme ein und hält bis zu 12 Stunden an. Schleifendiuretika müssen aktiv in die Tubuli sezerniert werden, so dass bei eingeschränkter Nierenfunktion eine *Dosiserhöhung* erfolgen muss.

Was sagen die Leitlinien/Studien?

Die nationale Versorgungsleitlinie Diabetes Typ2 (1) empfiehlt als medikamentöse Therapie bei klinisch relevanten kardiovaskulären Erkrankungen Metformin plus einen SLGT-2-Hemmer oder einem Glukagon-Like-Peptide-1-Rezeptoragonisten (GLP-1-RA). Beim vorliegenden Fall besteht zusätzlich eine Herzinsuffizienz, so dass die Wahl für die Therapieerweiterung auf einen für diese Indikation zugelassenen SLGT-2-Inhibitor fiel.

Laut nationaler Versorgungsleitlinie chronische Herzinsuffizienz (2) sollte die medikamentöse Therapie bei Herzinsuffizienz mit reduzierter linksventrikulärer Ejektionsfraktion (HFrEF) aus einer Kombination mit bis zu vier prognoseverbessernden Substanzgruppen erfolgen:

- ACE-Hemmer/AT_1-Rezeptorblocker/Angiotensin-Rezeptor-Neprilysin-Inhibitor (ARNI) plus
- Betablocker plus
- SLGT-2 Inhibitor plus
- Mineralocortikoidrezeptorantagonist (MRA).

Bei einer Volumenbelastung sollten zusätzlich Diuretika eingesetzt werden.

Optimiertes Vorgehen

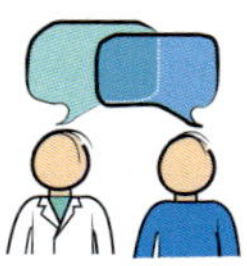

Beratung des medizinischen Personals

SLGT-2-Inhibitoren haben neben der Senkung des Blutglukosespiegels und des HbA_{1c}-Wertes einen positiven Effekt auf die Herzinsuffizienz und wirken zusätzlich nephroprotektiv.

Bei Vorhandensein von KHK, Herzinsuffizienz oder chronischer Nierenerkrankung ist das primäre Ziel die *kardiorenale Risikoreduktion*, die Senkung des HbA_{1c} ist sekundär. Der Einsatz von SGLT2-Inhibitoren oder GLP-1-RA steht hier im Vordergrund.

Bei einer eGFR < 45 ml/min ist die Wirksamkeit bei Typ-2-Diabetes nicht mehr ausreichend. Die Nierenfunktion sollte deshalb bereits bei einer eGFR ≤ 60 ml/min zwei- bis viermal jährlich überprüft werden. Für die Indikation der Herzinsuffizienz oder einer chronischen Niereninsuffizienz wird Dapagliflozin ab einer eGFR < 25 ml/min nicht mehr empfohlen.

Torasemid und Dapagliflozin bewirken in Kombination eine *verstärkte Diurese* mit einem resultierenden Volumenmangel. Deswegen sollte auf Torasemid unter engmaschiger Kontrolle des Blutdrucks verzichtet werden.

Metoprololsuccinat Retardtabl. weisen eine Kinetik 0. Ordnung auf und sind für die einmal tägliche Gabe zugelassen.

Patientenhinweise

Dapagliflozin kann unabhängig von einer Mahlzeit eingenommen werden. Die Tabletten müssen als Ganzes geschluckt werden.

Es ist auf ausreichende Genitalhygiene und eine ausreichende Flüssigkeitsaufnahme zu achten. Bei Hypoglykämie und Schwindel sollte der Blutglucosespiegel engmaschig überwacht werden.

Optimierter Medikationsplan

Wirkstoff	Handelsname	Stärke	Form	mor-gens	mit-tags	aben	zur Nacht	Einheit	Hinweise	Grund
Metformin	Metformin AL 500	500 mg	Tabl	2	0	1	0	Stück		Diabetes mell. Typ II
Dapagliflozin	Forxiga 10 mg Filmtabletten	10 mg	Tabl	1	0	0	0	Stück		Diabetes mell. Typ II und Herzinsuffizienz
Acetylsalicylsäure	ASS Aristo 100 mg magensaftresistente Ta...	100 mg	Tabl	1	0	0	0	Stück		Herzinfarktprophylaxe
Spironolacton	ALDACTONE 25	25 mg	Tabl	1	0	0	0	Stück		Herzinsuffizienz
Metoprolol	MetoHEXAL-Succ 142,5 mg	142,5 mg	RetTabl	1	0	0	0	Stück		Herzinsuffizienz
Candesartan	Candesartan-ratiopharm 16mg Tabletten	16 mg	Tabl	1	0	0	0	Stück		Herzinsuffizienz
Atorvastatin	Atorvastatin Zentiva 40mg Filmtabletten	40 mg	Tabl	0	0	1	0	Stück		Hypercholesterinämie

Merke!

Eine verstärkte Diurese und die daraus resultierende Hypotonie kann zu Schwindel, Sturzgefahr, Benommenheit, verminderte Fahrtüchtigkeit und Dehydrierung führen. Auf einen unter Dapagliflozin häufig auftretenden Volumenmangel ist zu achten.

Die Kenntnis der Nierenfunktion ist für die Wirksamkeit der Gliflozine von Bedeutung.

Was noch?

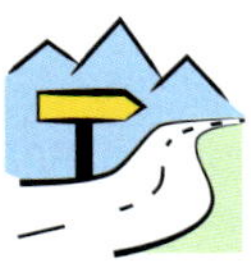

Eine nicht-medikamentöse Basistherapie des Typ-2-Diabetes wie Anpassung der Kohlenhydratzufuhr und Gewichtsreduktion sollte erfolgen.

Bei weiteren Erkrankungen, die zu einem Volumenmangel führen können, wird eine sorgfältige Überwachung des Volumenstatus empfohlen. Ein zeitweiliges Absetzen von Dapagliflozin wird empfohlen, bis der Volumenmangel korrigiert ist.

In seltenen Fällen kann es zu einer schweren bakteriellen Infektion der Haut und Unterhaut im Genitalbereich kommen, der sogenannten Fournier-Gangrän (massive Nekrose). Patienten sollten sich umgehend in ärztliche Behandlung begeben, wenn sie starke Schmerzen, Druckschmerzen, Erytheme oder Schwellungen im Genitalbereich oder im Bereich des Perineums (Dammregion) wahrnehmen und diese mit Fieber oder Unwohlsein einhergehen.

Das Gewicht sollte regelmäßig kontrolliert werden, um bei einem unüblichen, kurzfristigen Gewichtsanstieg, der ein Hinweis auf eine sich verschlechternde Herzinsuffizienz sein kann, ärztlichen Rat einzuholen.

Bei Monotherapie mit einem Thrombozytenaggregationshemmer (niedrig dosiertes ASS oder Nicht-ASS-TAH) soll keine regelhafte Verordnung eines PPI erfolgen (3).

Literatur

1. Nationale Versorgungsleitlinie Typ-2-Diabetes https://www.leitlinine.de/themen/diabetes/version-3
2. Nationale Versorgungsleitlinie Chronische Herzinsuffizienz https://www.leitlinien.de/themen/herzinsuffizienz/version-4
3. S2k-Leitlinie Arzneimitteltherapie bei Multimorbidität – Living Guideline. AWMF-Registernummer: 100–001, Federführende Fachgesellschaft: Deutsche Gesellschaft für Innere Medizin (DGIM), Stand: Februar 2023

6 Antiepileptika

6.1 Phenytoin

Fallbeschreibung

Eine 65-jährige Patientin mit fokaler Epilepsie, die unter Phenytoin-Monotherapie anfallsfrei ist, soll wegen einer kürzlich aufgetretenen tiefen Beinvenenthrombose (TVT) für weitere sechs Monate eine orale Antikoagulation als verlängerte Erhaltungstherapie zur Vermeidung von Rezidiven erhalten.

Fakten

Patientendaten		
Alter: 65	Größe: 160 cm	Raucher: ja
Geschlecht: ♀	Gewicht: 75 kg	BMI: 29 kg/m^2

Arzneimittel	Dosierung	Indikation
1. Phenytoin 100 mg Tabl.	2-0-1-0	fokale Epilepsie
2. Apixaban 5 mg Tabl.	1-0-1-0	TVT für 6 Monate

Überlegungen

Fragen

- Welchen Einfluss hat die chronische antikonvulsive Therapie auf die Antikoagulation und umgekehrt?
- Welche Antikoagulanzien sind für die Erhaltungstherapie geeignet?
- Gibt es die Möglichkeit eines Monitorings?

Antworten

Phenytoin ist ein Antiepileptikum mit einer geringen therapeutischen Breite und vielfältigen Wechselwirkungen. Nach initialer einschleichender Aufsättigung wird in der Regel eine Erhaltungsdosis von 300 mg/Tag, aufgeteilt in ein bis zwei Einzelgaben eingenommen. Die Substanz ist für eine chronische Monotherapie bei fokalen Epilepsien zugelassen.

Apixaban gehört zu den neuen/direkten oralen Antikoagulanzien (DOAK), Die Behandlung der TVT erfolgt initial mit täglich 2 x 10 mg über sieben Tage, gefolgt von einer drei- bis sechsmonatigen Erhaltungstherapie mit täglich 2 x 5 mg.

Bei gleichzeitiger Gabe von Phenytoin und Apixaban ist eine Verminderung der antikoagulatorischen Wirkung möglich. Die starke Induktion von CYP3A4 und P-Glykoprotein (P-gp) durch Phenytoin führt zu einer erhöhten Metabolisierung von Apixaban und vermutlich zu einer um rund 50 %igen Verminderung der Fläche unter der Konzentrations-Zeit-Kurve (AUC) von Apixaban und der mittleren C_{max} um rund 40 %. Für die *Akutbehandlung* der TVT und der Lungenembolie wird Apixaban in dieser Kombination nicht empfohlen. Beim prophylaktischen Einsatz im Rahmen der Erhaltungstherapie ist Vorsicht geboten und es sollte ein Monitoring erfolgen. Dabei kann das Monitoring von Apixaban nicht über die INR (International Normalized Ratio) erfolgen. Eine Möglichkeit ist die Bestimmung der Anti-Faktor-Xa-Aktivität. Dies ist ein hämostaseologischer Test zur Therapiekontrolle von Gerinnungsmedikamenten, die hauptsächlich oder ausschließlich durch Hemmung des aktivierten Faktor X (FXa) wirken.

Rivaroxaban reagiert in vergleichbarer Weise mit Phenytoin und ist keine Alternative. Der Hauptmetabolit von Edoxaban ist pharmakologisch aktiv, so dass unter dem Monitoring der Anti Xa-Aktivität die verlängerte Erhaltungstherapie eventuell ohne Dosisanpassung möglich ist. Phenprocoumon kann die Plasmaspiegel von Phenytoin erhöhen und umgekehrt wird durch Phenytoin der Metabolismus von Phenprocoumon gesteigert. Damit ist die Substanz keine sichere Alternative. Heparine müssten parenteral appliziert werden.

Der durch die Antikoagulanzien (Phenprocoumon, DOAK) bedingte mögliche Anstieg der Phenytoinplasmakonzentration ist durch eine Überprüfung der Phenytoin-Spiegel zu überwachen.

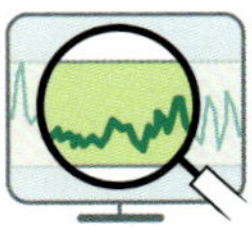

***Empfohlenes Monitoring**:*
Plasmaspiegel Phenytoin: Zielbereich zwischen 10 und 20 µg/ml Phenytoin, Übelkeit, Zittern, Sprechstörungen.

Lösungsstrategie

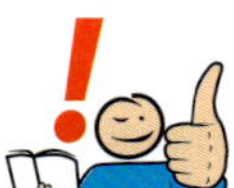

Pharmakokinetik und Pharmakologie

Phenytoin hat eine geringe therapeutische Breite und es treten zahlreiche Wechselwirkungen mit anderen Arzneimitteln auf. Es gibt Wirkstoffe, die z. B. durch Induktion von CYP2C9 und 2C19 den Phenytoin-Plasmaspiegel senken. Andere Wirkstoffe erhöhen den Plasmaspiegel. Auch Phenytoin selbst tritt als starker Enzyminduktor von CYP3A4 und P-gp auf, so dass unter Einfluss von Phenytoin Plasmakonzentrationen anderer Wirkstoffe erniedrigt werden können. Deshalb wird nicht empfohlen, die Kombination von Phenytoin und Apixaban bei der *Akutbehandlung* von tiefen Venenthrombosen und Lungenembolie einzusetzen. Bei der verlängerten Erhaltungstherapie (Rezidivprophylaxe) ist aufgrund der Interaktion ein Monitoring klinisch angezeigt. DOAKs wirken hauptsächlich durch die Hemmung des aktivierten Faktor X (FXa), so dass ein entsprechendes Monitoring der antikoagulatorischen Wirkung über die Anti-Faktor Xa-Aktivität (kalibrierter, quantitativer Anti-Faktor-Xa-Test) möglich ist und von den Laboren heute routinemäßig angeboten wird.

Was sagen die Leitlinien/Studien?

Bei Anfallssupressiva mit nicht-linearer Kinetik wie Phenytoin ist die Beziehung zwischen Dosis und Serumkonzentration im Gegensatz zu Substanzen mit einer Kinetik 1. Ordnung nicht proportional und damit schwieriger vorherzusagen, siehe auch S2k-Leitlinie „Erster epileptischer Anfall und Epilepsien im Erwachsenenalter" (1). Die Steuerung der Dosis von Anfallssupressiva soll üblicherweise nach den klinischen Kriterien Wirksamkeit und Verträglichkeit erfolgen. Allerdings soll bei Dosisänderungen von Präparaten mit nicht-linearer Kinetik wie Phenytoin eine Bestimmung der Plasmakonzentration erfolgen.

Es gibt nur eine limitierte Evidenz über die Wechselwirkung zwischen Phenytoin und den Antikoagulanzien.

Optimiertes Vorgehen

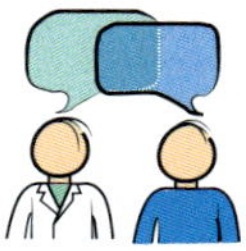

Beratung des medizinischen Personals

Unter Phenytoin-Therapie sollten halbjährlich die Plasmakonzentrationen sowie ein Blutbild, die Leberenzyme und TSH überwacht werden. Falls eine Begleitmedikation mit Antiepileptika abgesetzt wird oder andere Arzneimittel einem Phenytoin-haltigen Behandlungsschemata hinzugefügt werden, sind die Auswirkungen auf die Pharmakokinetik von Phenytoin oder des anderen Arzneistoffes zu beachten.

Die Umstellung von Apixaban- auf Edoxaban-Tabletten 1 x 60 mg/Tag sollte erwogen werden, weil hierdurch die Effektivität der Antikoagulation besser gewährleistet ist. Die Anti-Xa-Aktivität ist zur Überwachung der Wirksamkeit regelmäßig zu bestimmen. Die Blutabnahme erfolgt ein bis drei Stunden nach Applikation.

Patientenhinweise

Bei der Behandlung durch verschiedene ärztliche Fachrichtungen ist auf die Einnahme von Phenytoin hinweisen, damit bei einer Behandlung mit zusätzlichen Arzneimitteln das für sie passende Präparat ausgewählt werden kann.

Patienten sollten keine Selbstmedikation ohne Beratung durchführen. Dazu gehören auch Vitamine, Nahrungsergänzungsmittel und Johanniskraut-Präparate.

Falls ein Einnahmezeitpunkt verpasst wurde, sollte beim nächsten Mal nicht die doppelte Dosis eingenommen werden. Empfohlen wird das Etablieren einer Einnahmeroutine.

Optimierter Medikationsplan

Wirkstoff	Handelsname	Stärke	Form	morgens	mittags	abends	zur Nacht	Einheit	Hinweise	Grund
Verordnete Dauermedikation										
Edoxaban	LIXIANA 60MG FTA	60 mg	Tabl	1	0	0	0	Stück		Beinvenenthrombose
Phenytoin	PHENHYDAN	100 mg	Tabl	2	0	1	0	Stück		Anfallsleiden

Merke!

Jede Änderung des Therapieregimes bei Antikonvulsiva sollte auf Interaktionen hin geprüft werden.

Was noch?

Aufgrund der geringen therapeutischen Breite und der unterschiedlichen Bioverfügbarkeit bei verschiedenen galenischen Zubereitungen ist bei einem Herstellerwechsel eine Kontrolle der Plasmaspiegel sinnvoll.

Der Vitamin-D-Spiegel oder die Knochendichte sollte bei längerfristiger Einnahme von Phenytoin überwacht werden.

Literatur

S2k-Leitlinie Erster epileptischer Anfall und Epilepsien im Erwachsenenalter. Herausgegeben von der Deutschen Gesellschaft für Neurologie (DGN) und Deutschen Gesellschaft für Epileptologie (DGfE) 2023.
https://register.awmf.org/assets/guidelines/030-041l_S2k_Erster-epileptischer-Anfall-Epilepsien Erwachsenenalter_2023-09.pdf

6.2 Lamotrigin

Fallbeschreibung

Eine 23-jährige Patientin wird wegen ihrer fokalen Epilepsie in Monotherapie mit Lamotrigin behandelt und ist unter der Therapie anfallsfrei. Sie plant eine hormonelle Empfängnisverhütung mit einem oralen Kontrazeptivum.

Fakten

Patientendaten		
Alter: 23	Größe: 175 cm	Raucherin: nein
Geschlecht: ♀	Gewicht: 62 kg	BMI: 20 kg/m²
Arzneimittel	**Dosierung**	**Indikation**
1. Lamotrigin 200 mg Tabl.	1-0-0-0	fokale Epilepsie
2. Lamotrigin 100 mg Tabl.	1-0-0-0	fokale Epilepsie
3. Evaluna® Tabl. – Ethinylestradiol 20 µg – Levonorgestrel 100 µg	1-0-0-0	Kontrazeption (geplant) (Einnahme 21 Tage, 7 Tage Pause)

Überlegungen

Fragen

- Antikonvulsivum und hormonelle Verhütung – Was ist bei der Auswahl zu berücksichtigen?

Antworten

Lamotrigin ist ein Natriumkanalblocker, der die Freisetzung von Glutamat hemmt. Zu Beginn der Behandlung wird die Dosis von Lamotrigin über mehrere Wochen gesteigert, bis ein optimales Ansprechen erzielt ist, in Einzelfällen bis auf 500 mg/Tag. Die Gabe kann einmal täglich oder aufgeteilt in zwei Einzeldosen erfolgen. Wird die Begleitmedikation mit dem Antiepileptikum abgesetzt oder werden andere Arzneimittel einem Lamotrigin-haltigen Behandlungsschemata hinzugefügt, sollten die möglichen Auswirkungen auf die Pharmakokinetik von Lamotrigin berücksichtigt werden. Die Patientin hat den Wunsch, ein hormonelles Kontrazeptivum mit der Kombination aus Ethinylestradiol/Levonorgestrel einzunehmen. Dies kann die Clearance von Lamotrigin um etwa das Zweifache erhöhen, was zu einer Abnahme der Lamotriginspiegel führt und mit dem Verlust der Anfallskontrolle in Zusammenhang gebracht wird.

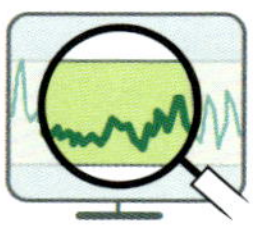

Empfohlenes Monitoring:
Anfallsgeschehen, Plasmaspiegel Lamotrigin

Lösungsstrategie

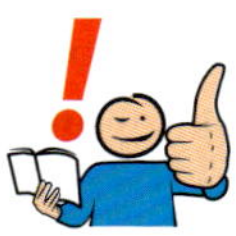

Pharmakokinetik und Pharmakologie

Estrogene können durch die Induktion der Glukuronyltransferase (UGT1A4) die Elimination von Lamotrigin beschleunigen. Bei Beginn der Anwendung des hormonellen Kontrazeptivums sollte deshalb die Erhaltungsdosis des Lamotrigins bis auf das Zweifache erhöht werden. Es wird empfohlen, ab dem Beginn der Einnahme des hormonellen Kontrazeptivums die Lamotrigin-Dosis jede Woche je nach dem individuellen klinischen Ansprechen um 50 bis 100 mg/Tag zu erhöhen. Die Dosissteigerung sollte dieses Maß nicht übersteigen, es sei denn, das klinische Ansprechen verlangt größere Steigerungen. Die Plasmakonzentration von Lamotrigin sollte vor und nach Beginn der Anwendung des hormonellen Kontrazeptivums bestimmt werden. Als erste Wahl ist die Anwendung eines Kontrazeptivums ohne „pillenfreie Woche“ anzustreben. Ansonsten sollten die Plasmaspiegelbestimmungen in Woche drei der aktiven Behandlung an den Tagen 15 und 21 des Pillenzyklus erfolgen.

Was sagen die Leitlinien/Studien?

Die S2k-Leitlinie „Erster epileptischer Anfall und Epilepsien im Erwachsenenalter“ (1) empfiehlt bei Frauen, bei denen eine Konzeption nicht mit einem hohen Maß an Sicherheit ausgeschlossen werden kann, als Mittel der ersten Wahl Lamotrigin in der niedrigsten noch wirksamen Dosis (präkonzeptionell nicht über 325 mg pro Tag) oder Levetiracetam (off-label).

Dabei ist der Einfluss von Lamotrigin auf die Plasmakonzentrationen von Levonorgestrel und Ethinylestradiol als gering bis minimal einzuschätzen. Enzyminduzierende Anfallssupressiva wie Carbamazepin, Oxcarbamazepin und Phenytoin können jedoch zu einer Wirkungsabschwächung gängiger hormoneller Kontrazeptiva (orale, intramuskuläre und transdermale Applikation, Implantate, Vaginalring) führen. Als anwenderunabhängige sichere Verhütungsmethoden gelten Intrauterinpessare („Kupfer-Hormonspirale"). Hier gibt es keine Hinweise auf eine Wechselwirkung mit Anfallssupressiva. Die Verhütungsmethoden sollen die Bedürfnisse und Kompetenzen der Patientinnen berücksichtigen.

Optimiertes Vorgehen

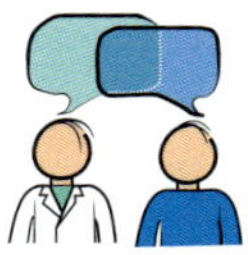

Beratung des medizinischen Personals

Wird eine Begleitmedikation mit Antiepileptika abgesetzt oder werden andere Arzneimittel dem Lamotrigin-haltigen Behandlungsschemata hinzugefügt, sind die möglichen Auswirkungen auf die Pharmakokinetik von Lamotrigin zu berücksichtigen.

Patientenhinweise

Um die Schwankung des Lamotriginspiegels unter dem Kontrazeptivum zu vermeiden, ist ein Präparat ohne einnahmefreies Intervall zu bevorzugen. Deswegen wird der Wechsel auf das *Langzykluspräparat* Seasonique® 150/30 µg empfohlen. Bei Kinderwunsch und Absetzen der „Pille" muss Rücksprache mit dem behandelnden Arzt gehalten werden, da auch die Lamotrigin-Dosis wieder reduziert werden muss.

Optimierter Medikationsplan

Wirkstoff	Handelsname	Stärke	Form	morgens	mittags	abends	zur Nacht	Einheit	Hinweise	Grund
Levonorgestrel Ethinylestradiol	Seasonique 150 Mikrogramm/ 30 Mikrogr...	150 µg 30 µg	Tabl	1	0	0	0	Stück	ohne Pause einnehmen	Kontrazeptivum
Lamotrigin	Lamotrigin Atid 100mg	100 mg	Tabl	1	0	0	0	Stück		Epilepsie
Lamotrigin	Lamotrigin Atid 200mg	200 mg	Tabl	1	0	0	0	Stück		Epilepsie
Lamotrigin	Lamotrigin Atid 25mg	25 mg	Tabl	1	0	0	0	Stück	wöchentlich die Dosis um jeweils 25 mg steigern	Epilepsie
Lamotrigin Spiegelkontrollen nach 4 Wochen, daran angepasst weitere Dosisempfehlung										

Merke!

Jede Änderung des Therapieregimes bei Antikonvulsiva sollte auf Interaktionen hin geprüft werden. Antikonvulsiva sollten zu Beginn und zum Ende der Therapie ein- bzw. ausschleichend dosiert werden. Die Wirksamkeit ist erst nach zwei Wochen beurteilbar.

Beim Einsatz von hormonellen Kontrazeptiva und gleichzeitiger Gabe von Anfallssupressiva, die die hormonelle Kontrazeption beeinflussen, sind zusätzliche Barrieremaßnahmen (z. B. Kondome) zu empfehlen.

Was noch?

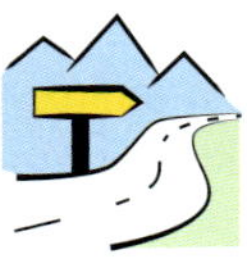

Bei anfallsfreien Patienten sollte ein Herstellerwechsel vermieden werden. Dies liegt an der Therapieadhärenz und nicht an einer unterschiedlichen Zusammensetzung oder Pharmakokinetik.

Lamotrigin und Levetiracetam sollten bei Frauen mit Kinderwunsch bevorzugt eingesetzt werden.

Frauen mit Epilepsie sollen Folsäure einnehmen, sobald ein Schwangerschaftswunsch besteht und bevor eine Kontrazeption abgesetzt wird.

Sertralin *hemmt* die Glukuronidierung von Lamotrigin. Die erhöhten Lamotriginspiegel können schwere Hautreaktionen zur Folge haben.

Siehe auch Fall 3.1 Ethinylestradiol

Literatur

S2k-Leitlinie Erster epileptischer Anfall und Epilepsien im Erwachsenenalter. Herausgegeben von der Deutschen Gesellschaft für Neurologie (DGN) und Deutschen Gesellschaft für Epileptologie (DGfE) 2023.
https://register.awmf.org/assets/guidelines/030-041l_S2k_Erster-epileptischer-Anfall-Epilepsien-Erwachsenenalter_2023-09.pdf

6.3 Pregabalin

Fallbeschreibung

Eine 79-jährige Patientin wird nach überstandener Herpes-Zoster-Infektion wegen anhaltender neuropathischer Schmerzen seit zwei Wochen mit Pregabalin behandelt. Die Schmerzsymptomatik ist trotz Dosiseskalation noch vorhanden und lässt die Patientin nachts schlecht schlafen. Sie möchte nicht noch mehr Tabletten schlucken. Deswegen wird ein Therapieversuch mit Fentanyl-Pflaster unternommen.

Fakten

Patientendaten			
Alter: 79	Größe: 160 cm	Raucher: nein	Blutdruck: 140/82 mmHg
Geschlecht: ♀	Gewicht: 52 kg	BMI: 20 kg/m²	eGFR: 35 ml/min
Arzneimittel		**Dosierung**	**Indikation**
1. Pregabalin 300 mg Kaps.		1-0-1-0	Neuropathische Schmerzen
2. Candesartan 8 mg Tabl.		1-0-0-0	Hypertonie
3. Fentanyl 12 µg/h TTS		alle 3 Tage	Schmerzen
4. Macrogol Beutel		1-0-0-0	Opiatbedingte Obstipation

Überlegungen

Fragen

- Welche Therapieoptionen gibt es bei Postzoster Neuralgie (PZN)?
- Welche Bedeutung haben hier Organfunktionen, Alter und Co-Medikation bei der Auswahl der Arzneimittel?

Antworten

Der Herpes Zoster (Gürtelrose) ist eine neurokutane Viruskrankheit, wird ausgelöst durch das Varicella-Zoster-Virus (VZV) und kann in jedem Lebensalter auftreten. Die Erstinfektion mit VZV äußert sich mit einem stark juckenden generalisierten Exanthem und wird als Windpocken bezeichnet. Sie tritt in der Regel im Kindesalter auf. Eine Manifestierung des Herpes Zoster erfolgt durch die Reaktivierung des latent in sensorischen Spinal- und Hirnnervenganglien persistierenden VZV und äußert sich als schmerzhafte gruppiert stehenden Vesikulae/Bläschen auf gerötetem Grund im betroffenen Dermatom.

Die Latenz von VZV wird durch die körpereigene VZV-spezifische Immunabwehr gewährleistet. Alterungsprozesse (Immunoseneszenz) oder Defizite der zellulären Immunität können zu erneuter Replikation des VZV und zum Ausbruch des Herpes Zoster führen. Drei bis fünf Tage nach Beginn der VZV-Reaktivierung entwickelt sich in der Regel der typische, dermatomale halbseitige Hautausschlag, der als Gürtelrose bekannt ist. Trotz Abheilung des Ausschlags können starke Zosterschmerzen als Folge einer Ganglionitis persistieren. Schmerzen die länger als drei Monate andauern, werden als postzosterische Neuralgie (PHN oder PZN) bezeichnet (1). Laut Robert-Koch-Institut tritt die PHN in 10–20 % der Erkrankungsfälle auf und ist damit die häufigste Komplikation. Für die Auswahl der Analgetika bei der akuten Schmerztherapie ist entscheidend, ob es sich um nozizeptive, neuropathische oder gemischt nozizeptiv-neuropathische Schmerzen handelt. Es wird eine frühestmögliche Behandlung der Schmerzsymptomatik angestrebt, um eine Chronifizierung zu vermeiden. Je nach Schmerzintensität sollen Analgetika nach dem WHO-Stufenschema verwendet werden. Diese werden um Co-Analgetika wie Antikonvulsiva und Antidepressiva ergänzt. Wenn der neuropathische Schmerz unter Therapie nach WHO-Stufenschema sowie Antiepileptika nicht ausreichend therapiert ist, wird eine Therapiemodifikation nach zwei bis vier Wochen empfohlen. Hierzu kann eine zusätzliche Behandlung mit trizyklischen Antidepressiva oder bei lokal begrenztem Schmerz und nach Abheilen der Hautläsionen mit Capsaicin- oder Lidocain-Pflaster empfohlen werden.

***Empfohlenes Monitoring**:*
Müdigkeit, Verwirrung, Blutdruck, Nierenfunktion, Schmerzintensität, Lokalreaktionen.

Lösungsstrategie

Pharmakokinetik und Pharmakologie

Pregabalin bindet an eine auxiliare Untereinheit spannungsabhängiger Calciumkanäle im ZNS. Dadurch wird die Freisetzung von Neurotransmittern wie Glutamat und Noradrenalin vermindert und die neuronale Erregbarkeit reduziert. Die Substanz wirkt analgetisch, antiepileptisch, anxiolytisch und sedierend. Pregabalin zeigt keine pharmakokinetischen Wechselwirkungen, da es zu 98 % unverändert renal ausgeschieden und nicht an Plasmaproteine gebunden wird. Pregabalin wird rasch resorbiert, die orale Bioverfügbarkeit beträgt mehr als 90 %. Die Einnahme zu den Mahlzeiten hat keine signifikante Auswirkung auf die Resorptionsrate. Bei Einschränkung der Nierenfunktion muss eine *Dosisreduktion* erfolgen. Bei einer eGFR ≥ 60 ml/min kann die Maximaldosis von 600 mg täglich verteilt auf zwei bis drei Dosen erfolgen, bei ≥ 30 bis < 60 ml/min werden maximal 300 mg täglich und bei ≥ 15 bis < 30 ml/min 150 mg täglich und < 15 ml/min 75 mg täglich gegeben.

Die Behandlung mit Pregabalin wird mit Benommenheit und Schläfrigkeit in Verbindung gebracht, was bei älteren Patienten zu sturzbedingten Verletzungen führen kann. Pharmakodynamisch kommt es mit anderen Arzneimitteln, die zentral dämpfend wirken, zu einer Wirkungsverstärkung. Bei der hier vorliegenden gleichzeitigen Gabe mit dem Opioidanalgetikum Fentanyl besteht dieses Risiko. *Atemdepression* und Sedierung sind mögliche Folgen. Auch die obstipierende Wirkung wird verstärkt.

Was sagen die Leitlinien/Studien?

S2k-Leitlinie „Diagnostik und Therapie des Zoster und der Postzosterneuralgie" empfiehlt ein Stufenschema bei neuropathischen Schmerzen (1). Zunächst werden zu Beginn der Zoster-Therapie die nozizeptiven Schmerzen mit Nichtopioid-Analgetika, schwach wirksamen Opioidanalgetika oder stark wirksamen Opioiden behandelt. Die Antikonvulsiva Pregabalin oder Gabapentin werden als Co-Analgetika zunächst in Kombination mit den anderen Schmerzmitteln verwendet. Nach deren ausreichendem Wirkeintritt werden erst die Opioide und dann die nicht-opioiden Analgetika abgesetzt. Bei unzureichender Wirkung der Gabapentinoide können zusätzlich trizyklische Antidepressiva wie Amitriptylin, Nortriptylin, Desipramin oder Maprotilin verwendet werden. Lokaltherapeutische Optionen sind Capsaicin-Pflaster 8 % oder Lidocain-Pflaster 5 %.

Optimiertes Vorgehen

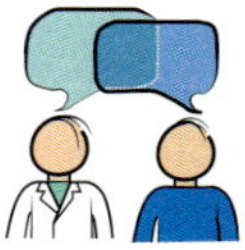

Beratung des medizinischen Personals

Pregabalin wird einschleichend aufdosiert. Die Initialdosis bei neuropathischen Schmerzen beträgt 2 x 25 mg, die alle ein bis zwei Tage je nach Verträglichkeit in 25-mg-Schritten erhöht wird bis die erste Zieldosis von täglich 150 mg erreicht ist. Bei Bedarf kann die Dosis dann weiter bis maximal 600 mg pro Tag aufgeteilt in zwei Einzeldosen erhöht werden. Als Nebenwirkungen treten Müdigkeit, Schwindel, Gewichtszunahme sowie periphere Ödeme auf. Das in der Leitlinie genannte Gabapentin unterscheidet sich in der Dosierung, aber nicht in den übrigen Parametern, so dass eine Umstellung keine Vorteile bringt.

Da die Patientin eine eGFR von 35 ml/min aufweist, ist eine *Dosisreduktion* der aktuellen Dosierung von täglich 2 x 300 mg auf 2 x 150 mg Pregabalin angezeigt. Aufgrund der zu erwartenden Verstärkung der zentraldämpfenden Eigenschaften sollte die Kombination mit dem Fentanyl-Pflaster nicht weiter verordnet werden. Alternativ ist die Gabe von Metamizol 4 x täglich 500 mg unter Kontrolle des Blutbildes möglich. Zur Unterstützung der Analgesie kann die Verordnung von Lidocain-Pflaster 5 % oder Capsaicin-Pflaster 8 % empfohlen werden. Die Zoster-Läsionen müssen vor der Anwendung abgeheilt sein.

Patientenhinweise

Pregabalin kann unabhängig von den Mahlzeiten eingenommen werden. Vor allem zu Beginn sind Müdigkeit, Schwindel und Gewichtszunahme häufige Nebenwirkungen. Es ist auf eine regelmäßige Einnahme zu achten. Die Wirkung setzt oft erst nach ein bis zwei Wochen ein.

Lidocain-Schmerzpflaster wird einmal täglich bis zu 12 Stunden auf den schmerzenden Bereich geklebt. Danach ist ein pflasterfreies Intervall von 12 Stunden einzuhalten. Das Pflaster kann wahlweise während der Nacht oder tagsüber verwendet werden. Die Pflaster dürfen auch in kleinere Stücke zerteilt werden.

Optimierter Medikationsplan

Wirkstoff	Handelsname	Stärke	Form	morgens	mittags	abends	zur Nacht	Einheit	Hinweise	Grund
Kombipräparat	MOVICOL		Pulver	1	0	0	0	Stück		Obstipation
Candesartan	Candesartan-ratiopharm 8mg Tabletten	8 mg	Tabl	1	0	0	0	Stück		Bluthochdruck
Metamizol	Novaminsulfon Lichtenstein 500mg	500 mg	Tabl	1	1	1	1	Stück	nach 4 Wochen Kontrolle der Schmerzintensität	Schmerzen
Pregabalin	PregabaHEXAL 150 mg Hartkapseln	150 mg	Kaps	1	0	1	0	Stück	bei nachlassenden Schmerzen schrittweise absetzen	Zoster Schmerzen
Lidocain	Versatis 700 mg wirkstoffhaltiges Pflaster	700 mg/ 140 qcm	Pflast	0	0	0	1	Stück	auf die schmerzende Hautstelle kleben, max. 12 h	Zoster Schmerzen

Merke!

Zentral wirksame Arzneimittel können sich gegenseitig in ihren zentraldämpfenden Wirkungen verstärken und dabei das Risiko für eine Atemdepression, Schläfrigkeit, Schwindel und Stürzen erhöhen. Alkohol sollte vermieden werden da er ebenfalls zentral wirksam ist.

Antikonvulsiva sollen zu Beginn und zum Ende der Therapie ein- bzw. ausschleichend dosiert werden. Die Wirksamkeit ist frühestens nach zwei Wochen beurteilbar.

Vorwiegend renal ausgeschiedene Arzneistoffe sind in ihrer Dosis einer eingeschränkten Nierenfunktion anzupassen um die therapeutischen Plasmaspiegel nicht zu überschreiten.

Was noch?

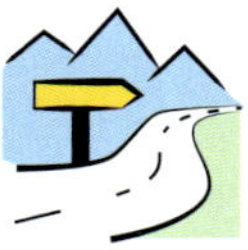

Die STIKO empfiehlt die Impfung gegen Herpes Zoster allen Personen ≥ 60 Jahren und den über 50-Jährigen bei vorliegender erhöhter gesundheitlicher Gefährdung infolge einer Grunderkrankung. Bei Risikofaktoren für eine PZN kann über eine Prophylaxe mit Gabapentin innerhalb der ersten drei Tage nach Erscheinen der Hauteffloreszenzen zusätzlich zur antiviralen Therapie nachgedacht werden. Für Kinder empfiehlt die STIKO die Varizellenimpfung mit zwei Impfdosen (1. Impfung: 11.–14. Monat, 2. Impfung: 15.–23. Monat).

Literatur

1. S2k-Leitlinie Diagnostik und Therapie des Zoster und der Postzosterneuralgie Herausgegeben von der Deutschen Dermatologischen Gesellschaft (DDG) und der Paul-Ehrlich-Gesellschaft für Chemotherapie e. V. (PEG) 2019. https://register.awmf.org/assets/guidelines/013-023l_S2k_Diagnostik-Therapie-Zoster-Postzosterneuralgie_2020-09.pdf
2. S2k-Leitlinie Diagnose und nicht interventionelle Therapie neuropathischer Schmerzen, herausgegeben von der Kommission Leitlinien der Deutschen Gesellschaft für Neurologie (DGN) Version 1.3, vollständig überarbeitet Mai 2019. https://register.awmf.org/de/leitlinien/detail/030-114
3. Epidemiologisches Bulletin 4 2024 Empfehlungen der Ständigen Impfkommission beim Robert Koch Institut 2024

7 Antikoagulanzien

7.1 Phenprocoumon

Fallbeschreibung

Einem 77-jährigen Patienten wurde Enzalutamid 160 mg aufgrund eines metastasierten hormonsensitiven Prostatakarzinoms (mHSPC) verordnet. Er leidet an Vorhofflimmern und erhält seit 10 Jahren Phenprocoumon. Die INR (International Normalized Ratio) liegt überwiegend im geforderten Bereich. Wegen der möglichen Interaktion soll die INR engmaschig kontrolliert werden. Weiter nimmt er Bisoprolol zur Frequenzkontrolle und aufgrund einer arteriellen Hypertonie ein. Nach einer Woche holt er in der Apotheke ein Folgerezept über Phenprocoumon ab. Als Sie routinemäßig sein INR-Heft kontrollieren, sehen Sie, dass die INR bei 1,46 liegt.

Fakten

Patientendaten		
Alter: 77	Größe: 180 cm	KOF: 2 m^2
Geschlecht: ♂	Gewicht: 85 kg	BMI: 26 kg/m^2
Arzneimittel	**Dosierung**	**Indikation**
1. Bisoprolol 5 mg Tabl.	1-0-0-0	Arterielle Hypertonie, Frequenzkontrolle
2. Phenprocoumon 3 mg Tabl.	1-0-0-0 nach INR anpassen	Vorhofflimmern
3. Enzalutamid 40 mg Tabl.	4-0-0-0	Prostatakarzinom

Überlegungen

Fragen

- Warum ist die INR nicht mehr im Zielbereich und was sind die Konsequenzen?
- Sind Dosis, Dosierungsintervall und Dauer der Therapie korrekt?
- Gibt es Alternativen zu Phenprocoumon oder Enzalutamid?
- Besteht damit ein Interaktionspotential?
- Wie sollte der Patient beraten werden?

Antworten

Zwischen Enzalutamid und Phenprocoumon gibt es eine Interaktion. Phenprocoumon wird verstärkt metabolisiert, so dass der INR-Wert engmaschig kontrolliert werden muss, um ggf. eine Dosisanpassung vornehmen zu können. Bei Vorhofflimmern liegt die Ziel-INR zwischen zwei und drei, fällt diese unter zwei, so steigt das Schlaganfallrisiko. Diese Anpassung ist bei dem Patienten nicht erfolgt. Eventuell bestehen Kommunikationsprobleme mit dem Patienten und/oder dem Praxispersonal.

Die Dosierung von Enzalutamid zur Therapie eines Prostatakarzinoms ist korrekt. Sowohl zu Enzalutamid als auch zu Phenprocoumon gibt es Alternativen wie Apalutamid und DOAKs für die aber ebenfalls relevante Interaktionen beschrieben werden.

Nach einer Dosiserhöhung von Phenprocoumon sollte die INR wieder in den therapeutischen Bereich gelangen. Eine weitere engmaschige Kontrolle bis zum Erreichen der konstanten Zielwerte ist erforderlich.

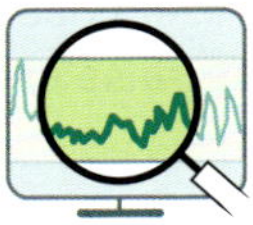

Empfohlenes Monitoring:
INR: Zielbereich zwischen 2 und 3, Hautblutungen, Seh- und Sprechstörungen, Gangunsicherheit.

Lösungsstrategie

Pharmakokinetik und Pharmakologie

Enzalutamid ist ein Antiandrogen, das den Androgenrezeptor-Signalweg über mehrere Schritte inhibiert. Enzalutamid hemmt kompetitiv die Androgenbindung am Androgenrezeptor, auch bei Überexpression von Androgenrezeptoren und in Prostatakarzinomzellen die resistent gegenüber Antiandrogenen sind. Die Dosierung von Enzalutamid erfolgt mit 160 mg einmal täglich. Mit einer mittleren terminalen Halbwertzeit von etwa sechs Tagen wird der Steady State nach etwa einem Monat erreicht. Enzalutamid wird in erster Linie über das Isoenzym CYP2C8 und in einem geringeren Ausmaß über CYP3A4 zu einem aktiven Metaboliten hepatisch metabolisert. Enzalutamid ist ein starker Induktor von CYP3A4 und ein moderater Induktor von CYP2C9 und CYP2C19, hat jedoch keine relevante Wirkung auf CYP2C8. Enzalutamid hemmt verschiedene Transportproteine und kann damit zu einer Wirkungsverstärkung der betreffenden Arzneimittel führen (1).

Phenprocoumon hemmt als Vitamin-K-Antagonist (VKA) die Blutgerinnung. Phenprocoumon wird durch die Isoenzyme CYP2C9 und CYP3A4 metabolisiert, die beide durch Enzalutamid induziert werden. Daher kommt es zu einer verminderten Wirkung von Phenprocoumon. Auch Phenprocoumon hat mit sechs bis sieben Stunden eine lange Halbwertzeit. Da der Patient jedoch seit Jahren mit Phenprocoumon behandelt wird, ist hier von einem Steady State auszugehen. Die Dosierung erfolgt anhand der INR, die bei Vorhofflimmern zwischen zwei und drei liegen sollte. Die Regeldosis beträgt in der Regel ½ bis 1½ Tabletten (1,5 bis 4,5 mg) pro Tag (2).

Was sagen die Leitlinien/Studien?

Prostatakarzinom

Die Hormotherapie des metastasierten hormonsensitiven Prostatakarzinoms (mHSPC) mit Enzalutamid oder Apalutamid soll ergänzend zur Androgendeprivation Patienten mit einem guten Allgemeinzustand angeboten werden. Die Patienten sollen über den palliativen Charakter der Therapie, den Einfluss auf die Lebensqualität und die unerwünschten Wirkungen aufgeklärt werden. Patienten mit einem neu diagnostizierten high-risk mHSPC soll eine Therapie mit Abirateron angeboten werden (3).

Vorhofflimmern

Um das Risiko eines Schlaganfalls bei Vorhofflimmern und damit die Notwendigkeit einer Antikoagulation abzuschätzen wird der CHA_2DS_2-VA-Score verwendet. Bei niedrigem Risiko ist keine orale Antikoagulation notwendig, kann jedoch ab einem Score von 1 in Erwägung gezogen werden. Ab einem CHA_2DS_2-VA-Score von ≥ 2 wird unabhängig vom Geschlecht ein OAK empfohlen. Bei neu diagnostiziertem Vorhofflimmern wird den DOAKs gegenüber den VKA der Vorzug gegeben (4).

Risikofaktoren und Definition		Punkte	Patient
C	**Herzinsuffizienz** – Herzinsuffizienz oder objektive Hinweise auf eine mittelschwere bis schwere LV-Dysfunktion oder hypertrophe Kardiomyopathie	1	0
H	**Bluthochdruck** – oder unter antihypertensiver Therapie	1	1
A	**Alter 75 Jahre** oder älter	2	2
D	**Diabetes mellitus** – Behandlung mit oralen Antidiabetika und/oder Insulin oder Nüchtern-Blutzucker > 125 mg/dl (7 mmol/l)	1	0
S	**Schlaganfall** – frühere Schlaganfälle, TIA oder Thromboembolien	2	0
V	**Gefäßerkrankung** – Angiographisch signifikante KHK, vorausgegangener MI, PAE oder Plaque in der Aorta	1	0
A	**Alter 65–74 Jahre**	1	0
Maximal Punktzahl		9	3

KHK – koronare Herzerkrankung; LV – linksventrikulär; MI – Myokardinfarkt; PAE – periphere arterielle Erkrankung; TIA – transischämische Attacke

Das Risiko einer Blutung ist ebenfalls in die Entscheidung einzubeziehen, da Blutungen eine häufige Nebenwirkung sind. Eingesetzt wird der HAS-BLED-Score (4).

Risikofaktoren und Definitionen		Punkte	Patient
H	**Unkontrollierter Bluthochdruck** – Systolischer Blutdruck > 160 mmHg	1	0
A	**Abnorme Nieren- und/oder Leberfunktion** – Dialyse, Transplantation, Serumkreatinin > 200 µmol/l, Leberzirrhose, Bilirubin > x2 ULN, AST/ALT/ALP > x3 ULN	Je 1	0
S	**Schlaganfall** – frühere ischämische oder hämorrhagische Schlaganfälle	1	0
B	**Blutungsgeschichte oder -veranlagung** – frühere schwere Blutung oder Anämie oder schwere Thrombozytopenie	1	0

Fortsetzung nächste Seite

Fortsetzung HAS-BLED-Score

	Risikofaktoren und Definitionen	Punkte	Patient
L	**Labile INR** – TTR < 60 % der Patienten unter VKA	1	0
E	**Ältere Menschen** – Alter > 65 Jahre oder extreme Gebrechlichkeit	1	1
D	**Medikamente oder übermäßiger Alkoholkonsum** – begleitende Einnahme von Thrombozytenaggrgationshemmern oder nicht-steroidaler Entzündungshemmern und/oder exzessiver Alkoholkonsum	Je 1	0
Maximale Punktzahl		9	1

ALP – alkalische Phosphatase; ALT – Alanin-Aminotransferase; AST – Aspartat-Aminotransferase; ULN – oberer Referenzwert (upper limit of normal); TTR – Zeit(anteil) im therapeutisch wirksamen Bereich (time in therapeutic range)

Im vorliegenden Fall ist laut Leitlinien die Behandlung mit einem OAK indiziert, das Blutungsrisiko ist eher als gering einzuschätzen.

Interaktionscheck

Der Interaktionscheck wird mit den möglichen Alternativen Apalutamid und Enzalutamid zur Therapie des Prostatakarzinoms und Phenprocoumon, Dabigatran, Apixaban, Edoxaban und Rivaroxaban als Antikoagulans durchgeführt.

	Apalutamid		Enzalutamid	
	1	**2**	**1**	**2**
Phenprocoumon	C	■ ■ ■	D	■ ■ ■
Dabigatran	X	■ ■ ■	C	■ ■
Apixaban	X	■ ■ ■ ■	D	■ ■ ■
Edoxaban	D	k.A	C	■ ■
Rivaroxaban	X	■ ■ ■ ■	D	■ ■ ■

1 Lexicomp: X – Kombination vermeiden; D – Therapieänderung erwägen; C – Therapie überwachen (5)
2 MediQ: ■ ■ ■ ■ – hohe Interaktion; ■ ■ ■ – durchschnittliche Interaktion; ■ ■ – geringe Interaktion (6)
Drug.com wurde nicht aufgeführt, da Phenprocoumon in der US-Datenbank nicht gelistet ist

Apalutamid anstelle von Enzalutamid ist keine Alternative, da die Interaktionen für alle OAKs schwerwiegender sind. Enzalutamid hemmt verschiedene Transportproteine, so dass die Serumspiegel für Dabigatran und Edoxaban bei einer Kombination ansteigen können. Dies führt zu einem erhöhten Blutungsrisiko. Daher wird von der Kombination abgeraten. Für eine Dosisreduktion bei Vorhofflimmern gibt es keine Empfehlungen.

Umstellung der Medikation?

In den Leitlinien wird bei Neueinstellung den DOAKs im Vergleich zu den VKA der Vorzug gegeben. Etwas anders sieht die Situation bei Patienten aus, die mit einer VKA-Therapie gut eingestellt sind, das heißt ≥ 70 % der Zeit im geforderten INR-Bereich liegen. In einer aktuellen Studie konnte gezeigt werden, dass die Umstellung von VKA auf DOAK bei gut eingestellten älteren Patienten zu einem erhöhten Blutungsrisiko führt (7).

Daher sollte bei diesem Patienten, der bisher gut eingestellt ist, die Therapie mit Phenprocoumon zunächst weitergeführt werden, vorausgesetzt dass alle Beteiligten im Behandlungsteam gut informiert sind und die Anpassung der Phenprocoumondosis an die INR zeitnah erfolgt. Dies ist über mehrere Wochen notwendig, da aufgrund der langen Halbwertzeit des Enzalutamids der Steady State erst nach etwa vier Wochen erreicht wird. Bei einer ggf. notwendigen Dosisreduktion aufgrund von Nebenwirkungen oder dem Absetzen von Enzalutamid ist wiederum eine engmaschige Kontrolle der INR über Wochen notwendig.

Optimiertes Vorgehen

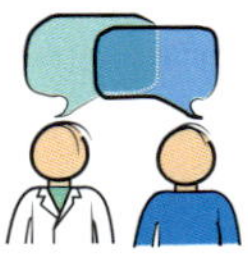

Beratung des medizinischen Personals

Um den therapeutischen Bereich der INR von zwei bis drei zu erreichen, ist eine Dosiserhöhung von Phenprocoumon auf täglich 4,5 mg sinnvoll. Nach drei bis vier Tagen ist der INR erneut zu kontrollieren. Die Mitarbeiter der Praxis sollen klare Anweisungen bekommen, wie bei einer INR-Abweichung die Dosisanpassung des Phenprocoumons erfolgen soll.

Enzalutamid steht inzwischen auch als Tablette mit 80 mg zur Verfügung. Wenn der Patient die Dosis mit 160 mg weiter gut verträgt, kann die 80 mg-Tablette verordnet werden, so dass morgens nur noch zwei Tabletten eingenommen werden müssen.

Patientenhinweise

Der Patient soll nochmals zu der Notwendigkeit der INR-Messung und der damit ggf. notwendigen Dosisanpassung beraten werden. Diese Informationen hatte er wegen der vielen Informationen zu dem neuen Arzneimittel in dem Erstgespräch wohl überhört. Mit dem Patienten wird die Einnahme von *zwei* Tabletten Enzalutamid 80 mg besprochen. Er nimmt diese immer morgens zum Frühstück ein. Der Patient ist ebenfalls über die notwendige Hautpflege und die engmaschige Kontrolle seines Blutdrucks informiert. Weitere Nebenwirkungen wie Aufmerksamkeitsstörungen, Hitzewallungen, Brustwachstum, Ermüdung oder eine erhöhte Sturzneigung sind bisher nicht aufgetreten (8). Der Patient macht insgesamt einen gut informierten Eindruck.

Optimierter Medikationsplan

Wirkstoff	Handelsname	Stärke	Form	morgens	mittags	abends	zur Nacht	Einheit	Hinweise	Grund
Verordnete Dauermedikation										
Bisoprolol	BISOPROLOL ABZ 5MG	5 mg	Tabl	1	0	0	0	Stück		Bluthochdruck, Herzfrequenz
Phenprocoumon	MARCUMAR	3 mg	Tabl	1,5	0	0	0	Stück	nach INR anpassen	Schlaganfallprophylaxe
Enzalutamid	XTANDI 80MG	80 mg	Kaps	2	0	0	0	Stück		Prostatakarzinom

Merke!

Bei einer Dauermedikation, mit der Patienten gut eingestellt sind, kann es sinnvoll sein trotz Interaktionen die Kombination weiterzuführen, wenn die Folgen gut zu monitoren sind. Voraussetzung ist jedoch, dass alle im Behandlungsteam über den Umgang mit dieser Interaktion informiert sind.

Nach einer Erstberatung zu komplexen Arzneimitteln sollte zeitnah geklärt werden, ob alle Informationen verstanden wurden und umgesetzt werden.

Was noch?

Tumorpatienten haben im Vergleich zur Normalbevölkerung ein 9-fach erhöhtes Risiko eine Thrombose zu erleiden. Eine routinemäßige Thromboseprophylaxe wird nicht empfohlen, jedoch sollte eine Risikoabschätzung z. B. anhand des Khorana-Scores durchgeführt werden. Risikofaktoren sind bestimmte Tumorentitäten (Pankreas-. Magen-, Bronchialkarzinom oder Myelom), Arzneimittel (Thalidomid, Lenalidomid, VEGF-Inhibitoren) sowie patientenindividuelle Faktoren (BMI > 35 kg/m^2). Bei einem erhöhten Risiko erfolgt die Prophylaxe in der Regel mit niedermolekularen Heparinen. Orale Antikoagulanzien wurden zunächst aufgrund des erhöhten Blutungsrisikos nicht empfohlen, werden inzwischen aber zum Teil als Off-label-use für den ambulanten Bereich aufgrund der besseren Anwendbarkeit eingesetzt. Da weitere Änderungen zu erwarten sind, sollten die aktuellen Leitlinien und Fachinformationen berücksichtigt werden (9, 10).

Literatur

1. Fachinformation Xtandi®, April 2024
2. Fachinformation Marcumar®, Dezember 2023
3. Deutsche Gesellschaft für Urologie. S3-Leitlinie Prostatakarzinom. Langversion 6.2 Oktober 2021 https://www.leitlinienprogramm-onkologie.de/leitlinien/prostatakarzinom Zugriff 8.5.2024 *Die Version 7.0 lag nur in der Konsultationsfassung vor und kann daher nicht zitiert werden. Bezüglich des Einsatzes von Enzalutamid ergaben sich jedoch keine relevanten Änderungen zur Version 6.2.*
4. Deutsche Gesellschaft für Kardiologie – Herz- und Kreislaufforschung e. V. ESC Pocket Guidelines. Diagnose und Behandlung von Vorhofflimmern. Version 2024.
5. Lexicomp® Wolters Kluwer. 2024 Version 7.8.0 (2023.08.25.100244) Zugriff: 28.05.2024
6. mediQ Interaktionscheck Software, Releaseversion 4.2.1.1602 Zugriff: 28.05.2024
7. Joosten LPT, van Doorn S, van de Ven PM et al.: Safety of Switching From a Vitamin K Antagonist to a Non-Vitamin K Antagonist Oral Anticoagulant in Frail Older Patientes With Atrial Fibrillation: Results of the FRAIL-AF Randomied Controlled Trial. Circulation 149 (2024), 279–289
8. Arzneimittelmerkblatt Xtandi. https://www.ccc.uk-erlangen.de/fileadmin/einrichtungen/ccc/dateien/AP_AMBORA/Arzneimittelmerkblätter_07/Enzalutamid_Xtandi__2022-01_aktuell.pdf
9. Falanga A, Ay C, Di Nisio M et al.: Venous thromboembolism in cancer patients: ESMO Clinical Practice Guideline. Ann Oncol 34 (2023), 452–467
10. Deutsche Gesellschaft für Hämatologie und medizinische Onkologie (DGHO) https://www.onkopedia.com/de/onkopedia/guidelines/thromboembolien-bei-tumorpatienten-frueher-venoese-thromboembolien-vte-bei-tumorpatienten/@@guideline/html/index.html Zugriff 30.05.2024

8 Magen-Darm-Mittel

8.1 Alendronsäure

Fallbeschreibung

Nach einer in der Klinik operativ behandelten Wirbelkörperfraktur wird ambulant zur Behandlung der Osteoporose ein Bisphosphonat sowie eine Calcium/Vit.D3-Kombination verordnet, da ein Calciummangel festgestellt wurde. Die Patientin leidet unter Sodbrennen und nimmt regelmäßig das Antazidum Magaldrat als OTC-Präparat ein.

Fakten

Patientendaten		
Alter: 67	Größe: 168 cm	T-Wert (Knochendichte): -3,0
Geschlecht: ♀	Gewicht: 74 kg	BMI: 26 kg/m^2

Arzneimittel	Dosierung	Indikation
1. Alendronsäure 10 mg Tabl.	1-0-0-0	Osteoporose
2. Calcium/Colecalciferol 1000 mg/880 IE Kautabl.	1-0-0-0	Osteoporose
3. Magaldrat Suspension 1,6 g Btl.	1-1-1-0	Sodbrennen

Überlegungen

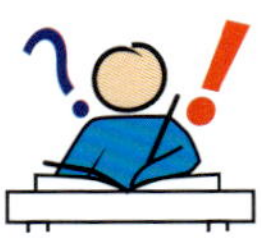

Fragen

- Wie ist das Symptom Sodbrennen einzuordnen?
- Welchen Einfluss haben hier Einnahmebedingungen auf die orale Bioverfügbarkeit?
- Gibt es therapeutische Alternativen?

Antworten

Bei Vorliegen der klassischen Refluxkrankheit führt der Rückfluss von Magensäure in die Speiseröhre zu Sodbrennen. Die Symptome treten insbesondere nach dem Essen, nach dem Genuss von Alkohol oder nachts im Bett auf. Körperliche Ursachen können ein schwacher Speiseröhrenschließmuskel (Ösophagussphinkter), eine Speiseröhrenverengung, erhöhter Druck im Bauchraum durch eine Schwangerschaft sowie eine erhöhte gastrale Säureproduktion sein. Die orale Bisphosphonattherapie kann ebenfalls einen solchen gastroösophagalen Reflux verursachen. Saures Aufstoßen, Völlegefühl, Magendruck, Heiserkeit bis hin zu Husten können die Folge sein. Sodbrennen ist säureassoziiert, so dass die symptomatische medikamentöse Behandlung auf eine Reduktion oder Neutralisation der Magensäure abzielt.

Die orale Bioverfügbarkeit von Bisphosphonaten kann durch die Bildung schlecht löslicher und damit nur schwer resorbierbarer Komplexe stark reduziert sein. Zwei- oder dreiwertige Kationen wie Calcium, Magnesium, Zink, Eisen und Aluminium sind in Lage solche Komplexverbindungen einzugehen. Diese können aus der Nahrung oder aus gleichzeitig zugeführten Arzneimitteln stammen.

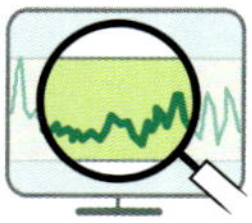

***Empfohlenes Monitoring**:*
Magendruck, Völlegefühl, Heiserkeit, Husten.

Lösungsstrategie

Pharmakokinetik und Pharmakologie

Bisphosphonate haben eine hohe Affinität zum Knochenmineral und werden dort jahrelang gebunden. Sie wirken als Osteoklastenhemmer und verhindern damit den Knochenabbau. Die orale Bioverfügbarkeit ist äußerst niedrig. Für Alendronsäure liegt sie bei rund 0,7 % und für Risedronsäure bei rund 0,5 %. Durch die beschriebene Bildung von schwerlöslichen Komplexen mit polyvalenten Kationen kommt es zu einer Resorptionsverminderung, die eine relevante Abschwächung der klinischen Wirkung nach sich zieht. Zur Sicherstellung der Wirksamkeit ist damit eine strikte zeitliche Trennung der Einnahme erforderlich. Beträgt der Abstand 30–60 Minuten sinkt die relative Bioverfügbarkeit um etwa 40 %. Mit einem Abstand von vier Stunden werden die besten Ergebnisse erzielt. Für Alendronsäure empfiehlt die Fachinformation die Applikation 30 Minuten vor dem Frühstück. Dieses kann aufgrund der vorliegenden pharmakokinetischen Untersuchungen nur als Kompromiss in Hinblick auf die Compliance der Patienten gewertet werden. Die Empfehlung eines längeren zeitlichen Abstandes ist im Rahmen der individuellen pharmazeutischen Beratung unbedingt sinnvoll.

Die Umverteilung in die Knochen erlaubt statt der täglichen die adhärenzfördende einmal wöchentliche Gabe von 70 mg Alendronsäure. Die Umstellung des Antazidums auf einen Protonenpumpenhemmer (PPI) ist nur für eine kurzzeitige Intervention geeignet. Laut dem Dachverband Osteologie (DVO) resultiert aus einer länger als drei Monate andauernden PPI-Anwendung ein erhöhtes Frakturrisiko (1).

Was sagen die Leitlinien/Studien?

Bei Auftreten einer osteoporotischen Wirbelkörperfraktur soll die Einleitung der spezifischen medikamentösen Therapie möglichst ohne Verzögerung erfolgen. Für die Behandlung mit Alendronsäure oder die osteoanabole Therapie mit Teriparatid oder Romosozumab besteht der Empfehlungsgrad A der Leitlinie des Dachverbandes Osteologie (1). Auf eine Sicherstellung der täglichen Zufuhr von mindestens 1.000 mg Calcium und 800–

1.000 IE Vitamin D3 ist zu achten. Diese kann auch über die Nahrung erfolgen. Für orale Bisphosphonate liegen Daten vor, die eine sichere Therapiedauer von bis zu zehn Jahren nahelegen.

Optimiertes Vorgehen

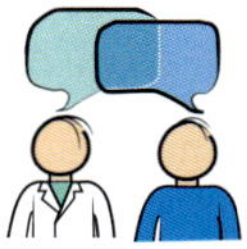

Beratung des medizinischen Personals

Es sollte eine Umstellung auf die einmal wöchentliche Gabe von 70 mg Alendronsäure erfolgen um eine bessere Umsetzung der Applikationsbedingungen zu ermöglichen. Die Einnahme muss nüchtern erfolgen, Calcium und Magaldrat müssen mit einem zeitlichen Abstand von mindestens zwei Stunden eingenommen werden. Für andere orale Bisphosphonate gelten die gleichen Einnahmeregeln wie für Alendronsäure.

Patientenhinweise

Die Einnahme von Alendronsäure soll nüchtern, in aufrechter Körperhaltung mit einem vollen Glas Leitungswasser (200 ml) mindestens 30 Minuten, besser zwei Stunden vor dem Frühstück erfolgen. Danach die nächsten 30 Minuten nicht hinlegen um Schleimhautreizungen in der Speiseröhre zu vermeiden. Das Calcium/Vitamin D3-Präparat sollte am Mittag und Magaldrat zwei Stunden nach den Mahlzeiten eingenommen werden.

Optimierter Medikationsplan

Wirkstoff	Handelsname	Stärke	Form	morgens	mittags	abends	zur Nacht	Einheit	Hinweise	Grund
Verordnete Dauermedikation										
Alendronsäure	ALENDRONSAEURE DURA 70MG	70 mg	Tabl	1 x pro Woche				Stück	Nüchtern 2 h vor dem Frühstück	Osteoporose
Calciumcarbonat Colecalciferol	CALCIMED D3 1000MG/880 IE	1000 mg 880 IE	KauTabl	0	1	0	0	Stück	Nicht zusammen mit Alendronsäure	Osteoporose
Selbstmedikation										
Magaldrat	RIOPAN MAGEN GEL STICK PAC	1600 mg	Gel	1	1	1	0	Stück	2 h nach den Mahlzeiten	Sodbrennen

Merke!

Mehrwertige Kationen in der Nahrung oder in Arzneimitteln können durch Bildung schwerlöslicher Komplexe zu einer Resorptionsverminderung führen, die in Abhängigkeit von der Plasmakonzentration eine relevante Wirkungseinschränkung zur Folge hat. Da die meisten Mineralwässer signifikante Mengen mehrwertiger Kationen enthalten, sind sie zur Einnahme ungeeignet.

Was noch?

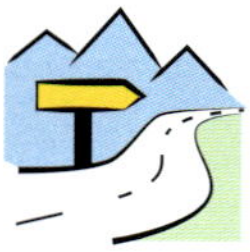

Bisphosphonate induzieren Osteonekrosen der Kiefer, sodass vor der Gabe eine zahnärztliche Untersuchung zu empfehlen ist.

📖 *Siehe auch 12.1 Bearbeitung dieses Falles mit ChatGPT*

Literatur

DVO-LEITLINIE 2023 zur Prophylaxe, Diagnostik und Therapie der Osteoporose bei postmenopausalen Frauen und bei Männern, 2023. www.dv-osteologie.org

8.2 Pantoprazol

Fallbeschreibung

Ein 64-jähriger Stammkunde mit chronischer Refluxkrankheit nimmt regelmäßig den Protonenpumpenhemmer Pantoprazol ein und kauft diesen in der Apotheke als OTC-Präparat. Nachdem die topische Behandlung keine befriedigende Wirkung hatte, verschreibt seine Dermatologin aufgrund der ausgedehnten Pilzinfektion beider Füße mit Dermatophyten (Tina pedis) für mindestens vier Wochen die Einnahme des Azol-Antimykotikums Itraconazol.

Fakten

Patientendaten		
Alter: 64	Größe: 182 cm	Raucher: nein
Geschlecht: ♂	Gewicht: 85 kg	BMI: 26 kg/m^2

Arzneimittel	Dosierung	Indikation
1. Pantoprazol 20 mg Tabl.	2-0-0-0	Refluxkrankheit
2. Itraconazol 100 mg Kaps.	1-0-0-0	Dermatomykose
3. Simvastatin 20 mg Tabl.	0-0-1-0	Hypercholesterinämie
4. Candesartan 16 mg Tabl.	1-0-0-0	Hypertonie

Überlegungen

Fragen

- Refluxkrankheit, was ist das, wie wird sie therapiert?
- Hat die Selbstmedikation mit Pantoprazol einen Einfluss auf die verordnete Medikation?
- Wird die Metabolisierung beeinflusst?

Antworten

Die gastrointestinale Refluxkrankheit GERD (Gastroesophageal reflux disease) ist in den wohlhabenden Industrieländern weit verbreitet. Die Prävalenz liegt bei 15–25 %. Sie ist dadurch gekennzeichnet, dass der Reflux von Mageninhalt störende Symptome wie Sodbrennen und saures Aufstoßen verursacht. Auch sind Brustschmerzen, Heiserkeit und Husten als atypische Reaktionen möglich. Die differenzierte Diagnosestellung ist durchaus komplex und sollte ärztlich gesichert werden. Bei leichten Verlaufsformen kann häufig eine ausreichende Symptomenkontrolle durch die Bedarfstherapie mit säurehemmenden Substanzen wie Antazida, H_2-Antihistaminika oder als Mittel der Wahl mit einem Protonenpumpeninhibitor (PPI) erreicht werden. Eine vollständige Säurekontrolle ist bei fast keinem PPI sichergestellt. Die Gabe von 2 x 40 mg Esomeprazol/Tag ist hier eine Ausnahme.

Die Resorption der Azol-Antimykotika Itraconazol und Posaconazol ist abhängig vom pH-Wert des Magensaftes. Optimal ist die enterale Aufnahme bei einem Magen-pH-Wert $< 3{,}5$. Durch den Anstieg des pH-Wertes auf ≥ 4 kann es bei dem Einsatz von Säurehemmern zu einer deutlichen Resorptionsverminderung von Itraconazol kommen, die eine zu vermeidende Wechselwirkung darstellt.

Betrachtet man die hepatische Metabolisierung, so ist festzustellen, dass Itraconazol ein starker Inhibitor des CYP3A4-Isoenzyms ist und mit den entsprechenden Substraten Interaktionspotentiale zu beachten sind.

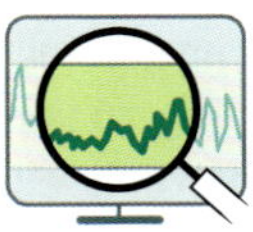

***Empfohlenes Monitoring**:*
Muskelschmerzen, Muskelschwäche, Sodbrennen, Husten.

Lösungsstrategie

Pharmakokinetik und Pharmakologie

Itraconazol wird trotz einer schlechten, pH-abhängigen Löslichkeit enteral relativ gut resorbiert. Die Bioverfügbarkeit (BV) beträgt rund 55 % und kann durch fettreiche Mahlzeiten noch verbessert werden. Allerdings liegt die Substanz nur bei pH-Werten zwischen zwei und vier vollständig gelöst vor, so dass sich bei einer medikamentösen Säurehemmung die Resorption und damit die oben genannte BV deutlich verringert. Durch die Einnahme mit einem Glas eines säurehaltigen Getränkes (Cola-Getränk, Orangensaft) lässt sich die enterale Aufnahme verbessern. Die Einhaltung eines zeitlichen Abstandes ist keine Option, da PPIs die H+/K+-ATP-ase (Protonenpumpe) irreversibel hemmen. Die Neubildung benötigt etwa 36 Stunden, so dass eine lange Wirkdauer vorliegt. Die kurze Halbwertszeit des Prodrugs von ein bis zwei Stunden hat keine klinische Relevanz. Antazida, ein bis zwei Stunden nach dem Essen oder H_2-Antihistaminika zur Nacht eingenommen sind mögliche Therapieoptionen. Die Resorption von Fluconazol ist weitgehend unabhängig vom Magen-pH-Wert und ist, ebenso wie Terbinafin eine mögliche Therapiealternative.

Itraconazol wird über CYP3A4 abgebaut und wirkt stark inhibitorisch auf dieses Enzym. Simvastatin und Lovastatin sind Substrate und die resultierenden erhöhten Plasmakonzentrationen werden mit dem Risiko für das mögliche Auftreten von Myopathien in Zusammenhang gebracht, wobei das Auftreten einer Rhabdomyolyse mit ausgeprägter Myoglobinurie und Nierenversagen sehr selten beobachtet wird. Für Atorvastatin besteht ein Risiko bei Dosierungen größer 20 mg/Tag. Fluvastatin und Rosuvastatin sind potentiell sichere Kombinationspartner für eine Therapie mit CYP3A4-Inhibitoren.

Was sagen die Leitlinien/Studien?

Die S2k-Leitlinie „Gastroösophagale Refluxkrankheit und eosinophile Ösophagitis“ (1) beschreibt die Linderung der Symptome, unabhängig von ihrer spezifischen Erscheinungsform, als einen zentralen Punkt der GERD-Behandlung. Oftmals wird eine vollständige Beschwerdefreiheit nicht erreicht. Die Symptomenkontrolle mit PPIs ist dabei Mittel der Wahl.

Optimiertes Vorgehen

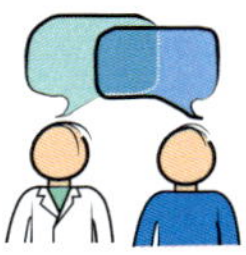

Beratung des medizinischen Personals

Itraconazol wird, aufgrund des unter PPI erhöhten gastralen pH-Wertes und der daraus resultierenden verminderten Löslichkeit, nur eingeschränkt resorbiert. Am einfachsten kann die Aufnahme durch die gleichzeitige Einnahme mit einem Glas Cola-Getränk (pH 2–3) verbessert und gesichert werden.

Simvastatin 20 mg sollte auf Rosuvaststin mit einer Äquivalenzdosis von 5 mg umgestellt werden um das Risiko möglicher Myopathien durch die CYP3A4-Enzymhemmung zu vermeiden. Rosuvastatin wird nur in einem geringen Ausmaß über CYP3A4 verstoffwechselt.

Patientenhinweise

Die Einnahme von Itraconazol soll mit einem Glas Cola-Getränk erfolgen. Die magensaft-resistent umhüllte Pantoprazol-Fimtablette sollte unzerkaut, unzerbrochen und nüchtern eine Stunde vor dem Frühstück oder dem Abendessen eingenommen werden.

Optimierter Medikationsplan

Wirkstoff	Handelsname	Stärke	Form	morgens	mittags	abends	zur Nacht	Einheit	Hinweise	Grund
Verordnete Dauermedikation										
Rosuvastatin	ROSUVASTATIN HEUMANN 5MG	5 mg	Tabl	0	0	0	1	Stück		Erhöhter Cholesterinwert
Itraconazol	ITRACONAZOL HEUMANN 100MG	100 mg	Kaps	1	0	0	0	Stück	Einnahme mit einem Glas Cola-Getränk	Pilzerkrankung
Candesartan	Candesartan	16 mg	Tabl	1	0	0	0	Stück		Hypertonie
Selbstmedikation										
Pantoprazol	PANTOPRAZOL 1A PHARMA 20MG	20 mg	Tabl	Nach Bedarf				Stück	1 h vor dem Essen	Sodbrennen

Merke!

Starke CYP3A4-Inhibitoren wie Itraconazol können auch die Plasmaspiegel folgender Substrate erhöhen und damit relevante Nebenwirkungen auslösen: Apixaban, Ciclosporin, Edoxaban, Eplerenon, Phenprocoumon, Rivaroxaban.

PPIs können die enterale Resorption von Substanzen mit pH-abhängiger Löslichkeit wie Itraconazol, Atazanavir, Indinavir, Dasatinib, Bosutinib und Nilotinib verringern.

Was noch?

PPIs sind säureinstabil und kommen als magensaftresistent umhüllte Darreichungsformen in den Handel. Monolithisch magensaftresistent umhüllte Tabletten wie Pantoprazol sollen nüchtern, eine Stunde vor dem Essen eingenommen werden. Für MUPS-Zubereitungen (Multiple Unit Pellet System) gilt diese Einschränkung nicht, da sie nahrungsunabhängig den geschlossenen Pylorus passieren.

Eine gleichzeitige Behandlung mit Fluconazol oder Itraconazol und Vitamin-K-Antagonisten soll nicht erfolgen, da dies das Blutungsrisiko erheblich erhöht (2).

Siehe auch Fall 11.1 Dasatinib

Literatur

1. S2k-Leitlinie Gastroösophagale Refluxkrankheit und eosinophile Ösophagitis der Deutschen Gesellschaft für Gastroenterologie, Verdauungs- und Stoffwechselkrankheiten (DGVS), März 2023. https://register.awmf.org/de/leitlinien/detail/021-013
2. S2k-Leitlinie Arzneimitteltherapie bei Multimorbidität – Living Guideline. AWMF-Registernummer: 100–001, Federführende Fachgesellschaft: Deutsche Gesellschaft für Innere Medizin (DGIM), Stand: Februar 2023

8.3 Domperidon

Fallbeschreibung

Ein 72-jähriger Patient mit einem benignen Prostatasyndrom nimmt einen Alpha-1-Blocker zur Symptomenkontrolle ein. Aufgrund chronischer, gastrointestinaler Motilitätsstörungen erfolgt die regelmäßige Verordnung von Domperidon. Weiterhin besteht eine Monotherapie des Typ-2-Diabetes mit Metformin und die Hypertonie wird mit einer Kombination aus Amlodipin und Hydrochlorothiazid (HCT) behandelt.

Fakten

Patientendaten		
Alter: 72	Größe: 173 cm	eGFR: 62 ml/min
Geschlecht: ♂	Gewicht: 87 kg	BMI: 26 kg/m^2

Arzneimittel	Dosierung	Indikation
1. Alfuzosin 5 mg Tabl.	0-0-0-1	Prostatasyndrom
2. Metformin 1000 mg Tabl.	1-0-1-0	Diabetes mellitus Typ 2
3. Amlodipin 5 mg Tabl.	1-0-0-0	Hypertonie
4. Hydrochlorothiazid 12,5 mg Tabl.	1-0-0-0	Hypertonie
5. Domperidon 10 mg Tabl.	2-2-2-0	Motilitätsstörung

Überlegungen

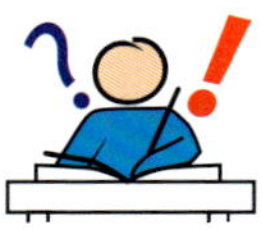

Fragen

- Was sind Motilitätsstörungen des Magens?
- Liegt eine Risikokonstellation für das Auftreten von spezifischen Nebenwirkungen vor?
- Welche Nebenwirkung ist hier klinisch relevant?

Antworten

Eine funktionelle, ausgeprägte Verzögerung der Magenentleerung ohne ursächliche mechanische Obstruktion wird als Gastroparese definiert. Diese Motilitätsstörung führt zu abdominellen Schmerzen, Völlegefühl, Übelkeit und Erbrechen und ist mit einer deutlich eingeschränkten Lebensqualität verbunden. Diabetes mellitus gehört dabei zu den wichtigen ursächlichen Auslösern. Patienten mit Gastroparese sollten als erste Maßnahme eine Ernährungsberatung erhalten. Für die medikamentöse Therapie können Prokinetika eingesetzt werden.

Das hier verordnete Prokinetikum Domperidon kann zu kardialen Störwirkungen führen, indem es die QTc-Zeit verlängert und dadurch proarrhythmogen wirkt. Eine Herzrhythmusstörung in Form einer ventrikulären Tachykardie, die als Torsade-de-Pointes-Arrhythmie (TdP) bezeichnet wird, kann die Folge sein. Das kardiale Risiko kann bei einer unter HCT auftretenden Hypokaliämie verstärkt werden. Gleiches gilt für Alfuzosin, das zusätzlich eine leichte Verlängerung des QTc-Intervalls bewirkt.

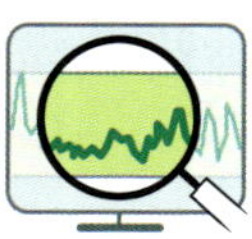

***Empfohlenes Monitoring**:*
Schwindel, Übelkeit, Völlegefühl, Pulsrasen.

Lösungsstrategie

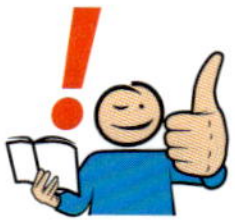

Pharmakokinetik und Pharmakologie

Durch die Hemmung transmembranärer Kaliumströme können Arzneimittel die Repolarisation des Herzens verzögern und die Aktionspotentialdauer verlängern. Dieses spiegelt sich in der Verlängerung des QTc-Intervalls wider. Klinisch besteht hierdurch ein erhöhtes proarrhythmisches Potential bis hin zur Ausbildung eines Long-QT-Syndroms. Das Risiko für eine klinische Manifestation erhöht sich unter anderen bei einer Hypokaliämie, Bradykardie und durch die gleichzeitige Einnahme mehrerer die QTc-Zeit verlängernder Medikamente. Im vorliegenden Fall sind die mögliche Elektrolytverschiebung durch das Diuretikum und die QTc-Verlängerung durch Alfuzosin zusätzliche Risikofaktoren für die Therapie mit dem hoch dosierten und stark QTc-Zeit-verlängernden Domperidon.

Zur Verringerung der Risiken ist die zugelassene Tageshöchstdosis für Domperidon von 3 x 10 mg/Tag einzuhalten; Elektrolyte sind engmaschig zu kontrollieren. Die in der Fachinformation geforderte Beschränkung der Therapiedauer auf sieben Tage ist für diese chronische Erkrankung oft nur schwer realisierbar. Aufgrund der möglichen extrapyramidalen Nebenwirkungen ist auch Metoclopramid keine unproblematische Alternative. Beide Substanzen sind seit 2014 nicht mehr für die Indikation Gastroparese zugelassen, da keine kontrollierten Langzeitstudien vorliegen. Sinnvoll ist die Verteilung der Nahrung auf vier bis sechs kleine Mahlzeiten pro Tag.

Was sagen die Leitlinien/Studien?

Studien zeigen, dass rund 2 % der Bevölkerung Symptome aufweisen, die eine verzögerte Magenentleerung wahrscheinlich machen. Eine Metaanalyse randomisierter, kontrollierter Studien belegt, dass Metoclopramid und Domperidon die Motilität bei Patienten mit unterschiedlichen Motilitätsstörungen bessern (1). Allerdings ist aufgrund fehlender Langzeitstudien aktuell eine zugelassene medikamentöse Therapieoption für diese Indikation nicht verfügbar, so dass in Abhängigkeit von der Symptomatik ein empirischer Off-lable-Einsatz notwendig sein kann. Dabei kommen auch Erythromycin als Motilin-Agonist und Prucaloprid als 5-Hydroxytryptamin-Agonist zu Anwendung (2).

Optimiertes Vorgehen

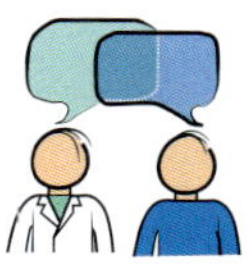

Beratung des medizinischen Personals

Es sollte eine Dosisreduktion von Domperidon auf 3 x 10 mg/Tag erfolgen, da das mögliche Auftreten von Herzrhythmusstörungen dosisabhängig ist. Zur weiteren Risikoreduktion ist die engmaschige Überwachung und gegebenenfalls die Korrektur der Serumelektrolyte sowie eine regelmäßige elektrokardiographische Untersuchung (EKG) angezeigt. Diätische Maßnahmen sind eine wichtige Basis der Gastroparesebehandlung. Auf eine gute Diabetes-Einstellung ist zu achten.

Patientenhinweise

Zur Vermeidung und Reduktion von Schmerzen, Übelkeit und Völlegefühl durch die gestörte Magenentleerung ist die Verteilung der Nahrung auf vier bis sechs kleine Mahlzeiten pro Tag sinnvoll. Empfohlen wird eine fett- und ballaststoffarme Diät. Auf Pulsrasen als mögliches Anzeichen für eine kardiale Störwirkungen sollte geachtet werden.

Optimierter Medikationsplan

Wirkstoff	Handelsname	Stärke	Form	morgens	mittags	abends	zur Nacht	Einheit	Hinweise	Grund
Dauermedikation										
Alfuzosin	ALFUZOSIN STADA 5MG	5 mg	RetTabl	1	0	0	0	Stück	Unzerteilt nach dem Essen	Prostatasyndrom
Metformin	METFORMIN - CT 1000MG	1000 mg	Tabl	1	0	1	0	Stück		Diabetes mellitus
Amlodipin	AMLODIPIN AAA 5MG TABL	5 mg	Tabl	1	0	0	0	Stück		Hypertonie
Hydrochlorothiazid	HCT HEXAL 12.5MG	12.5 mg	Tabl	1	0	0	0	Stück		Hypertonie
Domperidon	DOMPERIDON STADA 10MG	10 mg	Tabl	1	1	1	0	Stück	15-30 min nach dem Essen	Verzögerte Magenentleerung

Merke!

Domperidon kann insbesondere zusammen mit entsprechenden anderen Wirkstoffen und Kofaktoren eine medikamentenbedingte QTc-Zeit-Verlängerung und TdP auslösen.

Was noch?

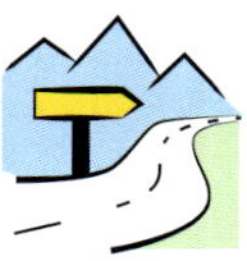

Mit dem „Tisdale Score" ist eine Quantifizierung des Risikos für eine QTc-Verlängerung auf der Basis von patientenindividuellen Risikofaktoren möglich (3).

Siehe auch Fall 10.2 Clarithromycin und Fall 1.1 Citalopram

Literatur

1. Asrani VM, Yoon HD, Megill RD et al. Interventions That Affect Gastrointestinal Motility in Hospitalized Adult Patients: A Systematic Review and Meta-Analysis of Double-Blind Placebo-Controlled Randomized Trials. Medicine (Baltimore) 95 (2016), e2463
2. Keller J et al.: Update S3-Leitlinie Intestinale Motilitätsstörungen Z Gastroenterol 60 (2022), 192–218
3. Tisdale JE, Jaynes HA, Kingery JR, et al. :Development and validation of a risk score to predict QT interval prolongation in hospitalized patients. Circ Cardiovasc Qual Outcomes. 6 (2013), 479–487.

9 Diuretika und Urologika

9.1 Hydrochlorothiazid

Fallbeschreibung

Eine 74-jährige Patientin möchte in der Apotheke eine erweiterte Medikationsberatung bei vorhandener Polymedikation in Anspruch nehmen. Sie leidet seit vielen Jahren an Diabetes mellitus Typ 2 und Hypertonie. Vor kurzem hat sie das Medikament Jardiance® (Empagliflozin) neu verordnet bekommen. Seit ein paar Tagen hat sie mit häufigem nächtlichem Harndrang zu tun – beim Aufstehen wird ihr dann oft schwindlig. Sie möchte deshalb die Medikation überprüfen lassen. Sie hat eine eigene Auflistung ihrer Medikamente und des Einnahmeschemas mitgebracht. Die selbst gemessenen Blutdruckwerte sind schwankend.

Fakten

Patientendaten			
Alter: 74	Größe: 173 cm	eGFR: 70 ml/min	HbA_{1c}: 7,1 %
Geschlecht: ♀	Gewicht: 90 kg	BMI: 30 kg/m²	Blutdruck: 140/85–125/70 mmHg (Eigenmessung der Patientin)

Arzneimittel	Dosierung	Indikation
1. Metformin 1000 mg Filmtabl.	1-0-1-0	Diabetes Typ 2
2. Empagliflozin 10 mg Filmtabl.	1-0-0-0	Diabetes Typ 2
3. Candesartan 16 mg Filmtabl.	1-0-0-0	Hypertonie
4. Lercanidipin 20 mg Tabl.	1-0-0-0	Hypertonie
5. Candesartan/HCT comp. 16/12,5 mg Tabl.	0-0-1-0	Hypertonie
6. Atorvastatin 20 mg Tabl.	0-0-1-0	Hypercholesterinämie

Überlegungen

Fragen

- Welche arzneimittelbezogenen Probleme (ABP) fallen bezüglich der Medikation auf?
- Welche davon sind als relevant einzustufen?
- Können der nächtliche Harndrang und der Schwindel auf ABP zurückzuführen sein?

Antworten

Bei einer systematischen Prüfung auf arzneimittelbezogene Probleme entsprechend der BAK-Leitlinie Medikationsanalyse können folgende ABP detektiert werden:

Betroffene Medikamente	ABP	Relevanz / Folgen für die Patientin
Candesartan	Doppelmedikation (Mono- und Kombipräparat) Ggf. unzweckmäßiges Dosierintervall	Eher nicht relevant. Aufteilung auf zwei Tagesdosen kann erwünscht sein. Patientenindividuelle normotensive Blutdruckeinstellung über Tag und Nacht ist leitliniengerecht.
HCT + orale Antidiabetika allgemein	Interaktion (Beeinträchtigung der Glukosetoleranz)	Wenn der HbA_{1c}-Wert im Zielbereich liegt, nicht relevant
HCT + Empagliflozin	Interaktion (verstärkter diuretischer Effekt mit Risiko für Dehydrierung und Blutdruckabfall)	Verstärkte Blutdrucksenkung häufig erwünscht, im konkreten Fall könnte eine nächtliche Hypotonie den Schwindel erklären.
HCT	Unzweckmäßiger Anwendungszeitpunkt (abends)	Plausible Erklärung für verstärkten nächtlichen Harndrang.
Empagliflozin	UAW-Verdacht	Unter Empagliflozin-Therapie treten bei 1–10 % der behandelten Patienten Harnwegsinfekte auf. Häufiger Harndrang kann ein Symptom sein.

Der vermehrte nächtliche Harndrang wird sehr wahrscheinlich durch die *abendliche Gabe* von Hydrochlorothiazid (HCT) verursacht. Möglicherweise hat die Patientin die Einnahme–Zeitpunkte des Candesartan-Monopräparates mit dem Kombipräparat verwechselt. Falls neben dem häufigen Harndrang auch Symptome wie Brennen beim Wasserlassen bestehen, sollte ein Harnwegsinfekt ärztlich ausgeschlossen werden.

Schwindel kann viele Ursachen haben. Da Empagliflozin neu angesetzt wurde, ist möglicherweise ein ungewohnt niedriger Blutdruck der Grund. Die Patientin könnte zur Überprüfung nachts den Blutdruck messen. Tagsüber sollte auf eine ausreichende Trinkmenge geachtet werden.

Lösungsstrategie

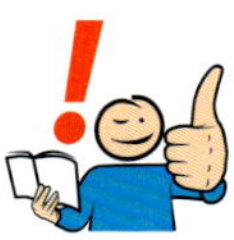

Pharmakokinetik und Pharmakologie

HCT erreicht sein Wirkmaximum zwei bis fünf Stunden nach der Einnahme. Bei abendlicher Anwendung tritt der maximale diuretische Effekt daher in der Nacht ein und kann Harndrang verursachen. In der Fachinformation wird die Einnahme am Morgen empfohlen.

Empagliflozin hemmt den Natrium-Glukose-Cotransporter (SGLT-2) im proximalen Tubulus der Niere und bewirkt durch die verstärkte renale Glukose-Ausscheidung eine osmotische Diurese. Neben der moderaten Senkung des Blutzuckers besteht ein synergistischer antihypertensiver Effekt, der bei Patienten mit metabolischem Syndrom oftmals erwünscht ist.

Was sagen die Leitlinien/Studien?

Bei einer Typ-2 A-Medikationsanalyse wird entsprechend der BAK-Leitlinie „Medikationsanalyse" systematisch auf 13 verschiedene arzneimittelbezogene Probleme geprüft. Die ermittelten ABP müssen dann auf ihre *Relevanz* hin bewertet und priorisiert werden. Dabei muss insbesondere berücksichtigt werden, ob der Patient Beschwerden/Symptome beschreibt, die darauf hindeuten, dass ein ABP tatsächlich Probleme verursacht. Das gleiche ABP kann bei verschiedenen Patienten somit unterschiedlich bewertet werden. Für relevante ABP müssen Lösungsvorschläge erarbeitet werden, die dem aktuellen Stand der Wissenschaft entsprechen.

In der Nationalen Leitlinie Hypertonie ist angegeben, dass eine normotensive Blutdruckeinstellung über den Tag und die Nacht erreicht werden soll. Dabei können explizit patientenindividuelle Einnahmezeitpunkte verwendet werden Dies soll unter Berücksichtigung von Adhärenz, Komedikation und unerwünschten Wirkungen erfolgen. Eine Abweichung von den Angaben der Fachinformation bezüglich Dosierintervall und Anwendungszeitpunkt ist somit nicht selten und als leitliniengerecht zu bewerten.

Optimiertes Vorgehen

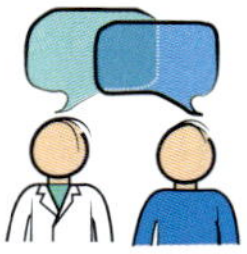

Beratung des medizinischen Personals

Die Patientin beschreibt aktuell vermehrt nächtlichen Harndrang und Schwindel beim Aufstehen. Der Harndrang ist sehr wahrscheinlich auf die (ggf. unbeabsichtigte) abendliche Einnahme von HCT zurückzuführen. Daher sollte HCT möglichst morgens eingenommen werden. Eventuell besteht nach Neuverordnung von Empagliflozin eine nächtliche Hypotonie und/oder ein Harnwegsinfekt. Bei ausbleibender Besserung, trotz morgendlicher HCT-Einnahme, sollte dies kontrolliert werden.

Beratung der Patientin

Sie nehmen aktuell abends eine harntreibende Tablette ein. Diese wirkt dann nachts am stärksten und Sie müssen zur Toilette. Daher ist es günstiger, die Tablette morgens einzunehmen. Tagsüber sollten Sie dennoch darauf achten, genügend zu trinken, damit Ihnen nicht schwindlig wird. Wenn Ihnen nachts schwindlig ist, könnten Sie einmal Ihren Blutdruck messen. Falls sich nächtlicher Handrang und Schwindel nicht bessern, ist eine ärztliche Abklärung angezeigt.

Optimierter Medikationsplan

Wirkstoff	Handelsname	Stärke	Form	morgens	mittags	abends	zur Nacht	Einheit	Hinweise	Grund
Verordnete Dauermedikation										
Lercanidipin	Lercanidipin-HCL STADA 20mg Filmtabletten	20 mg	Tabl	1	0	0	0	Stück		Hypertonie
Candesartan Hydrochlorothiazid	Candesartan comp PUREN 16 mg/ 12.5 mg ...	16/12,5mg	Tabl	1	0	0	0	Stück		Hypertonie
Empagliflozin	Jardiance 10mg	10 mg	Tabl	1	0	0	0	Stück		Diabetes mellitus Typ 2
Metformin	Metformin HEXAL 1000mg Filmtabletten	1000 mg	Tabl	1	0	1	0	Stück		Diabetes mellitus Typ 2
Candesartan	Candesartan AL 16 mg Tabletten	16 mg	Tabl	0	0	1	0	Stück		Hypertonie
Atorvastatin	Atorvastatin - 1 A Pharma 20mg Filmtabletten	20 mg	Tabl	0	0	1	0	Stück		Cholesterinsenkung

Merke!

Einnahme von Diuretika möglichst immer *morgens*!

Die *individuelle* Situation des Patienten entscheidet, ob ein ABP relevant ist oder nicht.

Was noch?

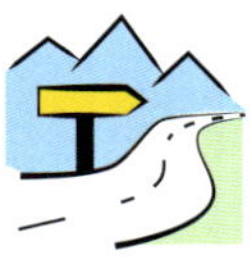

Diuretika und NSAR verursachen wahrscheinlich den größten Teil der Interaktionsmeldungen in der Apothekensoftware. Häufig sind diese Interaktionen nicht relevant, da die Patienten stabil eingestellt sind, oder die NSAR nur sporadisch anwenden. Trotzdem sollte die Relevanz im Einzelfall z. B. bezüglich bestehender Beschwerden und Anwendungshäufigkeit geprüft werden.

Literatur

1. BAK. Kommentar zur Leitlinie der Bundesapothekerkammer zur Qualitätssicherung Medikationsanalyse. Stand der Revision: 09.05.2023
2. Bundesärztekammer (BÄK), Kassenärztliche Bundesvereinigung (KBV), Arbeitsgemeinschaft der Wissenschaftlichen Medizinischen Fachgesellschaften (AWMF). Nationale VersorgungsLeitlinie Hypertonie – Langfassung, Version 1.0. 2023 [cited: 2024-04-11]. DOI: 10.6101/AZQ/000502. www.leitlinien.de/hypertonie.

9.2 Oxybutynin

Fallbeschreibung

Ein 67-jähriger Patient ist nach stationärer Einstellung seiner neuropathischen Schmerzen aus der Klinik entlassen worden. Das Schmerzsyndrom wird mit Amitriptylin behandelt. Schon seit Jahren bekommt der Patient Oxybutynin aufgrund einer Dranginkontinenz. Der Patient legt in der Apotheke entsprechende Entlassungsrezepte vor und fragt zusätzlich nach einem wirksamen Schlafmittel, da er Angst hat, nicht gut einschlafen zu können. Der Klinikaufenthalt wirkt noch nach und er ist abends nervös und unruhig.

Fakten

Patientendaten		
Alter: 67	Größe: 165 cm	eGFR: 63 ml/min
Geschlecht: ♂	Gewicht: 75 kg	BMI: 28 kg/m^2
Arzneimittel	**Dosierung**	**Indikation**
1. Amitriptylin 75 mg Filmtabl.	0-0-0-1	Neuropathische Schmerzen
2. Oxybutynin 2,5 mg Tabl.	1-1-1-0	Dranginkontinenz
3. Diphenhydramin 50 mg Tabl.	0-0-0-1	Einschlafstörungen

Überlegungen

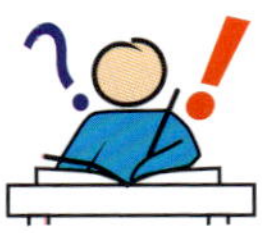

Fragen

- Gibt es hier ein gemeinsames pharmakologisches Prinzip der Wirkstoffe, das zu beachten ist?
- Sind Ältere und Alte besonders vulnerable Patientengruppen?
- Machen die hier relevanten Nebenwirkungen eine pharmazeutische Intervention notwendig?

Antworten

Die Arzneistoffe Amitriptylin, Oxybutynin und Diphenhydramin weisen starke anticholinerge Eigenschaften auf, die sich durch die gemeinsame Gabe kumulativ verstärken. Dabei kann das anticholinerge Potenzial der Wirkstoffe mit Punkten bewertet werden. Die sogenannte anticholinerge Last („anticholinergic burden“: ACB-Score 0-3) addiert sich aus den anticholinergen Effekten der Einzelsubstanzen (1). Siehe hierzu auch 🕮 Teil I, Kapitel 2. Die drei hier eingenommenen Arzneistoffe weisen jede für sich den höchsten ACB-Score von drei auf, sodass ich ein Gesamtscore von neun ergibt. Es kann eine Korrelation aus der sich aus den ACB-Scores ergebenden Last mit den klinischen Effekten angenommen werden. Die Gefahr von verstärkt auftretenden anticholinergen Nebenwirkungen wie Mundtrockenheit, Obstipation, Tachykardie und Schweißminderung ist damit wahrscheinlich. Ein anticholinerges Delir, das sich durch kognitive Störungen, Verwirrtheit, Halluzinationen und Erregungszustände äußern kann, ist möglich. Darüber hinaus ist das Sturzrisiko erhöht, die sedativen Wirkungen verstärken sich, QTc-Zeit Verlängerungen und damit Arrhythmien sind denkbar.

Anticholinerge Effekte können bei älteren Patienten verstärkt auftreten. Daher sollte die Komedikation von anticholinerg wirkenden Substanzen wie Amitriptylin, Oxybutynin und

Diphenhydramin laut PRISCUS-Liste insbesondere bei dieser Patientengruppe vermieden werden (2). Zudem ist zu beachten, dass ältere Patienten aufgrund verringerter Stoffwechselaktivität häufig eine geringere Dosis dieser Arzneistoffe benötigen. Dabei ist der Therapieerfolg, also der Rückgang der Inkontinenz, nur begrenzt gegeben, so dass eine individuelle Therapiebewertung erfolgen muss.

Ab einem ACB-Score ≥ 3 sollte nach Alternativen mit einem geringeren anticholinergen Potenzial gesucht werden. Ist eine Umstellung nicht möglich, sind Dosisreduktionen in Erwägung zu ziehen und/oder die anticholinergen Nebenwirkungen zu überwachen.

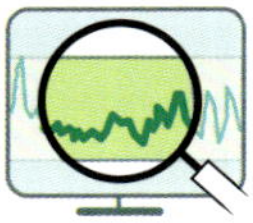

***Empfohlenes Monitoring*:**
EKG, anticholinerge NW, Sedierung, Kognition

Lösungsstrategie

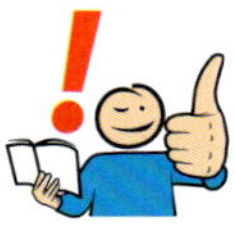

Pharmakokinetik und Pharmakologie

Zur Behandlung neuropathischer Schmerzen können auch die Antikonvulsiva Pregabalin oder Gabapentin eingesetzt werden. Es handelt sich um GABA-Analoga, die keine anticholinergen Eigenschaften aufweisen und deshalb als Alternative zu Amitriptylin in Frage kommen. Gabapentin wirkt in Dosierungen über 1200 mg/Tag geringfügig besser als Placebo. Die Zieldosis wird langsam auftitriert. Pregabalin wird in Tagesdosen von 300-600 mg eingesetzt. Weiterhin wäre ein Therapieversuch mit Duloxetin in Dosierungen von 30-120 mg/Tag möglich. Dieser Wirkstoff hemmt die Wiederaufnahme von Serotonin und Noradrenalin aus dem synaptischen Spalt und zeigt keine signifikante Affinität zu cholinergen Rezeptoren. Da Duloxetin zusätzlich eine Zulassung für die Behandlung der Belastungsinkontinenz besitzt, kann bei diesem Patienten ein Therapieversuch sinnvoll sein. Das individuell unterschiedliche Auftreten der ZNS-Nebenwirkungen ist bei diesen Substanzen zu beachten.

Bei der Behandlung der überaktiven Blase (neurogene Detrusorüberaktivität NDÜ) ist die anticholinerge Wirkung für den therapeutischen Effekt notwendig. Die antimuskarinische Therapie bewirkt ein Niederdruckreservoir und damit eine gewisse Normalisierung der Harnblasenfunktion. Weitere morphologische Veränderungen und Harnwegsinfektionen werden vermieden. Oxybutynin hat das höchste Risko für das Auftreten von kognitiven Störungen. Beim Wirkstoff Trospium wurden unerwünschte zentrale Effekte bisher nicht beobachtet. Daher ist er den Wirkstoffen Oxybutinin, Tolterodin und Solifenacin vorzuziehen. Das Beta-3-Sympathomimetikum Mirabegron wurde 2014 für die Indikation Dranginkontinenz bei Patienten mit überaktiver Blase zugelassen. Es weist keine anticholinergen Eigenschaften auf, und kommt daher ebenfalls als Therapiealternative in Frage. Es gibt jedoch keine Studien, die die Effektivität von Mirabegron zur Linderung des Harndrangs mit den Anticholinergika vergleichen.

Der Einsatz von Diphenhydramin sollte kritisch hinterfragt werden, und gegebenenfalls ist ein Einsatz erst nach Umstellung der Medikation mit einer zeitlichen Begrenzung von zwei Wochen sinnvoll.

Was sagen die Leitlinien/Studien?

In der Nationalen Versorgungsleitlinie „Neuropathie im Erwachsenenalter“ werden zur medikamentösen Schmerztherapie einer sensomotorischen Polyneuropathie in erster Linie trizyklische Antidepressiva, Duloxetin und Pregabalin empfohlen (Empfehlungsgrad B). Darüber hinaus können auch Gabapentin und Opioid-Analgetika mit einem niedrigeren Empfehlungsgrad zum Einsatz kommen (3).

In der Sk2-Leitlinie zur antimuskarinischen Therapie bei neurogener Detrusorüberaktivität werden Anticholinergika als medikamentöse Therapie der ersten Wahl empfohlen. Diese können mit nichtmedikamentösen Maßnahmen wie Verhaltenstherapie, Blasen- und Beckenbodentraining kombiniert werden. Es sollte ein Anticholinergikum mit möglichst geringem Nebenwirkungsprofil ausgewählt werden. Die Nebenwirkungen unterliegen dabei individuellen Schwankungen und sind dosisabhängig (4).

Optimiertes Vorgehen

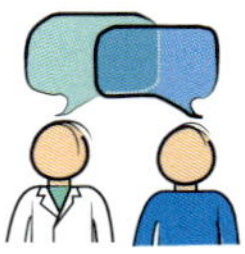

Beratung des medizinischen Personals

Die vorliegende Arzneimittelkombination weist eine hohe anticholinerge Last auf, die klinisch relevant ist. Deswegen sollten die Wirkstoffe Amitriptylin und Oxybutynin ersetzt werden.

Als Therapiealternative zu Amitriptylin zur Behandlung der neuropathischen Schmerzen bietet sich hier der Wirkstoff Duloxetin an, der zusätzlich auch für die Behandlung der Belastungsinkontinenz zugelassen ist. Die Dosierung beträgt 60 mg einmal täglich. Bei unzureichendem Ansprechen kann die Dosis auf maximal 2 x 60 mg täglich gesteigert werden. Nach zwei Monaten sollte der Behandlungserfolg beurteilt werden, da nach diesem Zeitraum keine Wirksamkeitssteigerung mehr zu erwarten ist. Falls das Arzneimittel abgesetzt wird, muss es über einen Zeitraum von mindestens zwei Wochen ausgeschlichen werden. Nichtmedikamentöse Therapien wie zum Beispiel das Blasentraining sind wichtige ergänzende Maßnahmen.

Wird ein weiterer Wirkstoff zur Linderung der Dranginkontinenz benötigt, kann Trospium, 45 mg täglich, verteilt auf drei Einzeldosen, eingesetzt werden, das geringere anticholinerge Eigenschaften als Oxybutynin aufweist und nicht zentral wirksam ist.

Diphenhydramin sollte erst nach der Therapieumstellung und nur bei Bedarf über maximal zwei Wochen eingenommen werden. Pflanzliche Alternativen oder Melatonin können mit den bekannten Limitierungen als Überbrückung dienen.

Der Patient sollte bezüglich des Auftretens anticholinerger Effekte beobachtet werden. Außerdem ist das Auftreten einer QTc-Zeit-Verlängerung möglich.

Patientenhinweise

Aufgrund der Medikation kann es zu Mundtrockenheit und zu Sehstörungen durch eine Verschlechterung der Nah-Fern-Anpassung kommen. Bei ausgeprägter Mundtrockenheit sind eine ausreichende Flüssigkeitszufuhr sowie im Einzelfall Speichelersatzpräparate wirksam. Die Behandlung mit Duloxetin darf nicht plötzlich abgebrochen werden, da sonst Beschwerden wie Schwindel, Kopfschmerzen und Unruhe auftreten können. Das Schlafmittel Diphenhydramin sollte nur im Einzelfall und nicht länger als zwei Wochen angewendet werden.

Optimierter Medikationsplan

Wirkstoff	Handelsname	Stärke	Form	morgens	mittags	abends	zur Nacht	Einheit	Hinweise	Grund
Verordnete Dauermedikation										
Duloxetin	DULOXETIN 1 A PHARMA 60MG HKP	60 mg	Kaps	1	0	0	0	Stück	Aufrecht mit einem Glas Wasser	Schmerzen
Trospium	TROSPIUM 15MG FTA PFLEGER	15 mg	Tabl	1	1	1	0	Stück	30 min vor der Mahlzeit	Harndrang
Selbstmedikation (nur bei unzureichender Wirkung)										
Diphenhydramin	DIPHENHYDRAMIN 50MG	50 mg	Tabl	0	0	0	1	Stück	Bei Bedarf 30 min vor dem Schlafengehen	Schlafstörungen

Merke!

Anticholinerge Wirkstoffe haben eine spezifische anticholinerge Last, die sich bei einer Kombinationstherapie addieren kann und relevante Nebenwirkungen auslöst.

Vor Abgabe von H_1-Antihistaminika als Hypnotika oder Antiemetika in der Selbstmedikation ist die anticholinerge Last und das sedierende Potenzial der Gesamtmedikation zu prüfen.

Ältere Patienten sollen wegen des Risikos anticholinerger Nebenwirkungen nicht mit trizyklischen Antidepressiva behandelt werden (5).

Literatur

1. Kiesel EK, Hopf YM, Drey M: An anticholinergic burden score for German prescribers: score development. BMC Geriatr. 18 (2018), 23
2. Mann NK, Mathes T, Sönnichsen A: Potenziell inadäquate Medikation für ältere Menschen: Priscus 2.0, Dtsch Arztebl Int 120 (2023), 3-10.
3. AWMF: Nationale Versorgungsleitlinie Neuropathie im Erwachsenenalter Version 3.0 2012.
4. AWMF: S2k-Leitlinie Medikamentöse Therapie der neurogenen Dysfunktion des unteren Harntraktes (NLUTD). Version 1.0 Stand: 02.02.2022
5. S2k-Leitlinie Arzneimitteltherapie bei Multimorbidität – Living Guideline AWMF-Registernummer: 100 – 001, Federführende Fachgesellschaft Deutsche Gesellschaft für Innere Medizin (DGIM), Stand: Februar 2023

10 Antiinfektiva

10.1 Cefuroxim

Fallbeschreibung

Eine 66-jährige Patientin hat vom Arzt aufgrund einer ambulant erworbenen Pneumonie Cefuroximaxetil-Tabletten verordnet bekommen. Sie nimmt aufgrund einer Coxarthrose Etoricoxib und als „Magenschutz" Pantoprazol-Tabletten ein. Darüber hinaus ist sie gesund, hat keine weiteren Erkrankungen und Allergien. Sie hat im letzten Jahr keine Fernreisen gemacht, war nicht im Krankenhaus und hat keine Antibiotika erhalten.

Fakten

Patientendaten		
Alter: 66	Größe: 164 cm	eGFR: 69 ml/min
Geschlecht: ♀	Gewicht: 73 kg	BMI: 27 kg/m^2
Arzneimittel	**Dosierung**	**Indikation**
1. Cefuroximaxetil 500 mg Tabl.	1-0-1-0	Pneumonie
2. Etoricoxib 60 mg Tabl.	1-0-0-0	Schmerztherapie Arthrose
3. Pantoprazol 20 mg Tabl.	1-0-0-0	Ulkusprophylaxe

Überlegungen

Fragen

- Ist Cefuroximaxetil Mittel der Wahl zur Behandlung der ambulant erworbenen Pneumonie?
- Liegen Interaktionen vor? Welche therapeutischen Alternativen gibt es?
- Ist die Einnahme von Pantoprazol bei der Schmerztherapie mit Coxiben notwendig?

Antworten

Cefuroximaxetil ist nicht für die ambulant erworbene Pneumonie zugelassen und stellt keine leitliniengerechte Therapie dar. Durch die eingeschränkte orale Bioverfügbarkeit der Substanz und die nur zweimal tägliche Gabe bei kurzer Halbwertszeit von rund einer Stunde ist die Substanz unterdosiert und erhöht das Risiko für Therapieversagen. Die ohnehin geringe orale Resorptionsquote kann durch die Einnahme von Pantoprazol und die damit verbundene Erhöhung des Magen pH-Wertes weiter erniedrigt werden. Für die Therapie der leichten ambulant erworbenen Pneumonie ohne weitere Komorbiditäten ist Amoxicillin Mittel der

Wahl. Da die Patientin nicht im Krankenhaus war und keine Fernreisen unternommen hat, besteht kein Risiko für das Vorhandensein multiresistenter Erreger.

Eine Schmerztherapie mit Coxiben allein ist kein Grund für eine permanente Ulkusprophylaxe mit einem Protonenpumpeninhibitor (PPI).

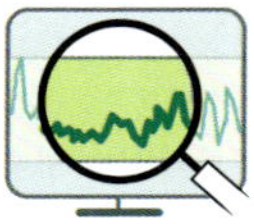

Empfohlenes Monitoring:
Fieber, Magenschmerzen, Diarrhö

Lösungsstrategie

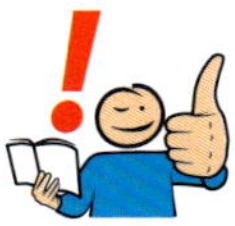

Pharmakokinetik und Pharmakologie

Cefuroximaxetil ist ein orales Cephalosporinantibiotikum der zweiten Generation. Es ist eine Esterverbindung und damit ein Prodrug von Cefuroxim. Die Veresterung erhöht die Resorptionsquote und macht die orale Therapie erst möglich. Allerdings beträgt die orale Bioverfügbarkeit auf nüchternen Magen eingenommen lediglich etwa 35 % und kann durch die gleichzeitige Einnahme mit einer Mahlzeit auf rund 50 % erhöht werden. Somit werden durch die orale Gabe der zugelassenen Maximaldosierung von 500 mg alle zwölf Stunden deutlich geringere Plasmaspiegel erreicht als nach intravenöser Gabe von Cefuroxim-Natrium in der üblichen Dosierung von 750 mg bis 1,5 g alle acht Stunden. Außerdem ist die zweimal tägliche Gabe bei einer Halbwertszeit von rund einer Stunde kritisch zu betrachten, da Betalaktam-Antibiotika eine zeitabhängige Abtötungskinetik aufweisen. Dabei sollen die Antibiotikaspiegel möglichst lange über der Minimalen Hemmkonzentration (MHK) des Erregers sein.

Durch die Gabe von Protonenpumpeninhibitoren und die damit einhergehende Säurehemmung kann die geringe Bioverfügbarkeit von Cefuroximaxetil noch weiter verringert werden, so dass die an sich nur geringe Relevanz dieser Interaktion doch klinisch bedeutsam ist.

Amoxicillin ist ein Antibiotikum aus der Gruppe der Aminopenicilline, das gegenüber dem klassischen Penicillin ein erweitertes Wirkspektrum im gramnegativen Bereich besitzt und auch gegen Haemophilus influenzae als Erreger der Pneumonie wirksam ist. Amoxicillin wird nach oraler Einnahme zu etwa 80 % weitgehend unverändert von der Nahrungsaufnahme resorbiert. Die Einnahme zusammen mit Pantoprazol führt nicht zu einer Verminderung der Bioverfügbarkeit und kann problemlos erfolgen.

Was sagen die Leitlinien/Studien?

Die S3 Leitlinie zur Behandlung von erwachsenen Patienten mit ambulant erworbener Pneumonie empfiehlt eine Einteilung in leichtgradige, mittelschwere und schwere Pneumonien. Eine leichtgradige Pneumonie kann in der Regel ambulant mit folgenden Antibiotika behandelt werden (1).

Schweregradklasse (ambulant erworbene Pneumonie)	Primärtherapie	Alternativtherapie
Leicht (ohne Komorbidität)	Amoxicillin	Doxycyclin Azithromycin, Clarithromycin nachgeordnet: Moxifloxacin, Levofloxacin
Leicht (mit Komorbidität)	Amoxicillin-Clavulansäure	Moxifloxacin, Levofloxacin

Komorbiditäten sind eine chronische Herzinsuffizienz, ZNS-Erkrankungen mit Schluckstörungen, schwere COPD und Bettlägerigkeit. Oralcephalosporine werden in der Leitlinie wegen Unterdosierung und signifikant häufigerem Therapieversagen nicht empfohlen. Darüber hinaus sind sie Risikofaktor für die Ausbreitung von Extended-Spectrum-Betalaktamasen (ESBL) und begünstigen die Selektion von *Clostridioides difficile* (bis 2016 *Clostridium difficile*).

Die S2k-Leitlinie zur gastroduodenalen Ulkuskrankheit empfiehlt bei Einnahme eines Coxibs die prophylaktische Gabe eines PPIs nur dann, wenn ein weiterer Risikofaktor für das Auftreten eines Ulkus vorliegt (2). Risikofaktoren sind zum Beispiel eine Ulkusanamnese, Multimorbidität oder die Einnahme von gerinnungsaktiven Substanzen wie ASS, P2Y12-Inhibitoren, Antikoagulanzien oder Selektive-Serotonin-Reuptake-Inhibitoren (SSRI).

Optimiertes Vorgehen

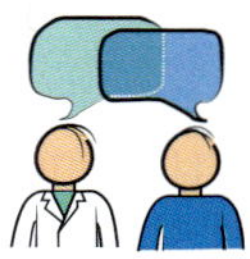

Beratung des medizinischen Personals

Cefuroximaxetil ist nicht für die Behandlung einer Pneumonie zugelassen und wird laut Leitlinie explizit nicht empfohlen. Die Hauptgründe sind die schlechte Bioverfügbarkeit und die unzureichende Dosierung und das erhöhte Risiko der Selektion von *Clostridioides difficile* und ESBL. Durch die gleichzeitige Einnahme eines Protonenpumpeninhibitors ist zu erwarten, dass die Bioverfügbarkeit weiter abnimmt, so dass ein Therapieversagen möglich ist. Aus diesen Gründen sollte dem Patienten Amoxicillin 1 g alle acht Stunden verordnet werden, das in der Leitlinie Mittel der Wahl ist und keine Interaktion mit Pantoprazol zeigt.

Allerdings ist die Indikation für die Dauertherapie mit Pantoprazol kritisch zu hinterfragen. Zwar sind Protonenpumpeninhibitoren gut verträglich, die Langzeitanwendung kann aber möglicherweise das Risiko für Osteoporose und Frakturen, sowie für Darminfektionen mit *Clostridioides difficile* erhöhen.

Da Menschen über 60 Jahre ein erhöhtes Risiko für schwere invasive Pneumokokkenerkrankungen haben, ist die von der Ständigen-Impfkommission (STIKO) empfohlene Impfung mit dem 20-valenten Pneumokokkenimpfstoff PCV20 in Erwägung zu ziehen.

Patientenhinweise

Amoxicillin-Filmtabletten sollen unzerkaut mit reichlich Flüssigkeit eingenommen werden.

Die gleichzeitige Aufnahme von Nahrung hat keinen Einfluss auf die Resorption von Amoxicillin. Um die Wirksamkeit des Antibiotikums zu optimieren, sollte die Einnahme gleichmäßig über den Tag alle acht Stunden erfolgen.

Die magensaftresistent umhüllte Pantoprazol-Fimtablette sollte unzerkaut, unzerbrochen und nüchtern eine Stunde vor dem Frühstück oder dem Abendessen eingenommen werden.

Die Einnahme von Etoricoxib kann unabhängig von einer Mahlzeit erfolgen.

Optimierter Medikationsplan

Wirkstoff	Handelsname	Stärke	Form	morgens	mittags	abends	zur Nacht	Einheit	Hinweise	Grund
Verordnete Dauermedikation										
Amoxicillin	AMOXICILLIN AL 1000	1000 mg	Tabl	1	1	1	0	Stück	alle 8 Stunden	Lungeninfektion
Pantoprazol	PANTOPRAZOL STADA 40MG	40 mg	Tabl	1	0	0	0	Stück	1 h vor dem Frühstück	Magenschutz
Etoricoxib	ETORICOXIB STADA 60MG	60 mg	Tabl	0	0	1	0	Stück		Schmerzen

Merke!

Aminopenicilline sind die Leitsubstanzen zur Therapie einer leichten ambulant erworbenen Pneumonie, orale Cephalosporine sind nicht empfohlen.

Was noch?

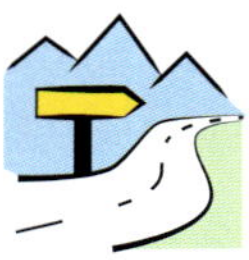

Ebenso wie Oralcephalosporine ist Sultamicillin bei der Behandlung der ambulant erworbenen Pneumonie nicht mehr empfohlen. Die Datenlage ist unzureichend und die Dosis der Penicillinkomponente wird als zu niedrig angesehen.

Clostridioides difficile (CD) ist ein obligat anaerobes Stäbchen mit der Fähigkeit zur Sporenbildung. CD verursacht 15–20 % der antibiotikaassoziierten Durchfallerkrankungen. Prinzipiell können alle Antibiotika das Risiko für CD-Infektionen (CDI) erhöhen, es ist jedoch nach Gabe von Cephalosporinen, Clindamycin, und Ciprofloxacin besonders hoch. Die Therapie von CDI soll mit Vancomycin *per os* oder Fidaxomycin erfolgen, orales Metronidazol ist nicht mehr Mittel der Wahl.

Literatur

1. S3 Leitline: Behandlung von erwachsenen Patienten mit ambulant erworbener Pneumonie 2021. https://register.awmf.org/assets/guidelines/020-020l_S3_Behandlung-von-erwachsenen-Patienten-mit-ambulant-erworbener-Pneumonie__2021-05.pdf
2. Aktualisierte S2k Leitlinie Helicobacter pylori und gastroduodenale Ulkuskrankheit der Deutschen Gesellschaft für Gastroenterologie, Verdauungs- und stoffwechselkrankheiten (DGVS) https://register.awmf.org/assets/guidelines/021-001l_S2k_Helicobacter-pylori-gastroduodenale-Ulkuskrankheit_2022-07_1.pdf

10.2 Clarithromycin

Fallbeschreibung

Ein 68-jähriger Patient legt ein Rezept über Clarithromycin vor, das er von der Vertretung seines Hausarztes aufgrund einer ambulant erworbenen Pneumonie bekommen hat. Der Patient berichtet von einer Penicillinallergie, die seit dem Kindesalter bestünde. Da es sich um einen Stammkunden handelt, wissen Sie, dass er aufgrund einer Hypercholesterinämie und einer Hypertonie Simvastatin 40 mg und Ramipril 5 mg einnimmt.

Fakten

Patientendaten		
Alter: 68	Größe: 182 cm	Raucher: nein
Geschlecht: ♂	Gewicht: 85 kg	BMI: 26 kg/m^2
Arzneimittel	**Dosierung**	**Indikation**
1. Clarithromycin 500 mg Filmtabl.	1-0-1-0	Pneumonie
2. Simvastatin 40 mg Filmtabl.	0-0-0-1	Hypercholesterinämie
3. Ramipril 5 mg Tabl.	1-0-0-0	Hypertonie

Überlegungen

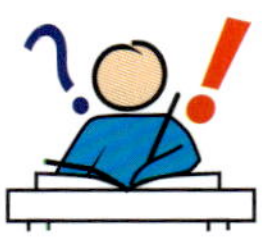

Fragen

- Wie ist die berichtete Penicillinallergie zu bewerten?
- Ist Clarithromycin ein geeignetes Antibiotikum zur Therapie einer Pneumonie bei Patienten mit Penicillinallergie?
- Sind durch die Therapie Arzneimittelinteraktionen zu erwarten?

Wenn ja, welche Alternativen gibt es?

Antworten

Rund 10 % der Patienten in Europa und den USA geben anamnestisch eine Penicillinallergie an, die aber nur bei einem kleinen Teil der Betroffenen durch Testung bestätigt werden kann. Häufig werden unklare Reaktionen, Nebenwirkungen oder parainfektiöse Hautreaktionen in der Kindheit als Allergie eingeordnet. Vermeintliche Penicillinallergien bewirken häufig Behandlungen mit weniger wirksamen, toxischeren Antiinfektiva und führen zu vermehrten Antibiotikaresistenzen und höheren Kosten im Gesundheitssystem. Da sich Penicillinallergien über die Zeit abschwächen, ist das Risiko bei diesem Patienten wahrscheinlich als gering einzuschätzen. Zur Absicherung zukünftiger Therapien sollte eine abklärende allergologische Diagnostik erfolgen. In der vorliegenden Situation sind die beiden Makrolide Clarithromycin und Azithromycin neben Doxycyclin Mittel der Wahl für die Therapie einer leichten Pneumonie ohne weitere Komorbiditäten.

Allerdings ist die gleichzeitige Anwendung von Clarithromycin und Simvastatin aufgrund der CYP3A4-inhibitorischen Wirkung von Clarithromycin kontraindiziert. Bei gemeinsamer Gabe steigt die Plasmakonzentration von Simvastatin und es besteht ein erhöhtes Risiko für Muskelschmerzen bis hin zu manifesten Myopathien und Rhabdomyolyse. Durch Umstellung auf Azithromycin kann dieses Risiko minimiert werden. Alternativ wäre auch die Therapie mit Doxycyclin, oder die Umstellung auf ein Statin, das nicht durch CYP3A4 metabolisiert wird, wie Rosuvastatin oder Fluvastatin, möglich.

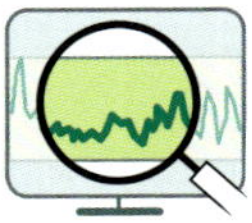

***Empfohlenes Monitoring**:*
Muskelschmerzen, Muskelschwäche, Creatininkinase-Wert (CK), EKG (QTc-Zeit Verlängerung).

Lösungsstrategie

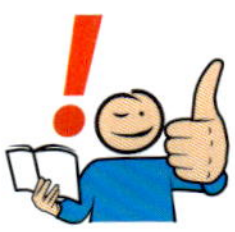

Pharmakokinetik und Pharmakologie

Clarithromycin ist, ebenso wie Erythromycin, ein starker Inhibitor des Cytochrom-P450-Isoenzyms CYP3A4. Da Simvastatin in hohem Maße über CYP3A4 abgebaut wird, steigt bei gleichzeitiger Gabe die Simvastatin-AUC um bis zu 900 % an. Hierdurch wird das Risiko von Myopathien und Rhabdomyolyse erhöht. Unter Rhabdomyolyse versteht man den Zerfall von Muskelfasern, der sich in Symptomen wie Muskelschmerzen, Ausscheidung von rötlichbraunem Urin bis hin zum Nierenversagen äußert. Das Syndrom geht mit einem raschen deutlichen Anstieg des Serum-Creatininkinase-Wertes einher. Azithromycin inhibiert das Cytochrom P450-System nicht und verursacht damit deutlich weniger Interaktionen als Clarithromycin. Es ist somit eine Alternative bei Patienten, denen Clarithromycin aufgrund der Interaktionen nicht gegeben werden kann.

Clarithromycin und Azithromycin zeigen vergleichbare antimikrobielle Wirkung, unterscheiden sich aber deutlich in Ihrer Pharmakokinetik.

	Azithromycin	Clarithromycin
Bioverfügbarkeit	37 %	55 %
Verteilungsvolumen	31–33 l/kg KG	4 l/kg KG
C_{max}	0,4 µg/ml	2,1–2,4 µg/ml
Halbwertszeit	40–68 h	4,3–4,9 h
AUC	3,4 µg/ml x h	12–18,9 g/ml x h

Wie an den äquivalenten Dosierungen der oralen und intravenösen Form zu erkennen, ist die Bioverfügbarkeit für die orale Therapie der leichten und mittelschweren Pneumonie ausreichend. In der Regel beträgt die Dauer der antimikrobiellen Therapie bei einer leichten bis mittelschweren Pneumonie fünf Tage. Aufgrund der langen Halbwertszeit und der langen Persistenz der Substanz im Gewebe, die sich im hohen Verteilungsvolumen ausdrückt, ist bei Azithromycin eine Therapiedauer von drei Tagen (500 mg alle 24 h) ausreichend. Wegen der geringen Plasmakonzentrationen und der bis zu zehn Tage langen Verweildauer im Gewebe, auch in subtherapeutischen Spiegeln, steht Azithromycin im Verdacht bakterielle Resistenzen zu fördern. Es sollte nur eingesetzt werden, wenn Clarithromycin aufgrund von Interaktionen nicht gegeben werden kann.

Was sagen die Leitlinien/Studien?

Laut der S3 Leitlinie zur ambulant erworbenen Pneumonie ist Amoxicillin aufgrund des günstigen Nebenwirkungsprofiles, der guten Wirksamkeit und der günstigen Resistenzsituation, Mittel der Wahl bei einer leichten ambulant erworbenen Pneumonie (1). Makrolide und Doxycyclin werden alternativ empfohlen, sollten aufgrund der höheren Pneumokokken-Resistenzraten von 8–10 % aber nur bei Allergien oder Unverträglichkeit zum Einsatz kommen. Moxifloxacin sollte aufgrund der Anwendungsbeschränkungen für Fluorchinolone bei leichteren Infektionen nur nachgeordnet gegeben werden. Aufgrund der hohen Zahl an vermeintlichen Penicillinallergien werden Strategien empfohlen, um eine Penicillinallergie zu hinterfragen. Die DGIM empfiehlt hierfür den PEN-FAST-Score, der mit nur drei Fragen eine gute Abschätzung der Wahrscheinlichkeit für das Vorliegen einer Penicillinallergie erlaubt, so dass ein Entfernen aus der Krankenakte (Delabeling) ggf. möglich wird. Grundsätzlich wäre es wünschenswert alle Patienten mit anamnestisch erhobenen Penicillinallergien allergologisch abzuklären. Darüber hinaus empfiehlt die Leitlinie explizit die Beachtung von Arzneimittelinteraktionen bei Verordnung der antiinfektiven Substanz. Exemplarisch werden hier die Interaktionen von Clarithromycin mit Statinen und die Interaktion von Makroliden und Fluorchinolonen mit anderen QTc-Zeitverlängernden Substanzen genannt. Unter den Makroliden weist Azithromycin das geringste Interaktionspotential auf und wird deshalb bei alten multimorbiden Patienten mit möglichen Arzneimittelinteraktionen empfohlen.

Optimiertes Vorgehen

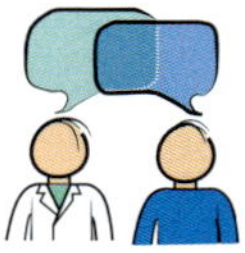

Beratung des medizinischen Personals

Bei Angabe einer Penicillinallergie von Patienten in der Kindheit sollte immer eine genaue und gezielte Anamnese erfolgen. Wenn die Fragestellung in der Akutsituation nicht geklärt werden kann, ist langfristig eine allergologische Testung durch Labortests, Hauttests und gegebenenfalls orale Provokationstests anzustreben.

Die gemeinsame Gabe von Clarithromycin und Simvastatin ist aufgrund des erhöhten Risikos für Myopathien und Rhabdomyolyse kontraindiziert. Aus diesem Grund sollte dem Patienten hier Azithromycin verordnet werden.

Patientenhinweise

Azithromycin unterscheidet sich bezüglich des Einnahmeschemas von anderen Antibiotika. Während die Therapiedauer bei einer ambulant erworbenen Pneumonie normalerweise fünf Tage beträgt, muss Azithromycin bei täglicher Einnahme von 500 mg nur drei Tage eingenommen werden. Die Einnahme erfolgt einmal täglich möglichst zum gleichen Zeitpunkt und kann unabhängig von einer Mahlzeit erfolgen.

Optimierter Medikationsplan

Wirkstoff	Handelsname	Stärke	Form	morgens	mittags	abends	zur Nacht	Einheit	Hinweise	Grund
Verordnete Dauermedikation										
Azithromycin	AZITHROMYCIN HEXAL 500MG	500 mg	Tabl	0	1	0	0	Stück	für 3 Tage	Lungeninfektion
Simvastatin	SIMVASTATIN ABZ 40MG FILMT	40 mg	Tabl	0	0	0	1	Stück	Einnahme zur Nacht	Erhöhte Cholesterinwerte
Ramipril	RAMIPRIL - CT 5MG TABL	5 mg	Tabl	1	0	0	0	Stück		Bluthochdruck

Merke!

- Clarithromycin kann als starker CYP3A4-Inhibitor auch die Plasmakonzentration von DOAKs, Benzodiazepinen, Opiaten, Immunsuppressiva (Cyclosporin Tacrolimus, Everolimus), Calciumantagonisten, Alphablockern (Tamsulosin, Alfuzosin) erhöhen. Zusätzlich ist zu beachten, dass alle Makrolide die QTc-Zeit verlängern können.
- Eine gleichzeitige Behandlung mit Clarithromycin und Simvastatin oder Lovastatin soll wegen des Risikos einer Rhabdomyolyse nicht erfolgen (3).
- Eine gleichzeitige Behandlung mit Makrolidantibiotika – insbesondere Azithromycin – und Arzneimitteln, die das QTc-Intervall verlängern soll wegen des Risikos für plötzlichen Herztod nicht erfolgen (3).

Was noch?

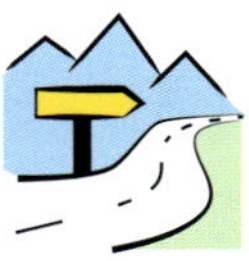

Im Gegensatz zu der früheren Annahme ist nicht der Betalaktamring, sondern vor allem die Seitenkette Auslöser von Allergien auf Penicilline und Cephalosporine. Kreuzreaktionen treten vor allem zwischen Antibiotika mit ähnlicher Seitenkette auf wie z. B. zwischen Aminopenicillinen wie Amoxicillin mit Aminocephalosporinen wie Cefaclor und Cephalexin. Laut neueren Studien liegt die Kreuzreaktivität zwischen Penicillinen und Cephalosporinen der 2. oder 3. Generation nur bei 1–2 %. Patienten sind also in der Regel nicht gegen alle Betalaktamantibiotika allergisch. Bei einer Testung wird genau evaluiert, welche Antibiotika vertragen werden und welche vermieden werden müssen.

Makrolide wirken auch gegen intrazelluläre Erreger wie Mykoplasmen, Legionellen, und Chlamydien. Sie werden deshalb initial auch als Kombinationspartner bei der kalkulierten Therapie einer mittelschweren oder schweren Pneumonie gegeben um atypische Erreger abzudecken. Darüber hinaus werden Clarithromycin und Azithromycin auch bei Infektionen mit atypischen Mykobakterien, die in erster Linie bei immunsupprimierten Patienten vorkommen, eingesetzt. Ein weiters Anwendungsgebiet von Azithromycin sind sexuell übertragbare Infektionen. Clarithromycin wird in Kombination zur Eradikation von *Helicobacter pylori* angewendet.

Literatur

1. S3 Leitline ; Behandlung von erwachsenen Patienten mit ambulant erworbener Pneumonie 2021. https://register.awmf.org/assets/guidelines/020-020l_S3_Behandlung-von-erwachsenen-Patienten-mit-ambulant-erworbener-Pneumonie__2021-05.pdf
2. S2k-Leitlinie Diagnostik bei Verdacht auf eine Betalaktamantibiotika-Überempfindlichkeit. https://register.awmf.org/assets/guidelines/061-032l_S2k_Diagnostik_Verdacht_Betalaktamantibiotika_Ueberempfindlichkeit_2019-12-abgelaufen.pdf
3. S2k-Leitlinie Arzneimitteltherapie bei Multimorbidität – Living Guideline. AWMF-Registernummer: 100–001, Federführende Fachgesellschaft: Deutsche Gesellschaft für Innere Medizin (DGIM), Stand: Februar 2023

10.3 Ciprofloxacin

Fallbeschreibung

Ein 62-jähriger bisher gesunder und sportlicher Patient wurde nach kurzem Aufenthalt aus einer urologischen Klinik entlassen. Nach Diagnose einer akuten Prostatitis und mikrobiologischer Austestung soll er noch 14 Tage Ciprofloxacin einnehmen und sich dann zur Kontrolle wieder bei seinem ambulanten Urologen einfinden. Er ist etwas beunruhigt, weil er im Fernsehen einen Bericht über die Nebenwirkungen dieser Substanz gesehen hat. Er möchte außerdem noch Magnesium Verla kaufen, da er baldmöglichst wieder Tennis spielen wolle und manchmal Probleme mit Wadenkrämpfen habe.

Fakten

Patientendaten		
Alter: 62	Größe: 174 cm	Raucher: nein
Geschlecht: ♂	Gewicht: 74 kg	BMI: 24 kg/m^2

Arzneimittel	Dosierung	Indikation
1. Ciprofloxacin 750 mg Tabl.	1-0-1-0	Prostatitis
2. Magnesium Verla Btl.	1-0-1-0	Wadenkrämpfe

Überlegungen

Fragen

- Ist Ciprofloxacin ein geeignetes Antibiotikum für diese Indikation? Ist die Verordnung von Fluorchinolonen prinzipiell noch empfohlen?
- Welche Alternativen gibt es?
- Hat die Selbstmedikation mit Magnesium einen Einfluss auf die verordnete Medikation?
- Was ist dem Patienten bezüglich seiner sportlichen Aktivitäten zu empfehlen?

Antworten

Fluorchinolone sind aufgrund ihrer guten Wirksamkeit und guten pharmakokinetischen Eigenschaften Mittel der Wahl zur Behandlung einer bakteriellen Prostatitis. Fluorchinolone haben allerdings ein größeres Risiko für unerwünschte Arzneimittelwirkungen als zum Beispiel Betalaktamantibiotika. Nach mehreren Rote-Hand-Briefen traten im Jahr 2019 EU-weite Anwendungsbeschränkungen in Kraft (1). Demnach sollten Fluorchinolone nicht mehr bei leichten bis mittelschweren Infektionen wie z. B. Zystitis, Bronchitis und Sinusitis eingesetzt werden. Die Verordnungszahlen in Deutschland sind deshalb seit Jahren sowohl im ambulanten als auch im klinischen Bereich rückläufig. Bei komplizierteren Infektionen ist das Nutzen-Risiko-Verhältnis aufgrund der guten Wirksamkeit und der günstigen pharmakokinetischen Eigenschaften allerdings nach wie vor positiv und Fluorchinolone sind in der Therapie unverzichtbar. Dies ist zum Beispiel bei komplizierten Infektionen des Urogenitaltraktes, bronchopulmonalen Infektionen bei zystischer Fibrose, sowie Knochen- und Gelenkinfektionen der Fall.

Für die Therapie einer Prostatitis wäre Cotrimoxazol eine mögliche orale Alternative, allerdings betragen die Resistenzraten rund 20 % und sind damit relativ hoch.

Zwei- oder dreiwertige Kationen können die orale Resorption von Ciprofloxacin bis hin zum Therapieversagen beeinflussen. Deshalb muss Magnesium mindestens ein bis zwei Stunden vor oder vier Stunden nach Ciprofloxacin eingenommen werden.

Ciprofloxacin kann das Risiko von Tendinopathien und Sehnenrissen erhöhen. Auch wenn diese unerwünschte Arzneimittelwirkung selten auftritt (1:1000) sollte der Patient nach dem Therapieende vier Wochen kein Tennis spielen. Beim ersten Auftreten einer schmerzhaften, entzündliche Schwellung ist eine ärztliche Abklärung ratsam.

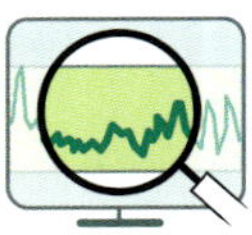

***Empfohlenes Monitoring**:*
Schmerzhafte, entzündliche Schwellung (Tendinitis), Muskelschmerzen, Muskelschwäche, Symptome einer Neuropathie, Herzrhythmusstörungen (QTc-Zeit-Verlängerung).

Lösungsstrategie

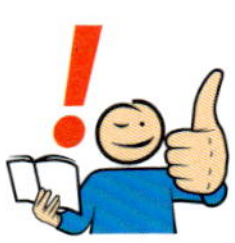

Pharmakokinetik und Pharmakologie

Ciprofloxacin hemmt als Fluorchinolon das bakterielle Enzym Gyrase (Topoisomerase II) und damit die Replikation und Zellteilung vor allem gramnegativer Erreger. Ciprofloxacin zeichnet sich durch eine ausgezeichnete orale Bioverfügbarkeit von etwa 80 % aus. In pharmakokinetischen Studien konnte gezeigt werden, dass die orale Gabe von 500 mg alle zwölf Stunden zu einer vergleichbaren Serumkonzentrations-Zeit-Kurve führt wie die intravenöse Infusion von 400 mg Ciprofloxacin alle zwölf Stunden. Fluorchinolone gehören nach den PK-PD-Modellen zu den konzentrationsabhängigen Antibiotika. Die bakterizide Wirksamkeit ist vorwiegend vom Verhältnis zwischen der maximalen Plasmakonzentration (C_{max}) und der jeweiligen Minimalen Hemmkonzentration (MHK) der Erreger abhängig. Dieser Quotient sollte zwischen 10 bis 20 liegen, um die Wirkung zu optimieren.

Die zeitgleiche Anwendung von oralem Ciprofloxacin mit polyvalenten kationenhaltigen Arzneimitteln und Mineralzusätzen (z. B. Calcium, Magnesium, Eisen und Aluminium) führt zu einer hochrelevanten Verringerung der Resorptionsquote. Es handelt sich um eine pharmakokinetische Interaktion, die durch die Bildung von hydrophilen, schlecht resorbierbaren Chelatkomplexen verursacht wird. Aus diesem Grund ist auch Vorsicht bei großen Mengen Calcium aus Milchprodukten geboten.

Was sagen die Leitlinien/Studien?

Sowohl die Deutsche Leitlinie zur parenteralen Initialtherapie bakterieller Erkrankungen, als auch die Europäische Leitlinie für urologische Infektionen, empfiehlt Chinolone wie Ciprofloxacin und Levofloxacin zur empirischen Therapie einer Prostatitis (2). Die Gründe hierfür sind, neben der guten Wirksamkeit gegen die üblichen Erreger, die hohen Antibiotikakonzentrationen im Harn und die ausreichenden Konzentrationen im Prostatagewebe, Prostatasekret und Ejakulat. Allerdings sollte hierbei die lokale Resistenzrate Beachtung finden. Eine bereits vor Beginn der Antibiotikatherapie eingeleitete mikrobiologische Diagnostik ist sinnvoll. Nach der kulturellen Erregerbestimmung kann ggf. auf eine gezielte orale Therapie umgestellt werden. Die Therapiedauer soll für mindestens zwei Wochen fortgesetzt werden um Komplikationen zu vermeiden.

Optimiertes Vorgehen

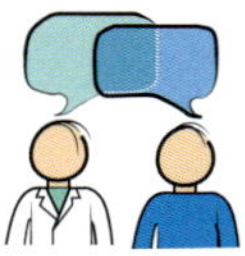

Beratung des medizinischen Personals

Fluorchinolone können unter anderem zu schwerwiegenden Nebenwirkungen des Bewegungsapparates, sowie des peripheren und zentralen Nervensystems führen.

Aus diesem Grund sollten sie nur verordnet werden, wenn keine gleichwertige Alternative zur Verfügung steht. Wenn, wie in diesem Fall, eine Verordnung indiziert ist, sollten Patienten über die Nutzen-Risiko-Abwägung aufgeklärt werden, da es in den Medien immer wieder Berichte über die unerwünschten Arzneimittelwirkungen gibt.

Patientenhinweise

Ciprofloxacin ist nach sorgfältiger Nutzen-Risiko-Abwägung auf jeden Fall das wirksamste Antibiotikum für diese Indikation, es stehen keine gleichwertigen Alternativen zur Verfügung.

Allerdings sollte der Patient beachten, dass es bei Einnahme von Ciprofloxacin zu Entzündungen und Rupturen der Achillessehne oder anderer Sehnen kommen kann.

Diese seltene Nebenwirkung kann bereits in den ersten Stunden nach Beginn der Einnahme, aber auch mit einer Latenz von mehr als vier Wochen nach Therapieende auftreten. Aus diesem Grund sollte der Patient in den nächsten Wochen auf das Tennisspielen und ähnliche potentiell verletzungsanfällige Sportarten verzichten.

Sollte er trotz seiner Sportpause ein Magnesiumpräparat einnehmen wollen, muss dies unbedingt zeitversetzt zu Ciprofloxacin erfolgen um eine gute Resorption des Antibiotikums zu gewährleisten. Ciprofloxacin muss entweder ein bis zwei Stunden vor, oder mindestens vier Stunden nach dem Magnesiumpräparat eingenommen werden. Außerdem sollte Ciprofloxacin nicht außerhalb einer Mahlzeit mit Milch, Mineralwässern oder calciuman-gereicherten Säften eingenommen werden.

Ciprofloxacin kann zu einer Photosensensibilisierung führen, ausgiebiges Sonnenlicht und Solarium sollten gemieden werden.

Prinzipiell sind bei allen Antibiotika leichte Durchfälle durch Veränderung der Darmflora möglich. Sollten schwere anhaltende Durchfälle während oder nach der Behandlung auftreten, ist eine ärztliche Abklärung angezeigt.

Optimierter Medikationsplan

Wirkstoff	Handelsname	Stärke	Form	morgens	mittags	abends	zur Nacht	Einheit	Hinweise	Grund
Verordnete Dauermedikation										
Ciprofloxacin	CIPROFLOXACIN STADA 750MG	750 mg	Tabl	1	0	1	0	Stück	alle 12 h, Therapiedauer 14 Tage	Prostatainfektion

Merke!

Fluorchinolone gehören aufgrund von unerwünschten Arzneimittelwirkungen und der möglichen Resistenzentwicklung zu den Reserveantibiotika. Vor Einsatz sollte immer geprüft werden ob andere Therapiealternativen zur Verfügung stehen.

Trotzdem sind sie aufgrund der guten Wirksamkeit und der guten Gewebegängigkeit für die Therapie mancher Infektionen unverzichtbar. Besonders hervorzuheben ist die exzellente Bioverfügbarkeit, die in vielen Fällen eine Oralisierung und Entlassung aus der Klinik möglich macht.

Während einer Therapie mit Fluorochinolonen sollen keine multivalenten Kationen eingenommen werden, da dies die Aufnahme der Antibiotika und damit ihre Wirkung verhindern kann sowie eine Fluorochinolon-Resistenz begünstigt (3).

Was noch?

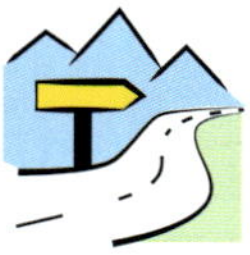

Fosfomycin, Trometamol, Nitrofurantoin, Nitroxolin und Pivmecillinam sind Mittel der Wahl bei einem unkomplizierten Harnwegsinfekt. Aufgrund der schlechteren Gewebegängigkeit sind sie jedoch nicht zugelassen und nicht geeignet für die Therapie einer Pyelonephritis, von Abszessen oder von Prostatitis und Epididymitis.

Literatur

1. Rote Hand Brief Fluorchinolone vom 08.04.2019 https://www.bfarm.de/SharedDocs/Risikoinformationen/Pharmakovigilanz/DE/RHB/2019/rhb-fluorchinolone.html
2. Bonkat, G., Bartolett, R. et al.: EAU guidelines on urological infections. 2022. uroweg.org. URL: https://uroweb.org/guideline/urological-infections/
3. S2k-Leitlinie Arzneimitteltherapie bei Multimorbidität – Living Guideline. AWMF-Registernummer: 100–001, Federführende Fachgesellschaft: Deutsche Gesellschaft für Innere Medizin (DGIM), Stand: Februar 2023

10.4 Linezolid

Fallbeschreibung

Ein 81-jähriger Patient wird nach einer schweren MRSA-Infektion seiner Hüftendoprothese aus der Klinik entlassen und soll ambulant noch vier Wochen Linezolid-Tabletten einnehmen, da dies die einzige orale Therapieoption ist. Aufgrund einer Depression ist der Patient in psychiatrischer Behandlung. Nach Therapieversuchen mit mehreren Antidepressiva nimmt er seit zwei Jahren Citalopram ein und ist damit in stabiler Verfassung. Außerdem hat er eine arterielle Hypertonie, die mit Amlodipin 10 mg bisher gut eingestellt ist.

Fakten

Patientendaten			
Alter: 81	Größe: 174 cm	Raucher: nein	Serumkreatinin: 1,7 mg/dl
Geschlecht: ♂	Gewicht: 85 kg	BMI: 28 kg/m²	eGFR: 40 ml/min

Arzneimittel	Dosierung	Indikation
1. Linezolid 600 mg Tabl.	1-0-1-0	Protheseninfektion
2. Citalopram 20 mg Tabl .	0-0-0-1	Depression
3. Amlodipin 10 mg Tabl.	1-0-0-0	Hypertonie

Überlegungen

Fragen

- Können Linezolid und Citalopram gemeinsam gegeben werden?
- Hat die bestehende Nierensuffizienz Auswirkungen auf die Dosierung der Arzneimittel? Welche wichtigsten unerwünschten Arzneimittelwirkungen können bei der Therapie mit Linezolid auftreten?

Antworten

Aufgrund des Risikos für das Auftreten eines Serotoninsyndroms, ist die kombinierte Gabe von Linezolid und Citalopram laut den Fachinformationen und Interaktionsdatenbanken *kontraindiziert*. Das Risiko einer Serotonin-Toxizität ist deutlich erhöht. Für die ambulante Therapie der Infektion mit *Staphylococcus epidermidis* ist Linezolid jedoch oft die einzige orale Therapieoption. Als mögliche Alternativen stehen nur Vancomycin oder Daptomycin als *intravenöse* Therapie zur Verfügung und würden so einen vierwöchigen Klinikaufenthalt oder eine ambulante parenterale Therapie erfordern.

Ebenso schwierig ist die Umstellung der erfolgreichen, chronischen antidepressiven Therapie. Es könnte zu Absetzsyndromen oder zum Wiederauftreten der Krankheitssymptome kommen. Aus diesem Grund stellt sich die Frage, inwieweit die Kombination unter sorgfältiger Nutzen-Risiko-Abschätzung gegeben werden kann. Nach den Angaben der Citalopram-Fachinformation wird bei einer nicht möglichen Beachtung der Kontraindikation eine engmaschige Kontrolle des Patienten hinsichtlich eines Serotonins-Syndroms und einer Hypertonie vorgeschlagen. Weitere serotonerge Substanzen sind auszuschließen. In der Regel manifestiert sich das Serotonin-Syndrom 1–20 Tage nach Therapiebeginn und bildet sich nach Absetzen innerhalb von ein bis fünf Tagen zurück.

Die Niereninsuffizienz mit einer eGFR von rund 40 ml/min hat keinen Einfluss auf die Dosierung der Arzneimittel. Allerdings ist mit abnehmender Nierenfunktion das Risiko einer Thrombozytopenie unter Linezolid erhöht und erfordert eine engmaschige Blutbildkontrolle. Auch wenn die Fachinformation eine Dosierung von 2 x täglich 600 mg für alle Patienten vorschreibt, ist es nach neueren Daten sinnvoll, bei Risikopatienten die Plasmaspiegel zu bestimmen und ggf. eine Dosisanpassung vorzunehmen.

Die wichtigsten unerwünschte Arzneimittelwirkungen für Linezolid sind Myelosuppression sowie periphere und optische Neuropathien. Das Risiko für diese Nebenwirkungen steigt mit zunehmender Therapiedauer an.

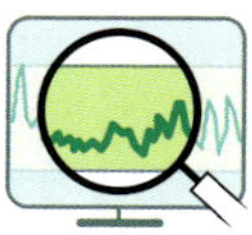

***Empfohlenes Monitoring*:**
Wöchentliche Blutbildkontrolle (Thrombozyten, Hämoglobin, Leukozyten), tägliche Blutdruckmessung durch den Patienten.

Lösungsstrategie

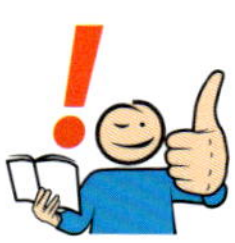

Pharmakokinetik und Pharmakologie

Linezolid ist ein synthetisches Oxazolidinon-Antibiotikum und hemmt die bakterielle Proteinsynthese durch Bindung an die Ribosomen. Es wirkt ausschließlich im *grampositiven* Bereich und erfasst auch resistente Erreger wie Methicillin-resistente *Staphylococcus aureus* (MRSA), Vancomycin-resistente Enterokokken (VRE) oder koagulasenegative Staphylokokken. Aufgrund der exzellenten oralen Bioverfügbarkeit von 100 % ist es ein wichtiges Antibiotikum für die ambulante (Sequenz-)Therapie. Linezolid penetriert aufgrund seiner lipophilen Eigenschaften gut ins ZNS und wirkt dort als reversibler Inhibitor der Monoaminooxidase A (MAO-A). Durch die Hemmung dieses abbauenden

Enzyms resultiert eine Erhöhung von Serotonin im synaptischen Spalt, sodass die Entstehung eines Serotoninsyndroms stark begünstigt wird. Aus diesem Grund wird die Kombination mit MAO-A-Hemmern, Selektiven-Serotonin-Wiederaufnahme-Hemmern (SSRI), Serotonin-Noradrenalin-Wiederaufnahme-Hemmern (SNRI), Bupropion und Opioiden in vielen Interaktionsdatenbanken als kontraindiziert bewertet. Selektive Hemmstoffe der MAO-B wie Rasagilin sind davon nicht betroffen.

Was sagen die Leitlinien/Studien?

Die Nationale Versorgungsleitlinie „Unipolare Depression" beschreibt die Rolle des Serotoninsyndroms als eher überschätzt, da schwerere Formen sehr selten seien und leichtere Ausprägungen gut behandelt werden könnten (1). Die automatischen Warnungen der Datenbanken müssten immer patientenspezifisch interpretiert werden, da sie ansonsten durch inadäquate Therapieabbrüche und Nichtadhärenz selbst eine Gefahr sein können. Eine aktuelle, retrospektive Kohortenstudie aus Kanada untersuchte die Daten von 1.134 ambulanten Patienten, denen zusätzlich zur antidepressiven Therapie Linezolid verordnet wurde. Insgesamt war die Inzidenz für das Auftreten eines Serotoninsyndroms mit < 0,5 % sehr niedrig. Die am häufigsten verabreichten Antidepressiva waren Citalopram und Trazodon, gefolgt von Sertralin, Duloxetin, Mirtazapin und Venlafaxin (2, 3).

Optimiertes Vorgehen

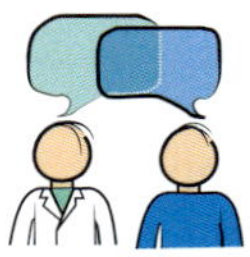

Beratung des medizinischen Personals

Die gleichzeitige Gabe von Linezolid und Citalopram ist laut Fachinformation kontraindiziert, da nach pharmakologischen Überlegungen sowie Fallberichten das Risiko für ein Serotoninsyndrom erhöht sein kann. Die Behandler der Protheseninfektion und der Depression sollten Kontakt aufnehmen. Falls beide keine Alternativen für die jeweilige Medikation sehen, kann die Gabe der beiden Arzneistoffe unter engmaschiger Kontrolle erfolgen. Dies wird mittlerweile durch Daten aus einer retrospektiven Studie gestützt.

Da unter der Anwendung von Linezolid vor allem bei längerer Therapiedauer (≥ 28 Tage) eine Myelosuppression (einschließlich Anämie, Leukopenie und Thrombozytopenie) auftreten kann, sollte einmal wöchentlich das Blutbild kontrolliert werden. Aufgrund des Alters und der bereits eingeschränkten Nierenfunktion ist bei diesem Patienten das Risiko für eine dosisabhängige Thrombozytopenie erhöht. Wenn möglich, sollten die Linezolidspiegel gemessen und ggf. eine Dosisanpassung vorgenommen werden.

Patientenhinweise

Treten die typischen Symptome für ein Serotoninsyndrom wie Unruhe, Agitiertheit, Fieber und Muskelzittern auf, ist die ärztliche Praxis zu kontaktieren. Gleichzeitig sollte darüber aufgeklärt werden, dass diese unerwünschte Arzneimittelwirkung nur sehr selten auftritt (< 0,5 %) und dass die Einnahme beider Arzneimittel extrem wichtig ist. Weder Linezolid noch Citalopram dürfen eigenmächtig pausiert oder abgesetzt werden. Eine Blutdruckmessung sollte täglich erfolgen. Falls Symptome einer Polyneuropathie wie Missempfindungen oder Veränderungen des Sehens auftreten ist ärztlicher Rat notwendig. Die Einnahme der

Linezolid-Tabletten kann mit oder ohne Nahrung erfolgen. Große Mengen tyraminreicher Nahrungsmittel wie zum Beispiel reifer Käse, Hefeextrakte, nicht destillierte alkoholische Getränke wie Bier und Wein oder fermentierte Sojabohnenprodukte sollten möglichst gemieden werden.

Optimierter Medikationsplan

Wirkstoff	Handelsname	Stärke	Form	morgens	mittags	abends	zur Nacht	Einheit	Hinweise	Grund
Verordnete Dauermedikation										
Linezolid	LINEZOLID BETA 600MG FTA	600 mg	Tabl	1	0	1	0	Stück	Einnahme alle 12 h	Protheseninfektion
Citalopram	CITALOPRAM 1A PHARMA 20MG	20 mg	Tabl	0	0	0	1	Stück		Depression
Amlodipin	AMLODIPIN AAA 10MG TABL	10 mg	Tabl	1	0	0	0	Stück		Bluthochdruck

Merke!

Die Gabe von Linezolid mit anderen serotoninergen Substanzen wie Antidepressiva oder Opioiden (Fentanyl, Tramdadol, Methadon) darf nur nach sorgfältigster Risikoabwägung unter engmaschiger Überwachung erfolgen.

Was noch?

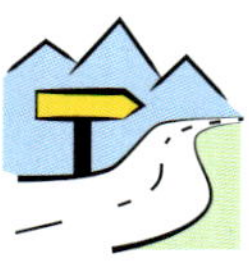

Die WHO stuft Linezolid als Reserveantibiotikum ein, das nur dann zum Einsatz kommen soll, wenn Resistenzen gegen andere Antibiotika vorliegen. Linezolid ist auch wirksam bei Tuberkulose und wird zur Therapie einer extrem arzneimittelresistenten Tuberkulose (XDR-Tb) zusammen mit Bedaquilin, Pretomanid und Moxifloxacin empfohlen.

Bei gleichzeitiger Behandlung mit einem Thrombozytenaggregationshemmer (TAH) und einem *selektiven Serotonin-Wiederaufnahmehemmer (SSRI)* soll für die Dauer der Kombinationstherapie wegen des erhöhten Risikos für eine gastrointestinale Blutung regelhaft ein PPI verordnet werden (4).

Siehe auch Fall 1.1 Citalopram

Literatur

1. Nationale Versorgungsleitlinie Unipolare Depression https://www.leitlinien.de/themen/depression/version-3
2. Bai, Anthony D et al. :Association of Linezolid With Risk of Serotonin Syndrome in Patients Receiving Antidepressants. JAMA Network Open 5 (2022), e2247426.
3. https://www.aerzteblatt.de/nachrichten/139768/Antibiotikum-Linezolid-wahrscheinlich-auch-bei-antidepressiver-Therapie-sicher-einsetzbar.
4. S2k-Leitlinie Arzneimitteltherapie bei Multimorbidität – Living Guideline. AWMF-Registernummer: 100–001, Federführende Fachgesellschaft: Deutsche Gesellschaft für Innere Medizin (DGIM), Stand: Februar 2023

10.5 Meropenem

Fallbeschreibung

Bei der Visite auf der Intensivstation sehen Sie eine 76-jährige Patientin, die aufgrund einer Urosepsis mit dem Erreger 3MRGN-*Escherichia coli* parenteral mit Meropenem behandelt wird. Die Patientin war bereits vor dem Krankenhausaufenthalt dialysepflichtig. Auf der Intensivstation ist sie an ein kontinuierliches Dialyseverfahren angeschlossen. Nach drei Tagen Antibiotikatherapie ist sie nun stabil und soll auf die Normalstation verlegt werden. Eine Woche später sehen Sie die Patientin wieder auf der Intensivstation, wohin sie nach einer Vigilanzstörung und mehreren Krampfanfällen zurückverlegt wurde. Zur Therapie der epileptischen Anfälle bekommt sie Levetiracetam und Valproat intravenös. Meropenem ist mittlerweile abgesetzt. Zur Kontrolle der antiepileptischen Medikation wird ein Therapeutisches-Drug-Monitoring (TDM) durchgeführt. Während Levetiracetam im Zielbereich ist, werden von Valproat trotz Dosiserhöhung keine adäquaten Spiegel erzielt.

Fakten

Patientendaten		
Alter: 76	Größe: 168 cm	eGFR: < 15 ml/min
Geschlecht: ♀	Gewicht: 78 kg	BMI: 26 kg/m²

Plasmaspiegel		
Meropenem:	30 mg/l (30 h nach Absetzen)	Ziel ca. 8 mg/l
Valproat:	2–8 mg/l	Ziel 50–100 mg/l
Levetiracetam:	18,5 mg/l	Ziel 10–40 mg/l

Arzneimittel	Dosierung	Indikation
1. Meropenem 1 g i. v.	1-1-1-0 alle 8 h	Urosepsis
2. Natriumvalproat 300 mg i. v.	1-1-1-0	Krampfanfall
3. Levetiracetam 500 mg i. v.	1-0-1-0	Krampfanfall
4. Heparin 7500 IE s. c.	1-1-1-0	Thromboseprophylaxe
5. Pantoprazol 40 mg Tabl.	1-0-0-0	Ulcusprophylaxe
6. Calcitriol 25 µg Tabl.	1-0-0-0	Renale Osteodystrophie

Überlegungen

Fragen

- Was bedeutet die Bezeichnung 3MRGN-Escherichia coli (E.coli)?
- Ist in diesem Fall Meropenem das geeignete Antibiotikum?
- Gibt es eine Erklärung für die Krampfanfälle?
- Warum werden von Natriumvalproat keine therapeutischen Spiegel aufgebaut?

Antworten

Die Bezeichnung 3MRGN steht für Multiresistente Gramnegative Erreger, die gegen drei Antibiotikagruppen (Piperacillin, Drittgenerationscephalosporine, Ciprofloxacin) resistent sind.

Bei einer Sepsis mit diesen Erregern ist das Breitspektrumantibiotikum Meropenem aus der Gruppe der Carbapeneme Mittel der Wahl.

Die Patientin erhielt auf der Intensivstation im septischen Schock bei einem kontinuierlichem Dialyseverfahren 1 g Meropenem i. v. alle acht Stunden. Diese Dosierung wurde fälschlicherweise nach Verlegung auf die Normalstation und Umstellung auf eine intermittierende Hämodialyse (Mo-Mi-Fr) beibehalten. Da die Meropenemkonzentration auch 24 Stunden nach Absetzen des Antibiotikums noch deutlich erhöht war, ist davon auszugehen, dass die Krampfanfälle durch toxische Meropenemkonzentrationen verursacht wurden.

Bei gleichzeitiger Gabe von Carbapenemen mit Valproat sinken die Valproatspiegel innerhalb von zwei Tagen um 60 bis 100 % ab. Diese Wechselwirkung ist auch durch Dosiserhöhung nicht kontrollierbar. Die gleichzeitige Gabe ist damit kontraindiziert. Nach Absetzen des Antibiotikums hält diese Wechselwirkung noch bis zu zwei Wochen an.

***Empfohlenes Monitoring**:*
Krampfanfälle, Vigilanz (Wachheit, Aufmerksamkeit)

Lösungsstrategie

Pharmakokinetik und Pharmakologie

Meropenem ist ein intravenös zu applizierendes Reserveantibiotikum aus der Gruppe der Carbapeneme, das zur Therapie schwerer Infektionen eingesetzt wird. Das Wirkspektrum umfasst sowohl aerobe als auch anaerobe grampositive und gramnegative Erreger. Aufgrund seiner Hydrophilie wird Meropenem zu etwa 90 % renal eliminiert. Bei eingeschränkter Nierenfunktion muss eine Dosisanpassung erfolgen. Da der Arzneistoff durch kontinuierliche Dialyseverfahren (in diesem Fall CVVHD = kontinuierliche Veno-venöse Hämodialyse) gut eliminiert wird, wird bei kritisch kranken Patienten zumindest in den ersten Therapietagen keine Dosisanpassung vorgenommen Bei einer intermittierenden Hämodialyse, die nur dreimal wöchentlich durchgeführt wird, muss jedoch eine Dosisreduktion auf 1 g alle 24 Stunden vorgenommen werden, um eine Akkumulation des Antibiotikums zu vermeiden.

Wie alle Betalactamantibiotika zeigt Meropenem prinzipiell eine geringe Toxizität mit einer großen therapeutischen Breite. Bei Überdosierungen kann es jedoch Fällen zu neurologischen unerwünschten Arzneimittelwirkungen wie Krampfanfällen kommen.

Valproat ist zur Therapie dieser Anfälle nicht geeignet, da bei gleichzeitiger Gabe von Carbapenemen keine therapeutisch wirksamen Valproatspiegel aufgebaut werden können. Nach bisherigem Wissensstand hemmen Carbapeneme das Enzym Glukuronidylhydrolase. Dieses Enzym wandelt den bereits glukuronidierten Arzneistoff wieder in Valproat um und sorgt dadurch für eine verlängerte Wirkdauer und höhere Wirkspiegel. Eine Hemmung des Enzyms führt demnach zu schnellerer Elimination und sinkenden Valproatspiegeln.

Was sagen die Leitlinien/Studien?

Eine in der Zeitschrift Neurology veröffentlichte Übersichtsarbeit untersucht das Auftreten von Krampfanfällen als unerwünschte Arzneimittelwirkung einer Antibiotikatherapie. Carbapeneme zeichnen sich durch eine gute Penetration ins ZNS aus.

Durch strukturelle Ähnlichkeit des Betalactamrings mit dem inhibitorischen Neurotransmitter GABA (gamma-Aminobuttersäure) agieren sie als GABA-Antagonisten und können Krampfanfälle auslösen. Meropenem hat ein geringeres epileptogenes Potential als Imipenem. Die Häufigkeit für das Auftreten von Krampfanfällen liegt bei < 1 %. Prädisponierende Faktoren für Neurotoxizität sind eine Niereninsuffizienz ohne adäquate Dosisanpassung, sowie eine vorbestehende Epilepsie oder Hirnläsionen.

Auch bei anderen Penicillinen und Cephalosporinen, sowie Fluorchinolonen kann es zur Senkung der Krampfschwelle kommen. Bei Aminoglycosiden, Glycopeptiden, Fosfomycin, Clindamycin, Cotrimoxazol oder Tetracyclinen gibt es bisher keine Hinweise auf zentralnervöse Nebenwirkungen.

Optimiertes Vorgehen

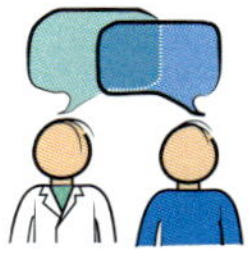

Beratung des medizinischen Personals

Beim Wechsel von der auf der Intensivstation üblichen CVVHD auf eine intermittierende Dialyse auf der Normalstation hätte die Dosierung von Meropenem unbedingt reduziert werden müssen. Obwohl das Antibiotikum mittlerweile abgesetzt ist, persisiert die Interaktion zwischen Meropenem und Valproat. Das Antiepileptikum kann nicht zur weiteren Therapie der epileptischen Anfälle eingesetzt werden. Falls nötig kommen zusätzlich zu Levetiracetam andere Antiepileptika wie Benzodiazepine, Lacosamid, Phenytoin oder Phenobarbital in Betracht.

Optimierter Medikationsplan

Wirkstoff	Handelsname	Stärke	Form	morgens	mittags	abends	zur Nacht	Einheit	Hinweise	Grund
Verordnete Dauermedikation										
Heparin	HEPARIN NATR 7500 RA FS SD	7500 IE	Lösung	1	1	1	0	Stück		Thromboseprophylaxe
Levetiracetam	LEVETIRACETAM RTP 100MG/ML	500 mg	InfKonz	1	0	1	0	Stück		Krampfanfall
Pantoprazol	PANTOPRAZOL HEXAL IV 40MG	40 mg	Pulver	1	0	0	0	Stück		Ulcusprophylaxe
Calcitriol	CALCITRIOL NEFRO 0.25UG	0.25 µg	Kaps	1	0	0	0	Stück		renale Osteodystrophie

Merke!

Antibiotika aus der Gruppe der Carbapeneme, Cephalosporine (vor allem Cefepim), Penicilline und Fluorchinolone können in hohen Dosen und bei intravenöser Gabe die Krampfschwelle senken und epileptische Anfälle auslösen.

Die gemeinsame Gabe von Carbapenemen und Valproat ist kontraindiziert, da keine therapeutischen Valproatspiegel erreicht werden können.

Was noch?

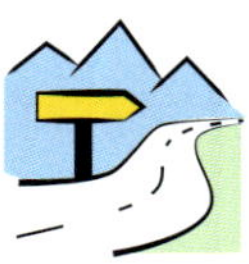

Bei Niereninsuffizienz und intermittierender Dialyse muss bei renal ausgeschiedenen Antiinfektiva eine Dosisanpassung erfolgen. Dosisempfehlungen finden sich in den Fachinformationen und z.B unter www.dosing.de . Um Über- oder Unterdosierung zu vermeiden, sollte bei kritisch Kranken ein TDM für Betalactame zur Verfügung stehen. Bei hepatisch eliminierten Antiinfektiva wie Azithromycin, Metronidazol, Doxycyclin, Rifampicin und Clindamycin muss keine Dosisanpassung erfolgen.

Literatur

Sutter, Raoul et al.: Seizures as adverse events of antibiotic drugs: A systematic review. Neurology 85 (2015), 1332–1341.

10.6 Voriconazol

Fallbeschreibung

Ein 78-jähriger Patient, der mit schwerer Influenza auf der Intensivstation beatmet wird, entwickelt nach einem langen, komplizierten Verlauf eine pulmonale Aspergillose. Bei der ABS-Visite (Antibiotic-Stewardship) stellt sich die Frage, warum der Patient trotz adäquater Dosierung von Voriconazol i. v. keine ausreichenden therapeutischen Spiegel aufbaut.

Fakten

Patientendaten		
Alter: 78	Größe: 184 cm	
Geschlecht: ♂	Gewicht: 92 kg	
Talspiegel Voriconazol		
Ziel:	2–5 µg/ml	
Tag 3–6:	< 0,15 µg/ml	
Tag 7–9:	0,28 µg/ml; 0,56 µg/ml; 0,42 µg/ml	
Arzneimittel	**Dosierung**	**Indikation**
1. Voriconazol 600 mg i. v. Tag 1 Voriconazol 400 mg i. v. Tag 2–6 Voriconazol 600 mg i. v. ab Tag 7	1-0-1-0 1-0-1-0 1-0-1-0	Aspergillose Aspergillose Aspergillose
2. Pantoprazol 40 mg i. v.	1-0-0-0	Ulcusprophylaxe
3. Enoxaparin 40 mg s. c.	1-0-0-0	Thromboseprophylaxe
4. Sufentanil 480 µg/24h i. v.	Perfusor	Analgosedierung
5. Propofol 4560 mg/24h i. v.	Perfusor	Analgosedierung

Überlegungen

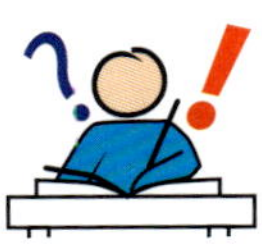

Fragen

- Was ist eine pulmonale Aspergillose und wie wird sie behandelt?
- Ist die Dosierung von Voriconazol korrekt?
- Haben Arzneimittelinteraktionen einen Einfluss auf die Pharmakokinetik von Voriconazol?
- Warum baut der Patient keine ausreichenden Voriconazolspiegel auf?

Antworten

Die invasive pulmonale Aspergillose ist eine Infektion der Lunge mit Schimmelpilzen. Haupterreger ist der aerobe Schimmelpilz *Aspergillus fumigatus*. Eine Pneumonie mit Aspergillus tritt in der Regel nur bei immunsupprimierten Patienten wie z. B. in den Bereichen der Intensivmedizin oder der Onkologie auf. Risikofaktoren für das Auftreten sind u. a. Leberzirrhose, Neutropenie, Steroidherapie, COPD oder rheumatologische Grunderkrankungen. Auch bei schweren Viruspneumonien wie z. B. der Influenza oder COVID-19 gehört eine pulmonale Aspergillose zu den Komplikationen, die mit einer hohen Letalität einhergehen. Als Erstlinientherapie werden Voriconazol, Isavuconazol oder liposomales Amphotericin B empfohlen (1). Für Posaconazol als weitere Therapieoption besteht nur eine eingeschränkte Datenlage. Die invasive pulmonale Aspergillose erfordert eine Therapiedauer von mindestens zwei Monaten. Eine Oralisierung ist nach klinischer Stabilisierung möglich. Wie bei allen Azol-Antimykotika wird auch bei Voriconazol eine Loading-Dose gegeben um schneller die Steady-State-Konzentration zu erreichen Die empfohlene Dosierung von Voriconazol i. v. liegt an Tag eins bei 6 mg/kg KG alle 12 Stunden, ab Tag zwei bei 4 mg/kg KG. Da der Patient mit dieser Standarddosis keine messbaren Voriconazolspiegel erreicht hat, wurde die Dosierung bereits auf rund 6 mg/kg KG erhöht.

Die Plasmaspiegel von Voriconazol werden vor allem durch starke Cytochrom-P450- Induktoren wie Phenytoin, Carbamazepin, Johanniskraut und Rifampicin erniedrigt. Die Co-Medikation des Patienten hat in diesem Fall somit keinen Einfluss auf die Pharmakokinetik von Voriconazol. Allerdings unterliegt das Enzym CYP2C19, das in erster Linie für den Abbau von Voriconazol verantwortlich ist, einem genetischen Polymorphismus. 2–5 % der Bevölkerung gehören zu den „ultrarapid metabolizern" bei denen die Wahrscheinlichkeit, therapeutisch ausreichende Spiegel zu erreichen sehr gering ist. Bei diesen Patienten müssen therapeutische Alternativen wie Isavuconazol, Posaconazol oder liposomales Amphotericin B verwendet werden.

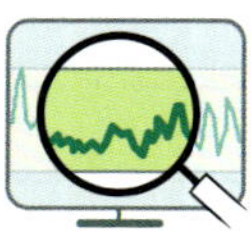

***Empfohlenes Monitoring*:**
Voriconazolspiegel, Leberwerte, Sehstörungen

Lösungsstrategie

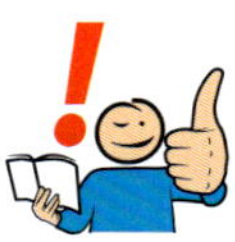

Pharmakokinetik und Pharmakologie

Antimykotika aus der Gruppe der Azole hemmen die Zellwandsynthese der Pilze durch Hemmung der Ergosterolproduktion. Voriconazol zeichnet sich gegenüber Fluconazol durch eine gute klinische Wirksamkeit gegenüber Schimmelpilzen (*Aspergillus* ssp) aus.

Bei der empfohlenen Standarddosierung zeigen die Wirkspiegel von Voriconazol große interindividuelle Schwankungen. Aus diesem Grund sollte bei immer ein Therapeutisches-Drug-Monitoring (TDM) mit Messung der Talspiegel an den Tagen drei bis fünf durchgeführt werden um sowohl Unter- als auch Überdosierungen zu vermeiden. Die Dosierung muss entsprechend angepasst werden, sodass der Talspiegel in einem Bereich von 2–5 µg/ml liegt.

Für die großen interindividuellen Schwankungen bezüglich der erreichten Voriconazolspiegel gibt es zwei Gründe. Zum einen besteht eine nichtlineare Sättigungskinetik, d. h. in einem höheren Dosisbereich können geringe Dosiserhöhungen zu überproportionaler Erhöhung der Voriconazolspiegel führen. Zum anderen unterliegt das Enzym CYP2C19, das für den Abbau von Voriconazol verantwortlich ist einem genetischen *Polymorphismus*.

Voriconazol ist ein moderater Inhibitor von CYP2C9 und CYP2C19 und ein starker Inhibitor von CYP3A4 und wird selbst über CYP2C19 und CYP3A4 abgebaut. Einerseits können also die Spiegel von Voriconazol durch andere Arzneistoffe beeinflusst werden, aber auch Voriconazol hat Einfluss auf die Metabolisierung z. B. der Immunsuppressiva Sirolimus, Tacrolimus, Cyclosporin sowie auf Opiate und Tyrosinkinaseinhibitoren. Bei Verordnung von Voriconazol sollte daher immer ein Interaktionscheck erfolgen. Die gute orale Bioverfügbarkeit von etwa 90 % ermöglicht auch eine ambulante Therapie mit Voriconazol-Tabletten.

Was sagen die Leitlinien/Studien?

Das „Clinical Pharmacogenetics Implementation Consortium" ist eine internationale Gruppe von Wissenschaftlern, die sich mit der Implementierung und Erforschung pharmakogenetischer Tests für Patienten beschäftigt und Leitlinien für verschiedene, von genetischen Polymorphismen betroffene Arzneistoffe, herausgibt (2).

Bei Voriconazol werden „ultrarapid metabolizer", „rapid metabolizer", „normal metabolizer", „intermediate metabolizer" und „poor metabolizier" unterschieden. Während bei den schnellen Metabolisierern keine ausreichenden Spiegel erreicht werden können, führen bei langsamen Metabolisierern bereits Standarddosierungen zu hohen Plasmaspiegeln mit erhöhter Toxizität.

Optimiertes Vorgehen

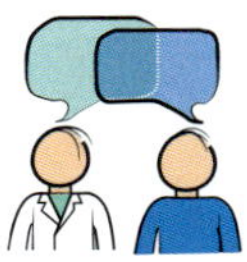

Beratung des medizinischen Personals

Da der Patient bereits das 1,5-fache der empfohlenen Dosierung bekommt, und die gemessenen Plasmakonzentrationen sich weit unterhalb des therapeutischen Bereiches befinden, liegt der Verdacht nahe, dass sich aufgrund einer gesteigerten Enzymaktivität keine ausreichenden Plasmaspiegel aufbauen. Dieser Polymorphismus in Bezug auf CYP2C19 kann durch genetische Tests gesichert werden. Diese dauern jedoch in der Regel mindestens eine Woche und umfassen eine ausführliche Aufklärung des Patienten. In der momentanen Situation besteht jedoch akuter Handlungsbedarf im Hinblick auf die Behandlung der vitalen Aspergillose. Deshalb empfehlen wir die Umstellung auf eine Substanz, die nicht dem CYP-2C19-Polymorphismus unterliegt wie liposomales Amphotericin B, Isavuconazol oder Posaconazol.

Liposomales Amphotericin B ist aufgrund der relevanten Nephrotoxizität nur eingeschränkt geeignet. Isavuconazol zeigt in klinischen Studien eine vergleichbare Effektivität wie Voriconazol bei einem besseren Nebenwirkungs- und Interaktionsprofil und ist in diesem Fall zu bevorzugen (1). Nach einer zweitägigen Loading-Dose von 200 mg alle acht Stunden folgt die Gabe von 200 mg alle 24 Stunden. Isavuconazol hat eine gute orale Bioverfügbarkeit und kann im Verlauf der Therapie oralisiert werden. Die Sondenapplikation der Kapseln ist möglich. Obwohl es noch keine eindeutige Empfehlung zum routinemäßigen TDM bei Isavuconazol gibt, würden wir dies bei dem Patienten empfehlen, um eine erfolgreiche Therapie sicherzustellen.

Patientenhinweise

Entfällt, da der Patient sediert und beatmet ist.

Optimierter Medikationsplan

Wirkstoff	Handelsname	Stärke	Form	morgens	mittags	abends	zur Nacht	Einheit	Hinweise	Grund
Verordnete Dauermedikation										
Pantoprazol	PANTOZOL I V 40MG	40 mg	TSS	1	0	0	0	Stück		Ulcusprophylaxe
Enoxaparin	CLEXANE 4000 IE 40MG 0.4ML	4000 IE	Spritze	1	0	0	0	Stück		Thromboseprophylaxe
Isavuconazonium	CRESEMBA 200MG	200 mg	Pulver	1	1	1	0	Stück	alle 8 h an d 1 und 2, danach alle 24 h	Aspergillose
Sufentanil	SUFENTANIL-HAMELN 50UG/ML	250 µg	Amp						Perfusor 0,25 mg/50 ml	Analgosedierung
über 24h										
Propofol	PROPOFOL 2% 20MG/1ML MCT	20 mg	Emul						Perfusor 1000 mg /50 ml	Analgosedierung
über 24h										

Merke!

Die Pharmakokinetik von Voriconazol unterliegt aufgrund von möglichen Interaktionen, einer nichtlinearen Kinetik und genetischen Polymorphismen großen *interindividuellen Schwankungen.* Aus diesem Grund sollte immer ein TDM erfolgen.

Was noch?

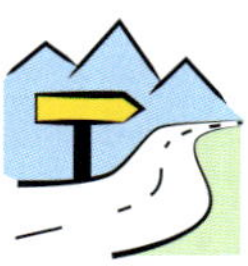

Neben Voriconazol werden auch andere Arzneistoffe von CYP2C19 verstoffwechselt und sind somit von genetischen Polymorphismen betroffen. Klinisch bedeutsam ist dies bei Clopidogrel, das als Prodrug über CYP2C19 zur wirksamen Form metabolisiert wird. Eine verminderte CYP2C19-Aktivität führt demnach zu verminderter Wirkung bis hin zur Resistenz gegenüber Clopidogrel und erfordert die Therapie mit alternativen Wirkstoffen wie Prasugrel oder Ticagrelor.

Literatur

1. Epidemiologie, Diagnostik und Therapie erwachsener Patienten mit nosokomialer Pneumonie. https://register.awmf.org/assets/guidelines/020-013l_S3_Epidemiologie-Diagnostik-Therapie-erwachsener-Patienten-nosokomiale-Pneumonie__2024-03.pdf
2. B. Moriyama et al. Clinical Pharmacogenetics Implementation Consortium (CPIC) Guidelines for *CYP2C19* and Voriconazole Therapy. Clin Pharm Ther 102 (2017), 45–51.

10.7 Nirmatrelvir/Ritonavir

Fallbeschreibung

Eine 74-jährige Patientin leidet seit ihrem vierzigsten Lebensjahr an schwerem Asthma bronchiale und ist auf ein Dosieraerosol mit der Fixkombination aus Fluticason (ICS) und Salmeterol (LABA) eingestellt. Aufgrund einer nachgewiesenen Infektion mit SARS-CoV-2 verschreibt ihr der Hausarzt eine antivirale Frühtherapie mit Paxlovid®, um einen schweren COVID-19 Verlauf zu vermeiden. Weiterhin nimmt sie zur Behandlung der Hypertonie Candesartan und Hydrochlorothiazid (HCT) ein.

Fakten

Patientendaten		
Alter: 74	Größe: 171 cm	eGFR: 67 ml/min
Geschlecht: ♀	Gewicht: 62 kg	BMI: 21 kg/m^2

Arzneimittel	Dosierung	Indikation
4. Salmeterol/Fluticason 25/250 µg Dosieraerosol	2-0-2-0 Hübe	Asthma bronchiale
5. Nirmatrelvir 150 mg Ritonavir 100 mg (Paxlovid® Tabl.)	2-0-2-0 1-0-1-0	COVID-19
6. Candesartan 16 mg Tabl.	1-0-0-0	Hypertonie
7. Hydrochlorothiazid 12,5 mg Tabl.	1-0-0-0	Hypertonie

Überlegungen

Fragen

- Besteht eine Indikation für die antivirale Therapie mit Paxlovid®?
- Welchen Einfluss hat die Asthmatherapie auf die COVID-19 Erkrankung?
- Sind Arzneimittelinteraktionen zu erwarten?
- Gibt es therapeutische Alternativen?

Antworten

COVID-19 kann bei Menschen mit bestimmten Grunderkrankungen einen schwereren Verlauf nehmen. Bisherige Studien deuten darauf hin, dass dieses für Asthmapatienten nicht unbedingt zu erwarten ist. Dennoch wird in der klinischen Praxis insbesondere für die hochgradigen Asthmaformen ein erhöhtes Risiko für schwere COVID-19 Verläufe nicht ausgeschlossen. Das höchste Risiko haben Asthmatiker der Stufe vier und fünf. Die Patientin im vorliegenden Fall leidet an schwerem Asthma der Stufe vier. Zusammen mit dem Lebensalter über 65 Jahre und der Hypertonie ergibt sich eine Risikokonstellation, die den Einsatz von Paxlovid® durchaus rechtfertigt. Dabei ist aktuell davon auszugehen, dass die Asthmamedikamente (ICS plus LABA) selbst keine Risikoerhöhung darstellen und weiterhin angewendet werden sollten. Die antivirale Behandlung mit Nirmatrelvir/Ritonavir ist zugelassen für Erwachsene, die keinen zusätzlichen Sauerstoff benötigten. Die Frühtherapie muss innerhalb von fünf Tagen nach Auftreten der ersten Symptome begonnen werden. Einige Tage nach Beendigung der antiviralen Therapie können neuerlich Symptome und ein positiver Antigentest durch einen Wiederanstieg der Viruslast auftreten („Rebound-Phänomen“). Aktuelle Studien deuten darauf hin, dass ein solcher Rebound auch ohne vorherige orale antivirale Behandlung auftreten kann.

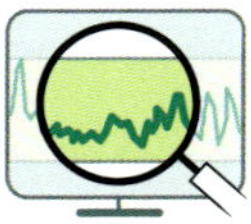

Empfohlenes Monitoring:
Diarrhö, Kopfschmerzen, Erbrechen, Husten und Blutdruck.

Lösungsstrategie

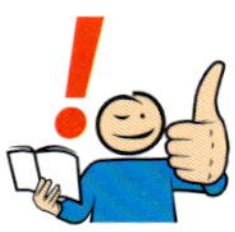

Pharmakokinetik und Pharmakologie

Nirmatrelvir ist ein Proteaseinhibitor der die SARS-CoV2-Replikation hemmt und damit der eigentliche antivirale Wirkstoff in der Fixkombination Paxlovid® ist. Ritonavir wird hier als starker Enzymhemmer von CYP3A4 und P-Glykoprotein eingesetzt, so dass insbesondere die hepatische, oxidative Metabolisierung von Nirmatrelvir verlangsamt wird. Damit lassen sich ausreichend hohe Wirkkonzentrationen erreichen. Ritonavir kann durch die Enzyminhibition aber auch die Plasmaspiegel der Komedikation erhöhen, wenn diese Substrat von CYP3A4 ist. Hier trifft das auf Salmeterol und Fluticason zu. Es bietet sich der Wechsel auf Formoterol als LABA an, das direkt glukuronidiert wird und kein CYP3A4-Substrat ist. Die ICS-Effekte der erhöhten Fluticasonspiegel sind angesichts der kurzen antiviralen Therapiedauer, gemäß der FDA, als gering einzuschätzen. Der Wechsel des ICS, zum Beispiel auf Beclomethason, ist somit nicht zwingend. Eine Dosisreduktion kann aber in Erwägung gezogen werden. Die Inhibition von CYP3A4 beginnt mit dem Start der Therapie und hält noch drei bis fünf Tage nach deren Beendigung an, so dass die Kombination aus Fluticason und Formoterol noch weitere fünf Tage nach der COVID-Frühtherapie gegeben werden soll.

Was sagen die Leitlinien/Studien?

Nach der aktuellen Studienlage sieht die Deutsche Gesellschaft für Pneumologie und Beatmungsmedizin (DGP) Asthma bronchiale im Gegensatz zu COPD und der Lungenfibrose nicht als eigenständigen Risikofaktor für einen schweren COVID-19 Verlauf an. Cortisonhaltige Asthmasprays sind unbedenklich und die jeweilige Asthmabehandlung soll insgesamt fortgeführt werden.

Die S3-Leitlinie zur Therapie von Patienten mit COVID-19 (1) sieht vor, dass nur Patienten mit einem hohen Risiko für einen schweren Verlauf eine antivirale Frühtherapie erhalten sollen. Wichtige Risikofaktoren sind höheres Alter, chronische Erkrankungen, unzureichende Immunität und insbesondere eine Immunsuppression. Es gilt nicht mehr alleine das Alter ab

65 Jahren oder eine der Komorbiditäten wie Adipositas, Diabetes oder Herz-Kreislauf-Erkrankungen als hohes Risiko. Diese Personen gehören in die mittlere Risikogruppe und die Frühtherapie ist somit keine Soll- sondern eine Kann-Empfehlung.

Optimiertes Vorgehen

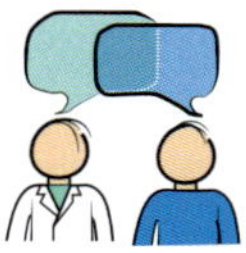

Beratung des medizinischen Personals

Die Asthmatherapie mit ICS plus LABA soll während der COVID-19 Erkrankung und der antiviralen Frühtherapie mit Paxlovid® beibehalten werden. Aufgrund der durch Enzyminhibition erhöhten Wirkspiegel soll Salmeterol durch Formoterol ersetzt werden. Die erhöhte Wirkkonzentration von Fluticason ist durch die kurze Therapiedauer klinisch unbedenklich. Nach einer Infektion ist das Asthma durch die gesteigerte Hyperreagibilität häufig schlechter kontrollierbar, so dass eine erhöhte ICS-Wirkung durchaus erwünscht sein kann. Eventuell muss die Inhalationsbehandlung insgesamt für sechs bis acht Wochen intensiviert werden. Die Kombination aus Fluticason/Formoterol kann nach Abschluss der Frühtherapie beibehalten werden. Ansonsten soll sie noch fünf Tage nach Beendigung der Paxlovid®-Gabe fortgeführt werden. Diarrhö ist eine relevante Nebenwirkung. Ein Rebound durch den Wiederanstieg der Viruslast ist möglich. Aufgrund der renalen Exkretion muss die Dosierung von Paxlovid® bei einer eGFR ≤ 60 ml/min angepasst werden. Bei Hochrisiko-Patienten mit eingeschränkter Mobilität kann eine Thromboembolieprophylaxe mit einem niedermolekularen Heparin erfolgen.

Patientenhinweise

Es ist wichtig die Asthma-Medikamente auch während der COVID-19-Infektion wie gewohnt einzunehmen. Die Anwendung des neuen Sprays erfolgt in gleicher Weise morgens und abends vor dem Essen unter Beachtung der Inhalationstechnik. Die antivirale Behandlung kann zu Durchfällen führen. Ein Therapieabbruch ist deshalb nicht notwendig. *Drei* Paxlovid®-Tabletten werden jeweils morgens und abends zusammen eingenommen.

Optimierter Medikationsplan

Wirkstoff	Handelsname	Stärke	Form	morgens	mittags	abends	zur Nacht	Einheit	Hinweise	Grund
Dauermedikation										
Fluticason Formoterol	FLUTIFORM 250/10UG 120 HUB	250 µg 10 µg	Spray	2	0	2	0	Hub	Nach der Inhalation Mund ausspülen	Asthma
									Inhalationstechnik beachten	
Nirmatrelvir Ritonavir	PAXLOVID 150MG+100MG FTA	150 mg 100 mg	Tabl	3	0	3	0	Stück	2 pinkfarbene + 1 weiße Tabl. gemeinsam einnehmen	COVID-19 Infektion
Candesartan Hydrochlorothiazid	ATACAND PLUS 16/12.5MG	16 mg 12.5 mg	Tabl	1	0	0	0	Stück		Bluthochdruck

Merke!

Durch den gleichzeitigen Einsatz von Paxlovid® können sich die Plasmakonzentrationen zahlreicher Arzneistoffe deutlich verändern, was zu relevanten klinischen Effekten führen kann. Insbesondere die Plasmaspiegel der Immunsuppressiva Ciclosporin, Tacrolimus, Everolimus und Sirolimus können toxische Werte mit möglicherweise lebensbedrohlichen Situationen erreichen. Die aktuelle Komedikation ist zu überprüfen. Die **Fachgruppe COVRIN®** am Robert-Koch-Institut veröffentlich hierzu aktuelle Informationen. Der **„interaction checker" der Liverpool University** gibt hierzu ebenfalls gute Hinweise (siehe jeweilige Links unten).

Was noch?

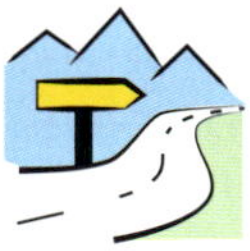

Die Einnahme von Johanniskraut-Präparten führt, auch nach Pausierung, durch die starke CYP-Induktion zum möglichen Wirksamkeitsverlust von Nirmatrelvir/Ritonavir.

Literatur

AWMF Online: S3-Leitlinie – Empfehlungen zur Therapie von Patienten mit COVID-19, Version Januar 2024, AWMF-Register-Nr. 113/001

Fachgruppe COVRIN®:
rki.de/DE/Content/Kommissionen/COVRIIN/FG_COVRIIN_node.html

„interaction checker" der Liverpool University:
https://www.covid19-druginteractions.org/

11 Orale Tumortherapeutika

11.1 Dasatinib

Fallbeschreibung

Eine 45-jährge Patientin mit einer neu diagnostizierten Chronisch Myeloischen Leukämie (CML) soll mit Dasatinib behandelt werden. Aufgrund einer intermittierenden Reflux-Ösophagitis erhält sie Omeprazol und nimmt bei Bedarf Paracetamol gegen Kopfschmerzen ein.

Fakten

Patientendaten		
Alter: 45	Größe: 170 cm	KOF: 1,79 m^2
Geschlecht: ♀	Gewicht: 68 kg	BMI: 24 kg/m^2
Arzneimittel	**Dosierung**	**Indikation**
1. Dasatinib 100 mg Filmtabl.	2-0-2-0	CML
2. Omeprazol 40 mg Kaps.	1-0-0-0	Reflux-Ösophagitis
3. Paracetamol 500 mg Tabl.	Bei Bedarf	Kopfschmerzen

Überlegungen

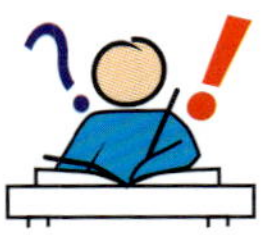

Fragen

- Ist die Therapie mit Dasatinib plausibel?
- Ist die Indikation für Omeprazol gesichert?
- Besteht ein Interaktionspotential von Dasatinib mit der Vormedikation?
- Ist eine Intervention notwendig?
- Benötigt die Patientin weitere Informationen?

Antworten

Dasatinib ist in der First-Line-Therapie der CML zugelassen. In der Erhaltungstherapie einer Refluxösophagitis ist eine Bedarfsmedikation mit einem Protonenpumpeninhibitor (PPI) möglich, wenn Antazida nicht wirksam sind. Da PPIs die Wirksamkeit von Dasatinib, einem Tyrosin-Kinase-Inhibitor (TKI), reduzieren können, sollte nach Rücksprache mit dem Arzt die Gabe eines PPI auf die Medikation bei Bedarf umgestellt und die Patientin entsprechend beraten werden.

Lösungsstrategie

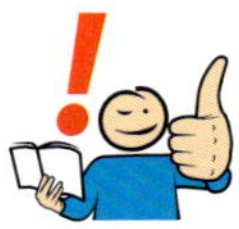

Pharmakokinetik und Pharmakologie

Die Resorption der Proteinkinase-Inhibitoren ist zum Teil abhängig vom pH-Wert des Magens, so dass durch die Gabe eines PPI die Resorption vermindert sein kann. Ein Vergleich der Fachinformationen der in der Erstlinientherapie zugelassenen TKIs zeigt, dass sich sowohl die Studien als auch die Bewertung der Ergebnisse unterscheiden (1–4).

INN	PPI-Gabe	TKI	Gabe zu PPI	C_{max}	AUC
Bosutinib	mehrere Tage Lansoprazol 60 mg	ED	gleichzeitig	auf 54 % ↓	auf 74 % ↓
	Bei gleichzeitiger Gabe ist Vorsicht geboten				
Dasatinib	4 d Omeprazol 40 mg	ED	22 h später	um 42 % ↓	um 43 % ↓
	Statt PPI sollte die Verwendung von Antazida in Betracht gezogen werden				
Imatinib (5)	5 d Omeprazol 40 mg		15 min vorher	gleich	< 5 % ↓
Nilotinib	5 d Esomeprazol 40 mg	?	?	um 27 % ↓	um 34 % ↓
	Geringfügig verminderte Resorption, gleichzeitige Gabe möglich				

AUC – area under the curve; d – Tage; ED – Einzeldosis; h – Stunde; INN – international nonproprietaray name; PPI – Protonenenpumpeninhibitor; TKI – Tyrosin-Kinase-Inhibitor

Für Dasatinib wird eine deutliche Reduktion der Resorptionsquote beschrieben.

Gibt es jedoch für den TKI als auch den PPI eine zwingende Indikation, so bestehen verschiedene Möglichkeiten, die jedoch kontrovers diskutiert werden.

Trotz der irreversiblen Hemmung der H^+-K^+-ATPase in den Parietalzellen durch PPIs und der nahezu 24-Stunden-Wirkung wird im Steady-State der pH-Wert nur über einen mittleren Zeitraum von 18 bis 20 Stunden auf Werte über 3 angehoben (6). Weiter sinkt der pH-Wert des Magens physiologisch am Morgen nach dem nächtlichen „duodenic gastric peak". Dies kann genutzt werden, indem die TKI-Gabe morgens gleichzeitig oder bis zu zwei Stunden vor der PPI-Gabe erfolgt, so kann der TKI in der „pH-Lücke" vollständig resorbiert werden. Voraussetzung hierfür ist die täglich Einmalgabe am Morgen und die Applikation der magensaftresistenten Form des PPI (7).

Eine weitere Empfehlung ist die Einnahme des TKIs mit einem Colagetränk, um den Magen-pH kurzfristig zu senken. Für Erlotinib wurde eine signifikant verbesserte Resorption in einer Studie nachgewiesen, indem die Einnahme mit 250 ml zuckerhaltiger Cola erfolgte. Inwieweit dies auf andere TKI übertragen werden kann und der Zuckergehalt sowie die Menge des Getränks eine Rolle spielt, wurde nicht untersucht (8).

Studien zu den Folgen für die Wirksamkeit bei einer gleichzeitigen Einnahme eines TKI und eines PPI sind widersprüchlich. Eine Arbeit aus China konnte für Nilotinib keinen Einfluss der PPI-Gabe auf die Remission belegen (9). In einer weiteren Studie war das Risiko für die Sterblichkeit durch die gleichzeitige Gabe eines TKI und eines PPI bei fast einem von vier

Patienten erhöht. Betrachtet man die verschiedenen Entitäten so war der Effekt nur für Erlotinib beim Bronchialkarzinom signifikant, während für Sunitinb beim Nierenzellkarzinom oder Imatinib bei der CML kein erhöhtes Sterblichkeits-Risiko nachweisbar war (10).

Zusammenfassend kann man feststellen, dass es für die Kombination eines TKI mit einem PPI keine einfache Standardlösung gibt. Die Indikation des PPI muss gesichert sein und soll im Verlauf immer wieder überprüft werden. Ist ein PPI notwendig und kann nicht durch ein Antazidum ersetzt werden, so sollte die Einmalgabe der magensaftresistenten Formulierung in der geringsten wirksamen Dosis verordnet werden. Die Gabe sollte morgens bis zu zwei Stunden nach der TKI-Gabe erfolgen. Ist eine Gabe zweimal täglich unbedingt notwendig, so kann die Resorption durch die Einnahme mit einem Glas (200 ml) zuckerhaltiger Cola wahrscheinlich verbessert werden. Eine engmaschige Kontrolle der Wirksamkeit ist notwendig.

Was sagen die Leitlinien/Studien?

In Deutschland erkranken jährlich ca. 1.000 bis 1.200 Personen an einer CML. Der Erkrankungsgipfel liegt bei 55–60 Jahren, Männer sind etwas häufiger betroffen. Bei über 95 % der Patienten liegt eine spezifische Chromosomenaberration vor: das charakteristische Philadelphia (Ph-) Chromosom mit dem Fusionsprotein BCR-ABL, das für die onkogene Transformation der betroffenen hämatopoetische Stammzelle verantwortlich ist. Die chronische Phase ist gekennzeichnet durch eine Leukozytose mit kontinuierlicher Linksverschiebung sowie einer Anämie. Die Thrombozytenzahl kann erniedrigt, normal oder erhöht sein. Etwa 97 % der Patienten werden in der chronischen Phase diagnostiziert, häufig als Zufallsbefund, da die Symptome wie Schwäche, Appetitlosigkeit, Gewichtsverlust, Knochenschmerzen oder Oberbauchbeschwerden eher unspezifisch sind. Mit Einführung des ersten TKI Imatinib 2001 hat sich die Prognose deutlich verbessert, so dass die Lebenserwartung von Patienten mit einer CML vergleichbar mit der Allgemeinbevölkerung ist.

Für die Erstlinientherapie der CML sind Imatinib, Dasatinib, Nilotinib und Bosutinib zugelassen. Das Gesamtüberleben nach fünf Jahren liegt bei allen TKIs bei 85–95 %. Die Auswahl des TKIs ist vom Therapieziel, dem Alter und Komorbiditäten abhängig (11,12).

Arzneimittel	Dosis	Einschränkungen
Bosutinib	1 x 400 mg	Erhöhte Lebertoxizität, hohe Rate an Diarrhöen
Dasatinib	1 x 100 mg	Risiko: Pleuraergüsse (Herzinsuffizienz, Lungenerkrankungen, nicht eingestellte arterielle Hypertonie); Patienten unter oraler Antikoagulation
Imatinib	1 x 400 mg	Milde bis moderate Dauernebenwirkungen: Muskelkrämpfe, Diarrhoe, Gewichtszunahme, Fatigue, periphere und periorbitale Ödeme, Knochen- und Gelenkschmerzen, Übelkeit
Nilotinib	2 x 300 mg (nüchtern)	Nicht gut eingestellter Diabetes mellitus (Hyperglykämie), koronare Herzerkrankung, zerebrovaskuläre Erkrankungen, arterielle Verschlusskrankheit
Für alle Arzneimittel wird eine QTc-Verlängerung beschrieben.		

Die Reflux-Ösophagitis mit einer Inzidenz von 15–25 % ist in Industrieländern weit verbreitet. Die Akuttherapie erfolgt mit einem PPI als erste Wahl, Antazida oder H_2-Blocker sind weniger wirksam. Eine remissionserhaltende Therapie wird in der Leitlinie nicht gefordert und wird nur für Patienten mit einem hohen Risiko im Verlauf (schwere Ösophagitis, stattgehabte Komplikation, alte Patienten) empfohlen. Zu beachten sind die Risikofaktoren für eine GERD wie Übergewicht oder Nikotinabusus. Für Empfehlungen bezüglich der Ernährung (Alkohol, Kaffee, Schokolade, scharfe oder fette Speisen etc.) ist die Datenlage nicht schlüssig. Eine Reduktion der Fett- und Zuckerzufuhr mit einer Erhöhung der Ballaststoffe scheint ratsam. In der Regel wird über vier Wochen bis zur Symptomfreiheit dosiert. Laut den aktuellen Empfehlungen der Leitlinie würde man bei ca. 90 % der Patienten eine Bedarfstherapie im Anschluss an die Akutbehandlung empfehlen (13).

Optimiertes Vorgehen

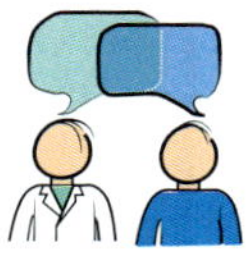

Beratung des medizinischen Personals

Die Indikationsstellung für den PPI soll eng gestellt und regelmäßig überprüft werden. Wenn möglich, sollte der PPI abgesetzt werden. Die Wirksamkeit eines Antazidums im Abstand von mindestens zwei Stunden zu dem TKI kann empfohlen werden. Wird eine Symptomkontrolle mit Antazida nicht erreicht, kann ein PPI als Bedarfsmedikation verordnet werden. Dieser soll mit dem TKI morgens eingenommen werden. In diesem Fall wäre ein Einnahmeplan, der sowohl den TKI als auch die Einnahme des PPI dokumentiert sinnvoll.

Wie bei jeder Neuverordnung soll das therapeutische Ansprechen der CML-Therapie alle drei bis sechs Monate durch eine zytogenetische Untersuchung des Knochenmarks beobachtet werden (11,12).

Patientenhinweise

Dasatinib kann unabhängig von den Mahlzeiten eingenommen werden. Um jedoch gleichmäßige Wirkspiegel zu erreichen, sollte die Einnahme immer entweder morgens oder abends erfolgen. Bei der Ernährung ist auf die Zufuhr von Ballaststoffen und die Reduktion von Zucker und Fett zu achten.

Optimierter Medikationsplan

Wirkstoff	Handelsname	Stärke	Form	morgens	mittags	abends	zur Nacht	Einheit	Hinweise	Grund
Verordnete Dauermedikation										
Dasatinib	DASATINIB AL 100 MG FTA	100 mg	Tabl	1	0	0	0	Stück		Leukämie
Omeprazol	OMEPRAZOL - CT 20MG	20 mg	Kaps	1	0	0	0	Stück	bei Bedarf	Reflux/Sodbrennen
Selbstmedikation										
Paracetamol	PARACETAMOL STADA 500MG	500 mg	Tabl	2 Tabl. bei Bedarf				Stück		Kopfschmerzen

Merke!

Wird ein TKI mit einem PPI oder H_2-Antagonisten verordnet, kann es zu einer relevanten Verminderung der Bioverfügbarkeit des Kinaseinhibitors kommen. Die alternative Gabe eines Antazidums im Abstand von mindestens zwei Stunden kann empfohlen werden.

Was noch?

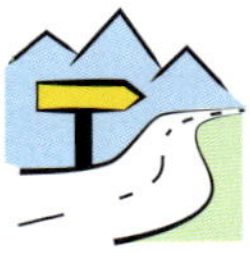

Die Überprüfung der Wirksamkeit durch ein Therapeutisches Drug Monitoring (TDM) ist nur in Einzelfällen möglich und keinesfalls Routine. Neben der Möglichkeit der Blutspiegelbestimmung ist es notwendig die Zielkonzentrationen zu kennen. Solche sind bisher nur für sechs(!) orale Zytostatika beschrieben (14).

Literatur

1. Fachinformation Bosulif®, April 2023
2. Fachinforamtion Sprycel®, Juni 2022
3. Fachinformation Glivec®, August 2023
4. Fachinformation Tasigna®, Mai 2022
5. Egorin MJ, Shah DD, Christner SM et al. Effect of a proton pump inhibitor on the pharmacokinetics of imatinib. Br J Clin Pharmacol 68 (2009), 370–374 DOI:10.1111/j.1365-2125.2009.03466.x
6. Aktorius K, Förstermann U, Hofmann F, Starke K (Hrsg.) Allgemeine und spezielle Pharmakologie und Toxikologie, München, Elsevier GmbH, 2005
7. Van Leeuwen RWF, Jansman FGA, Hunfeld NG et al. Tyrosine Kinase Inhibitors and Proton Pump Inhibitors: An Evaluation of Treatment Options. Clin Pharmacokinet 56 (2017), 683–688 DOI: 10.1007/s40262-016-0503-3
8. Van Leeuwen RWF, Peric R, Hussaarts KGAM et al. Influence of the Acidic Beverage Cola on the Absorption of Erlotinib in Patients With Non-Small-Cell Lung Cancer. J Clin Oncol 34 (2016), 1309–1314 DOI 10.1200/JCO.2015.65.2560
9. Yin OQ, Giles FJ, Baccarani M et al. Concurrent use of proton pump inhibitors or H2 blockers did not adversely affect nilotinib efficacy in patients with chronic myeloid leukemia. Cancer Chemother Pharmacol 70 (2012), 345–350 DOI: 10.1007/s00280-012-1881-3
10. Sharma M, Holmes HM, Mehta HB et al. The Concomitant Use of Tyrosine Kinase Inhibitors and Proton Pump Inhibitors: Prevalence, Predictors and Impact on Survival and Discontinuation of Therapy in Older Adults with Cancer. Cancer 125 (2019), 1155–1162 DOI:10.1002/cncr.31917.
11. https://www.onkopedia.com/de/onkopedia/guidelines/chronische-myeloische-leukaemie-cml/@@guideline/html/index.html Zugriff 14.4.2024
12. Hochhaus A, Saussele S, Rosti G et al. Chronic myeloid leukemia: ESMO Clinical Practice Guidelines for diagnosis, treatment and follow-up. Annals of Oncology 28 (2017), iv41-iv51 DOI: 10.1093/annoc/mdx219
13. Madisch A, Koop H, Miehlke S et al. S2k-Leitlinie Gastroösophagale Refluxkrankheit und eosinophile Ösophagitis der Deutschen Gesellschaft für Gastroenterologie, Verdauungs- und Stoffwechselkrankheiten (DGVS). AWMF-Registriernummer: 021-013 (2023) DOI: 10.1055/a-2060-1069
14. Kleij MBA, Guchelaar NAD, Mathijssen RHJ et al. Therapeutic Drug Monitoring of Kinase Inhibitors in Oncology. Clin Pharmacokin 62 (2023), 1333–1364 DOI: 10.1007/s40262-023-01293-9

11.2 Nilotinib

Fallbeschreibung

Einer 52-jährigen Patientin mit chronisch myeloischer Leukämie (CML) und Nilotinib in der Dauertherapie wird vom Hausarzt Clarithromycin aufgrund einer ambulant erworbenen Pneumonie (CAP) verordnet. Ihre arterielle Hypertonie ist mit Ramipril gut eingestellt. Die Patientin berichtet über eine Penicillinallergie.

Fakten

Patientendaten			
Alter: 52	Größe: 172 cm	KOF: 1,82 m^2	eGFR: 90 ml/min
Geschlecht: ♀	Gewicht: 69 kg	BMI: 23 kg/m^2	

Arzneimittel	Dosierung	Indikation
1. Ramipril 5 mg Tabl.	1-0-0-0	Hypertonie
2. Nilotinib 150 mg Kaps.	2-0-2-0	CML
3. Clarithromycin 500 mg Tabl.	2-0-2-0	Pneumonie

Überlegungen

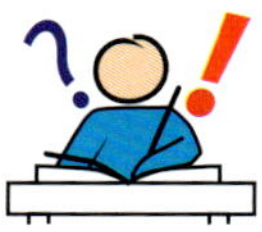

Fragen

- Sind die Dosis, das Dosierungsintervall und die Dauer der CML-Therapie korrekt?
- In welcher Remissionsphase befindet sich die Patientin?
- Erfolgt die Therapie der Pneumonie leitliniengerecht?
- Besteht ein Interaktionspotential?
- Benötigt die Patientin weitere Informationen?

Antworten

Nilotinib gehört zur Erstlinientherapie der CML (📖 Fall 11.2 Nilotinib) und wird mit zweimal täglich 300 mg korrekt dosiert. Die Einnahme muss nüchtern erfolgen. Auf Nachfrage erklärt die Patientin, dass die Diagnose vor vier Jahren gestellt wurde und sie seit zwei Jahren in der molekularen Remission (MR) ist. Sie zeigt ihnen die Labordaten der letzten Untersuchungen beim Onkologen.

Auswahl der Labordaten:

Was	Referenz	Einheit	Vor 6 Monaten	Vor 2 Wochen
Glucose	70–110	mg/dl	95	90
Bilirubin gesamt	< 1,1	mg/dl	0,4	0,5
Kreatinin	0,51–0,95	mg/dl	0,83	0,79
Harnsäure	2,4–5,7	mg/dl	3,6	3,8
Harnstoff	17–43	mg/dl	34	36
eGFR (CKD-EPI)	> 90	ml/min/1,73 m^2	84	90
Kalium	3,6–4,8	mmol/l	3,9	3,7
Natrium	135–145	mmol/l	142	143
Leukozyten	4–11	x 10^3/µl	4,47	4,55
Hämoglobin	11,8–15,5	g/dl	12,3	12,3
Thrombozyten	160–400	x 10^3/µl	202	208
Erythrozyten	3,9–5,2	x 10^6/µl	4,02	3,94
Hämatokrit	35–46	%	37,3	36,4

Der Hausarzt hat ein EKG gemacht und erklärt, dass alles in Ordnung sei. Ergibt sich aus dem Gespräch mit der Patientin (letzter Krankenhausaufenthalt, weitere Erkrankungen, komplette Remission der CML) kein Anhalt für Risikofaktoren, so kann die Therapie der ambulant erworbenen Pneumonie zuhause durchgeführt werden. Als Mittel der Wahl werden Penicilline eingesetzt. Da die Patientin jedoch über eine Penicillinallergie berichtet, ist das Makrolidantibiotikum Clarithromycin eine sinnvolle Alternative. Die beiden Arzneimittel Nilotinib und Clarithromycin erhöhen jeweils das Risiko einer QTc-Zeit-Verlängerung. Clarithromycin führt als potenter CYP3A4-Inhibitor außerdem zu einer deutlichen Erhöhung der Nilotinibspiegel. Daher sollte Clarithromycin durch Azithromycin ersetzt werden. Da die Therapie mit dem Makrolid zeitlich begrenzt ist und das EKG ohne Befund ist, kann Nilotinib weiter eingenommen werden, eventuell kann nach einer Woche ein weiteres EKG durchgeführt werden.

Lösungsstrategie

Pharmakokinetik und Pharmakologie

Die Einteilung der QTc-Zeit-Verlängerung für orale Tumortherapeutika erfolgt nach den CTCAE-Kriterien (Common Terminology Criteria for Adverse Events) (1).

	Grad 1	Grad 2	Grad 3	Grad 4
QTc	450–480 ms	481–500 ms	≥ 501 ms (mind. 2 EKG)	≥ 501 ms oder > 60 ms Differenz zur Basis

Das Risiko für Torsades des Pointes (TdP) steigt um das Zwei- bis Dreifache, wenn die QTc-Zeit über 500 ms beträgt. Aus den Studien lässt sich ableiten, dass pro 10 ms QTc-Erhöhung das Risiko von kardialen Ereignissen (Synkope, Herzstillstand) um 5–7 % ansteigt. Ab einer Toxizität Grad 2 sollte das Monitoring intensiviert und ab Grad 3 sollte die Therapie angepasst werden. Tisdale entwickelte einen Score für stationäre Patienten, anhand dessen das Risiko der QTc-Verlängerung abgeschätzt werden kann. Laut diesem Score hat die Patientin einen Score von vier und liegt damit unter sieben, der Grenze für erforderliche Maßnahmen. Weitere die QTc-Zeit verlängernde Arzneimittel oder Elektrolytverschiebungen erhöhen den Score (2).

Wie hoch ist das Risiko einer QTc-Zeit-Verlängerung für die betreffenden Arzneimittel und den Alternativen (3–8)?:

	TKI bei CML (first-line)				Makrolide	
	Imatinib	Bosutinib	Dasatinib	Nilotinib	Clarithro- mycin	Azithromycin
Fachinfo	k.A.	häufig	gelegent- lich	häufig	gelegentlich	Häufigkeit nicht bekannt
CredibleMed (9)	⚠ [1]	⚠	⚠	⚠	✖ [2]	✖
Publikation (10)						
QT-Verlängerung	1–5 %	> 10 %	5–10 %	1–10 %		
Durchschnitt	3,1 %	11,5 %	8 %	2,7 %		
QTc > 500 ms	0,02 %	0	1 %	0,2 %		

[1] Drugs with possible risk of TdP; [2] Drugs with known risk of TdP

Das Risiko einer schwerwiegenden QTc-Zeit-Verlängerung ist für Imatinib als Erstlinien-TKI am geringsten. Für die anderen TKIs sind die Aussagen nicht eindeutig. Die Datenbank CredibleMEds (9) ist hier wenig hilfreich, da zwischen den einzelnen TKIs nicht differenziert wird. In einem aktuellen Review von 2023 werden die drei Zweitgenerations-TKIs genauer bewertet. Danach scheint Nilotinib das geringste Risiko einer QTc-Verlängerung zu haben (10). Berücksichtigt werden müssen jedoch auch die Interaktionen der beiden Arzneimittelgruppen mit dem Cytochrom-P450-System. Es wurden in den drei Datenbanken Lexicomp (11), mediQ (12) (beide kostenpflichtig) und drugs.com (13) (kostenfrei) die verordneten Arzneimittel mit entsprechenden Alternativen eingegeben. Ein Vergleich ist schon dadurch schwierig, dass die Klassifikation der Schwere der Interaktionen variiert und nicht für alle Arzneimittel, wie zum Beispiel Bosutinib, Daten in der jeweiligen Datenbank hinterlegt sind. In die Bewertung der Interaktionsschwere sind die Interaktionen über das CYP-System mit den Abbau- und Transportwegen sowie das Risiko der QTc-Verlängerung eingegangen. So kann durch Clarithromycin die AUC (area under the curve) von Nilotinib um das Dreifache erhöht werden, wodurch das Nebenwirkungsrisiko deutlich ansteigt. Zusammenfassend lässt sich ableiten, dass die *Interaktionslast* für Azithromycin insgesamt geringer ist als die für Clarithromycin.

	Clarithromycin			Azithromycin		
	1	2	3	1	2	3
Bosutinib	X	k.A.	major	B	k.A.	moderat
Dasatinib	D	■■■	major	C	k.A.	moderat
Imatinib	C	■■■	moderat	k.A.	■■	k.A.
Nilotinib	D	■■■■	major	C	k.A.	major

1 – Lexicomp: X – Kombination vermeiden; D – Therapieänderung erwägen; C – Therapie überwachen; B – keine Aktion notwendig (11)
2 – MediQ: ■■■■ – hohe Interaktion; ■■■ – durchschnittliche Interaktion; ■■ – geringe Interaktion (12)
3 – Drugs.com: major; moderate; minor (13)

Was sagen die Leitlinien/Studien?

Für die Therapie der CML sind Imatinib, Bosutinib, Dasatinib und Nilotinib als First-line-Therapeutika zugelassen. Die Frage, ob zunächst Imatinib als Erstgenerations-TKI oder gleich das Zweitgenerations-TKI einzusetzen ist, wird kontrovers diskutiert. Welcher TKI zum Einsatz kommt, hängt von den Komorbiditäten des individuellen Patienten ab (Fall 11.1 Dasatinib).

Das Ziel einer kompletten, molekularen Remission ist über das hämatologische und zytogenetische Ansprechen zu erreichen. Zur Bewertung des Ansprechens werden verschiedene Untersuchungen herangezogen (siehe unten). In der Blutbilduntersuchung wird das für die CML typische Philadelphia (Ph)-Chromosom oder das für die onkogene Transformation verantwortliche Fusionsprotein BCR-ABL nachgewiesen (14,15).

Untersuchung		Remission	Abkürzung	Parameter
Hämatologisch	Blut	Komplett	CHR	Blutbild, Milz
Zytogenetisch	Knochenmark	Komplett	CCyR	Keine Ph+ Metaphasen
		Minor	mCyR	36–65 % Ph+ Metaphasen
		Keine	Keine CyR	> 95 % Ph+ Metaphasen
Molekular	Blut RT-PCR	Major	MMR	BCR-ABL1-Transkripte < 0,01 %
		Tief	MR	BCR-ABL1-Transkripte < 0,001 %

BCR-ABL1 – Fusionsprotein, das für die onkogene Transformation verantwortlich ist; CCyrR – komplette zytogenetiche Remission; CHR – komplette hämatologische Remission; mCyR – minor zytogenetische Remission; MMR – major molekulare Remission; MR – tiefe molekulare Remission; RT-PCR – Reverse Transkriptase-Polymerase-Kettenreaktion; Ph – Philadelphia

Die Therapie der ambulant erworbenen Pneumonie (CAP) kann, wenn keine weiteren Risikofaktoren vorliegen und der Patient immunkompetent ist, ambulant erfolgen. Für die Beurteilung werden folgende Kriterien verwendet:

- CRB-65 = 0 kein Kriterium zutreffend (Atemfrequenz ≥ 30/min; diastolischer Blutdruck ≤ 60 mmHg oder systolischer Blutdruck < 90 mmHg; Bewusstseinstrübung; Alter ≥ 65 Jahre)
- Keine neu aufgetretene O_2-Sättigungsminderung
- Fehlende Hinweise auf instabile Komorbiditäten
- Soziales Umfeld und sichere Einnahme der Medikation

Bei einer ambulanten Behandlung sollte eine Reevaluation nach 48 bis 72 Stunden erfolgen. Eine mikrobiologische Diagnostik ist in der Regel nicht zwingend. Als Mittel der Wahl wird eine Monotherapie mit einem hoch dosierten Aminopenicillinpräparat eingesetzt. Bei einer Penicillinallergie kann ein Tetracyclin (Doxycyclin) oder Makrolid (Clarithromycin, Azithromycin) verordnet werden. Aufgrund des hohen Interaktionspotentials soll Clarithromycin bei Patienten mit Interaktionsrelevanter Komedikation durch Azithromycin ersetzt werden. Bei einer leichten Pneumonie beträgt die Dauer der antibiotischen Therapie in der Regel drei bis fünf Tage (16).

Optimiertes Vorgehen

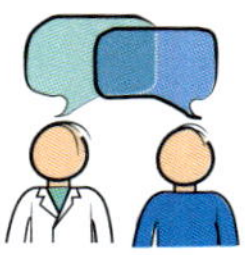

Beratung des medizinischen Personals

Nach einem Anruf in der Hausarztpraxis erfolgt die Umstellung auf Azithromycin 500 mg/Tag als Einmalgabe. Die Patientin bekommt für die Folgewoche einen Termin, um ein Kontroll-EKG durchzuführen, den Verlauf der Pneumonie zu bewerten und die Labordaten erheben zu lassen. Danach ist zu entscheiden ob und wie die Therapie weitergeführt werden muss.

Patientenhinweise

Da die Patientin sehr gut über ihre Erkrankung informiert ist, wird nur die Neuverordnung von Azithromycin beraten und nach offenen Punkten zur CML-Therapie gefragt. Sie erhält die Hinweise auf die Symptome von Rhythmusstörungen wie Herzklopfen, Brustschmerzen, Schweißausbrüche. Sie sollte den Blutdruck täglich kontrollieren und bei anhaltend hohem Blutdruck (> 150/90 mmHg) die Arztpraxis kontaktieren.

Optimierter Medikationsplan

Wirkstoff	Handelsname	Stärke	Form	morgens	mittags	abends	zur Nacht	Einheit	Hinweise	Grund
Verordnete Dauermedikation										
Ramipril	RAMIPRIL - CT 5MG TABL	5 mg	Tabl	1	0	0	0	Stück		Bluthochdruck
Nilotinib	TASIGNA 150MG	150 mg	Kaps	2	0	2	0	Stück		Leukämie
Azithromycin	AZITHROMYCIN HEXAL 500MG	500 mg	Tabl	1	0	0	0	Stück	Einnahmedauer 5 Tage	Lungeninfektion

Merke!

Werden im Interaktionscheck kritische Interaktionen festgestellt, so ist ein komplettes Interaktionsmanagement mit einem Medikationscheck (Arzneimittel mit Dosis und Dosierungsintervall) und Erfragen relevanter Labordaten notwendig. Eine Umstellung ist nur in Zusammenarbeit mit den betreffenden Ärzten möglich.

Für einen umfassenden Interaktionscheck mit neuen oder seltenen Arzneimitteln ist es notwendig in mehreren Datenbanken zu recherchieren.

Was noch?

Sind die Symptome für eine Pneumonie nicht eindeutig und sprechen die Antibiotika nicht an, sollte eine interstitielle Lungenerkrankung (ILD) ausgeschlossen werden. Für diese seltene Nebenwirkung sind in 60 % der Fälle (orale) Zytostatika verantwortlich. In diesem Fall ist das betreffende Arzneimittel sofort abzusetzen.

Literatur

1. U.S. Department of Health and human Rights. Common Terminology Criteria for Adverse Events (CTCAE) version 5.0 November 27, 2017 https://ctep.cancer.gov/protocoldevelopment/electronic_applications/docs/ctcae_v5_quick_reference_5x7.pdf
2. Tisdale JE, Jaynes HA, Kingery JR et al. Development and Validation of a Risk Score to Predict QT Interval Prolongation in Hospitalized Patients. Circulation 6 (2013), 479–487 DOI: 10.1161/CIRCOUTCOMES.113.000152
3. Fachinformation Bosulif®, April 2023
4. Fachinforamtion Sprycel®, Juni 2022
5. Fachinformation Glivec®, August 2023
6. Fachinformation Tasigna®, Mai 2022
7. Fachinformation Klacid®, Februar 2024
8. Fachinformation Zithromax®, November 2023
9. Woosley RL, Heise CW, Gallo T et al. www.CredibleMeds.org. QTdrugsList https://www.crediblemeds.org/oncosupport Zugriff 22.4.2024
10. Kaddoura R, Dabdoob WA, Ahmed K et al.: A pracitical guide to manging cardiopulmonary toxicities of tyrosine kinase inhibitors in chronic myeloid leukemia. Front Med 10 (2023), 1163137
11. Lexicomp® Wolters Kluwer. 2024 Version 7.8.0 (2023.08.25.100244) Zugriff: 18.04.2024
12. mediQ Interaktionscheck Software, Releaseversion 4.2.1.1602 Zugriff: 18.04.2024
13. Drugs.com Drugs Interaction Checker https://www.drugs.com/drug_interactions.html zugriff 18.04.2024
14. https://www.onkopedia.com/de/onkopedia/guidelines/chronische-myeloische-leukaemie-cml/@@guideline/html/index.html Zugriff 14.4.2024
15. Hochhaus A, Saussele S, Rosti G et al. Chronic myeloid leukemia: ESMO Clinical Practice Guidelines for diagnosis, treatment and follow-up. Annals of Oncology 28 (2017), iv41-iv51.
16. Deutsche Atemwegsliga. Leitlinie – Behandlung von erwachsenen Patienten mit ambulant erworbener Pneumonie AWMF-Register-Nr. 020–020

11.3 Nilotinib/Rifampicin

Fallbeschreibung

Eine 48-jährige Patientin mit einer chronisch myeloischen Leukämie (CML) löst eine Folgeverordnung über Nilotinib ein. Die CML wurde vor vier Jahren diagnostiziert und die Patientin befindet sich seit zwei Jahre in einer tiefen molekularen Remission. Beiläufig erzählt sie, dass sie eine komplizierte Knochen-OP hatte und deshalb immer noch Arzneimittel nehmen muss. Diese hatte sie sich gleich in der Apotheke neben dem Krankenhaus abgeholt. Auf Nachfragen erfahren Sie, dass die Patientin mindestens seit drei Wochen Rifampicin und Clindamycin nimmt.

Fakten

Patientendaten		
Alter: 48	Größe: 160 cm	KOF: 1,5 m^2
Geschlecht: ♀	Gewicht: 52 kg	BMI: 20 kg/m^2

Arzneimittel	Dosierung	Indikation
1. Nilotinib 200 mg Kaps.	1-0-1-0	CML
2. Rifampicin 450 mg Tabl.	1-0-0-0	Osteomyelitis
3. Clindamycin 300 mg Filmtabl.	1-1-1-1	Osteomyelitis

Überlegungen

Fragen

- Ist die Verordnung der Antibiotika plausibel?
- Gibt es Interaktionen mit Nilotinib?
- Muss Rücksprache mit dem/den behandelnden Arzt/Ärzten gehalten werden?
- Benötigt die Patientin weitere Informationen?

Antworten

Der Einsatz von Rifampicin und Clindamycin zur oralen Therapie der Osteomyelitis ist für ansonsten schwer therapierbare Staphylokokken-Infektionen der Knochen grundsätzlich möglich. Die Kombination wird aber kontrovers diskutiert, da Rifampicin eine Enzyminduktion verursacht, durch die es zu einem Wirkverlust von Clindamycin kommen kann. Die Dosierungen liegen im unteren Bereich, sind aber, berücksichtigt man das Gewicht der Patientin, plausibel.

Rifampicin ist ein starker CYP3A4-Induktor und kann daher die Nilotinib-Spiegel, ein Substrat von CYP3A4, reduzieren. Daher muss die Indikation von Rifampicin in der Kombination mit der Nilotinib-Therapie mit den behandelnden Ärzten abgeklärt werden.

Wird Rifampicin weiter verordnet so sollte berücksichtigt werden, dass durch Rifampicin auch die Clindamycinspiegel reduziert werden und gegebenenfalls eine Dosisanpassung notwendig wird.

Im Anschluss wird eine Beratung der Patientin empfohlen.

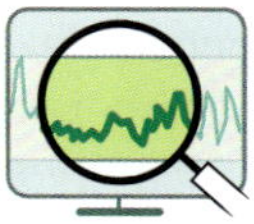

Empfohlenes Monitoring:
Molekulare Remission, postoperative Schmerzen und Schwellungen, Fieber.

Lösungsstrategie

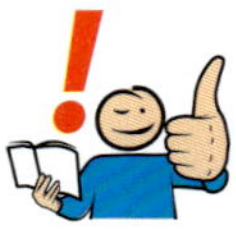

Pharmakokinetik und Pharmakologie

Nilotinib und Clindamycin sind beides Substrate von CYP3A4 und Rifampicin ist ein starker Induktor, der in Interaktionsstudien als Referenzsubstanz häufig genutzt wird.

Laut Fachinformation wird durch die gleichzeitige Gabe die C_{max} von Nilotinib um 64 % und die AUC um 80 % gesenkt (1). Weiterhin wird die erforderliche Plasmakonzentration von Clindamycin in Kombination mit Rifampicin in den allermeisten Fällen nicht erreicht. Im vorliegenden Fall ist die Tagesdosis von Clindamycin mit 1.200 mg als niedrig zu bewerten.

Was sagen die Leitlinien/Studien?

Therapie der CML
Nilotinib ist einer von vier Tyrosinkinase-Inhibitoren (TKI), die in der CML als First-line-Therapie eingesetzt werden. Die Auswahl des TKI hängt von den Komorbiditäten und Risikofaktoren des jeweiligen Patienten ab (Fall 11.1 Dasatinib).

Ein Vergleich der vier Arzneimittel bezüglich des Interaktionsrisikos mit Rifampicin zeigt, dass die Umstellung keine Option ist, da alle TKIs Substrat von CYP3A4 sind und damit die Exposition durch Rifampicin für alle möglichen TKIs deutlich reduziert wird (1, 2, 3, 4).

	Bosutinib	Dasatinib	Imatinib	Nilotinib
Rifampicin				
C_{max}	86 % ↓	–	54 % ↓	64 % ↓
AUC	94 % ↓	82 % ↓	74 % ↓	80 % ↓

Besteht die Möglichkeit ein Therapeutisches-Drug-Monitoring (TDM) durchzuführen und so ggf. durch eine Dosiserhöhung wirksame Spiegel zu erreichen? Mit jeweils über 1.000 Patienten gibt es für Imatinib und Nilotinib ausreichend Daten, um Zielkonzentrationen festzulegen (Imatinib $C_{min} \geq 1000$ ng/ml; Nilotinib $C_{min} \geq 469$ ng/ml) (5). Untersuchungen zu entsprechenden Dosisanpassungen liegen jedoch nicht vor.

Einsatz von Rifampicin zur Therapie der Osteomyelitis

Der Einsatz von Rifampicin als Ergänzung einer antibiotischen Therapie mit Fluorchinolonen oder ß-Lactam-Antibiotika bei Osteomyelitis wird kontrovers diskutiert. Hintergrund für den Einsatz von Rifampicin ist neben der Staphylokokkenwirksamkeit die gute Knochengängigkeit und die hohe Bioverfügbarkeit, so dass eine orale Gabe möglich ist. Die Daten zum Einsatz von Rifampicin zur Therapie der Osteomyelitis stammen zum Teil aus kleinen oder älteren Studien (6, 7). In der aktuellen S2k-Leitlinie zur Therapie von Knocheninfektionen wird Rifampicin in einer Dosierung von einmal 600 mg/Tag nur für fremdkörperassoziierte Infektionen empfohlen (8). Die Einnahme muss nüchtern, mindestens 30 min vor dem Essen erfolgen.

Optimiertes Vorgehen

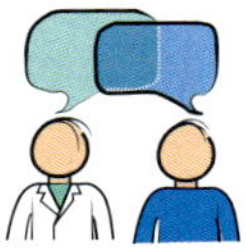

Beratung des medizinischen Personals

Mit dem behandelnden Orthopäden sollte die Indikation für Rifampicin kritisch abgeklärt werden, da die Patienten keine Implantate wie Knie- oder Hüft-Endoprothesen hat und somit keine fremdkörperassoziierte Infektion vorliegt, die eine biofilmaktive Substanz erfordern würde. Die möglichen Wirkverluste von Clindamycin machen die Therapie unsicher, so dass eine Dosiserhöhung auf 3 x 600 mg/Tag sinnvoll erscheint.

Der behandelnde Onkologe ist über die Gabe von Rifampicin mit der hohen Wahrscheinlichkeit der Unterdosierung des Zytostatikums in den letzten drei Wochen zu informieren. Abhängig vom Ergebnis der klinischen Untersuchungen wird eine Blutspiegelbestimmung empfohlen.

Sollte Rifampicin weiter indiziert sein, so ist der Erhalt der Remission der CML bei der Patientin engmaschig zu kontrollieren.

Patientenhinweise

Die Patientin sollte nochmals bezüglich des Interaktionsrisikos ihrer CML-Therapie beraten und darauf hingewiesen werden, dass sie im Zweifelsfall zeitnah den Onkologen oder Apotheker über zusätzliche Arzneimittel informieren soll. Sie war davon ausgegangen, dass in der Klinik im Falle einer CML-Therapie routinemäßig die Interaktionen überprüft werden.

Optimierter Medikationsplan

Mit den behandelnden Ärzten wurde vereinbart Rifampicin abzusetzen und Clindamycin noch drei Wochen in höherer Dosierung von 3 x 600 mg/Tag zu applizieren. Die Patientin war weiter in der tiefen molekularen Remission, so dass keine Nilotinib-Spiegel bestimmt wurden und die Therapie fortgeführt werden konnte.

Wirkstoff	Handelsname	Stärke	Form	morgens	mittags	abends	zur Nacht	Einheit	Hinweise	Grund
Verordnete Dauermedikation										
Nilotinib	TASIGNA 200 MG HARTKAPSELN	200 mg	Kaps	1	0	1	0	Stück		Leukämie
Clindamycin	CLINDAMYCIN 1A 600MG	600 mg	Tabl	1	1	1	0	Stück	Einnahme mit 1 Glas Wasser	Knocheninfektion

Merke!

Patienten mit einer CML sollten dahingehend beraten werden, dass ihre Erkrankung insgesamt selten ist und nicht davon auszugehen ist, dass medizinisches und pharmazeutisches Personal mit anderen Schwerpunkten als der Onkologie die Herausforderungen dieser Therapie kennt.

Was noch?

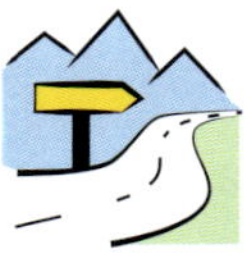

In der Behandlung der CML gibt es inzwischen Studien, die zeigen, dass bei Patienten mit einer jahrelangen tiefen molekularen Remission ein Absetzversuch der Therapie innerhalb von Studien erfolgreich ist. In einer Studie mit 190 Patienten, die Nilotinib für mindestens zwei Jahre (Median 43,5 Monate) genommen hatten und darunter mindestens ein Jahr lang eine tiefe (major) molekulare Remission (MMR) hatten wurde Nilotinib unter engmaschiger Kontrolle abgesetzt. 48 Monate nach dem Stop von Nilotinib befanden sich noch 51,6 % der Patienten in der MMR. Die Patienten mit einem Verlust der MMR erhielten wieder Nilotinib und erreichten eine MMR (98,8 %) bzw. eine MR (88,4 %). Bislang wird der Absetzversuch nur innerhalb von Studien unter engmaschiger Kontrolle empfohlen (9).

Eine gleichzeitige Behandlung mit Rifampicin und Vitamin-K-Antagonisten (VKA) soll nicht erfolgen, da bei Kombination der Abbau von VKA beschleunigt wird und Absetzen von Rifampicin eine überschießende Antikoagulation auftreten kann (10).

Literatur

1. Fachinformation Tasigna®, Mai 2022
2. Fachinformation Bosulif®, April 2023
3. Fachinforamtion Sprycel®, Juni 2022
4. Fachinformation Glivec®, August 2023
5. Van der Kleij ABA, Guchelaar NAD, Mathijssen RHJ et al.:Therapeutic Drug Monitoring of Kinase Inhibitors in Oncology. Clin Pharmacokin 62 (2023), 1333–1364
6. Besal R, Adamic P, Beovic B et al.: Systemic Antimicrobial Treatment of Chronic Osteomyelitis in Adults: A Narrative Review. Antibiotics 12 (2023), 1–15
7. Spellberg B, Aggrey G, Brennan MB et al.: Use of Novel Strategies to Develop Guidelines for Management of Pyogenic Osteomyelitis in Adults. Jama Network (2022), e2211321
8. Vossen MG, Gattringer R, Thalhammer F et al.: Kalkulierte parenterale Initialtherapie bakterieller Infektionen: Knochen- und Gelenkinfektionen. GMS Inf Dis 8 (2020), 1–8
9. Hochhaus A, Masszi T, Giles FJ et al. : Treatment-free remission following frontline nilotinib in patients with chronic myeloid leukemia in chronic phase: results from the ENESTfreedom study. 31 (2017), 1525–1531
10. S2k-Leitlinie Arzneimitteltherapie bei Multimorbidität – Living Guideline AWMF-Registernummer: 100–001, Federführende Fachgesellschaft Deutsche Gesellschaft für Innere Medizin (DGIM), Stand: Februar 2023

11.4 Mercaptopurin

Fallbeschreibung

Für einen 50-jährigen Patienten mit einer akuten lymphatischen Leukämie (ALL) wird nach den Konsolidations- und Intensivierungszyklen eine Erhaltungstherapie mit Methotrexat und 6-Mercaptopurin verordnet. Da er Stammkunde ist, liegt Ihnen seine Dauermedikation vor.

Fakten

Patientendaten		
Alter: 77	Größe: 175 cm	KOF: 2,0 m^2
Geschlecht: ♂	Gewicht: 90 kg	BMI: 29 kg/m^2
Arzneimittel	**Dosierung**	**Indikation**
1. Aciclovir 400 mg Tabl.	1-0-1-0	antivirale Prophylaxe
2. Allopurinol 300 mg Tabl.	0,5-0-0-0	ALL
3. Hydrochlorothiazid 12,5 mg Tabl.	1-0-0-0	arterielle Hypotonie
4. Valsartan 160 mg Filmtabl.	1-0-0-0	arterielle Hypertonie
5. Posaconazol 100 mg Tabl.	3-0-0-0	antimykotische Prophylaxe
6. Methotrexat 10 mg Tabl.	4-0-0-0 montags	NEU: ALL
7. Mercaptopurin 50 mg Tabl.	0-0-2-0	NEU: ALL
8. Folsäure 15 mg Tabl.	1-0-0-0 dienstags	NEU: ALL

Überlegungen

Fragen

- Sind Dosis, Dosierungsintervall und die Dauer der ALL-Therapie korrekt?
- Besteht ein Interaktionspotential mit der Vormedikation?
- Sind pharmazeutische Interventionen erforderlich?

Antworten

In der Erhaltungstherapie der ALL werden Methotrexat und 6-Mercaptopurin kombiniert. Die jeweiligen Dosierungen variieren leicht je nach Protokoll. In Deutschland wird Methotrexat mit 20 mg/m^2 wöchentlich und 6-Mercaptopurin mit 60 mg/m^2 täglich dosiert. Die Dosierung von 100 mg 6-Mercaptopurin liegt etwas unter dem errechneten Wert von 120 mg, da die Therapie mit zwei Tabletten täglich damit gut umzusetzen ist. Die Dosen werden in Abhängigkeit vom Blutbild im Verlauf angepasst.

Für Allopurinol und 6-Mercaptopurin wird eine relevante Interaktion mit bis auf 5-fach erhöhten 6-Mercaptopurinspiegeln beschrieben. Laut Fachinformation soll die Dosis von 6-Mercaptopurin (6-MP) auf 25 % der Ausgangsdosis reduziert werden, wenn gleichzeitig Allopurinol eingenommen wird (1). Das Risiko für eine Hämotoxizität steigt an. Mit dem behandelnden Onkologen muss geklärt werden, ob die Gabe von Allopurinol indiziert ist, so dass ggf. die Dosisreduktion von 6-MP-Dosis notwendig wird.

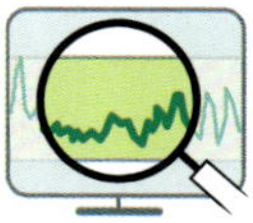

Empfohlenes Monitoring:
Übelkeit, Erbrechen, Gewichtsabnahme, Cholestase, Infektionen, Fieber

Lösungsstrategie

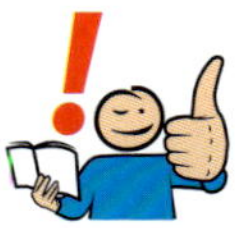

Pharmakokinetik und Pharmakologie

6-Mercaptopurin hat mit etwa 20 % eine geringe orale Bioverfügbarkeit. Laut Fachinformation soll 6-MP abends eingenommen werden. Eine Nüchtern-Einnahme ist nicht notwendig, jedoch sollte 6-MP mindestens eine Stunde vor oder zwei Stunden nach Milchprodukten eingenommen werden. Die Notwendigkeit der abendlichen Einnahme wird in Publikationen kontrovers diskutiert.

6-MP ist ein Prodrug, das intrazellulär durch verschiedene Enzyme unter anderem zu wirksamen 6-Thioguanin-Nukleotiden aber auch zu unwirksamen und teils toxischen Abbauprodukten metabolisiert wird. Die Abbauwege sind bisher nicht komplett verstanden und werden durch verschiedene Polymorphismen (z. B. für die Thiopurin-Methyl-Transferase (TPMT) noch komplexer. Vereinfacht beschrieben, wird durch Hypoxanthin-Guanin-Phosphoribosal-Transferase (HGPRT) über weitere Schritte das wirksame 6-Thioguaninnucleotid (6-TGN) gebildet. Die TPMT bildet 6-Methyl-Mercaptopurin (6-MMP), das für toxische Effekte, insbesondere im Gastrointestinaltrakt, verantwortlich ist. Durch die Xanthin-Oxidase und Xanthin-Dehydrogenase werden die inaktiven Metabolite 6-Thioxanthin und Thioharnsäure gebildet (1, 2).

Allopurinol hemmt die Xanthinoxidase (XO), die Thioxanthin in die inaktive Thio-Harnsäure umwandelt. Thioxanthin wiederum hemmt die TPMT, die für die Entstehung der 6-MMP verantwortlich ist. Zudem induziert Allopurinol die HGPRT, die für die Metabolisierung von 6-MP in die aktive 6-TGN verantwortlich ist (2, 3).

Der Interaktionscheck ergibt nur den Hinweis die Kombination von Allopurinol mit HCT, da Diuretika die Harnsäurekonzentration erhöhen können. Daher sollten die Harnsäurespiegel regelmäßig kontrolliert werden. Eine Interaktion von Hydrochlorothiazid mit Methotrexat wird nur für hohe Dosen von Methotrexat (> 1 g/m^2) beschrieben (4).

Was sagen die Leitlinien/Studien?

Akute lymphatische Leukämie
Die akute lymphatische Leukämie ist im Erwachsenenalter eine seltene maligne hämatologische Erkrankung. Der absolute Häufigkeitsgipfel liegt bei Kindern unter fünf Jahren und ab 55 Jahre steigt die Inzidenz mit einem zweiten Häufigkeitsgipfel im Alter von über 80 Jahren.

6-MP wird als zytotoxischer Antimetabolit in der Induktionstherapie der ALL mit weiteren Zytostatika kombiniert. Die Haupt-(neben-)wirkung ist die Knochenmarksuppression. Eine orale Erhaltungstherapie mit Methotrexat und 6-Mercaptopurin ist heute Standard bei Patienten, die keine allogene Stammzelltransplantation erhalten haben. Diese wird über zwei bis drei Jahre durchgeführt. Die Adhärenz ist prognostisch relevant (5, 6).

Interaktion 6-Mercaptopurin und Allopurinol

Da die ALL häufiger im Kindesalter vorkommt, wird der Großteil der Studien in der Pädiatrie durchgeführt. Hier haben verschiedene Studien interessante Zusammenhänge bezüglich der Interaktion von 6-MP mit Allopurinol gezeigt. Durch die gleichzeitige Gabe von Allopurinol soll weniger *toxisches 6-MMP* und mehr *wirksames 6-TGN* gebildet werden, so dass trotz reduzierter Dosis der gewünschte Effekt erreicht wird und weniger Nebenwirkungen auftreten (2, 7).

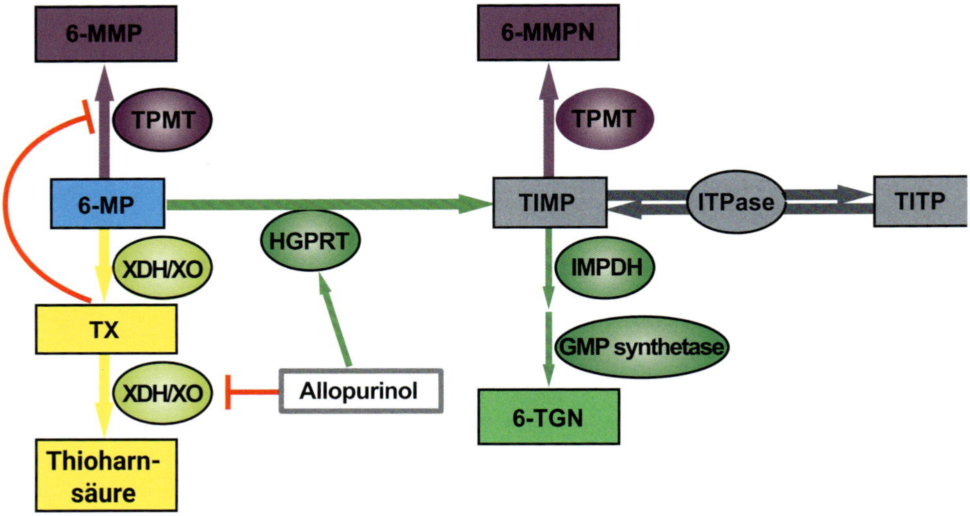

Abbildung II.11.1 nach (2): 6-Mercaptopurin-Stoffwechsel mit vorgeschlagenen Allopurinol-Wirkmechanismen.

Grün steht für den HGPRT-Stoffwechselweg, gelb für den XO-Stoffwechselweg und violett für den Methylierungsstoffwechselweg.

6-MP = 6-Mercaptopurin; 6-MMP = 6-Methylmercaptopurin; 6-MMPN = 6-Methylmercaptopurin-Nukleotid; TIMP = Thioinosinmonophosphat; TITP = Thioinosintriphosphat; TX = Thioxanthin; 6-TGN = 6-Thioguanin-Nukleotid; TPMT = Thiopurin-Methyltransferase; HGPRT = Hypoxanthin-Guanin-Phosphoribosyltransferase; XDH/XO = Xanthin-Dehydrogenase/Xanthin-Oxidase; IMPDH = Inosin-Monosphat-Dehydrogenase; GMP = Guanosin-Monophosphat; ITPase = Inosin-Triphosphatase-Pyrophosphatase.

Die beschriebene Interaktion mit Allopurinol kann daher genutzt werden, um beim Auftreten von gastrointestinalen Nebenwirkungen durch eine Kombination der beiden Arzneimittel die Nebenwirkungen zu reduzieren, ohne die Wirksamkeit durch eine Dosisreduktion zu gefährden (7). In der Praxis wird beim Einsatz von 6-MP das Blutbild engmaschig kontrolliert, so dass weitere Dosisanpassungen zeitnah durchgeführt werden können.

Optimiertes Vorgehen

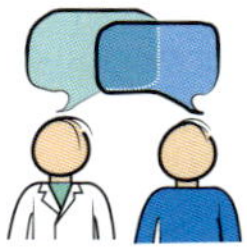

Beratung des medizinischen Personals

Nach Rücksprache mit dem behandelnden Onkologen wird die Dosis von 6-Mercaptopurin auf 30 mg täglich reduziert. Hierfür stehen Mercaptopurin-Tabletten mit 10 mg zur Verfügung, so dass auch eine Dosisanpassung in Abhängigkeit vom Blutbild in 10 mg Schritten möglich ist (8).

Weiterhin ist eine engmaschige Kontrolle des Patienten bezüglich der Leber- und Nierenfunktion sowie dem Auftreten von Nebenwirkungen erforderlich.

Patientenhinweise

Der Patient wird über die reduzierte Dosis sowie die Umstellung der Tablettenstärke informiert und außerdem auf die Notwendigkeit der regelmäßigen Einnahme hingewiesen.

Optimierter Medikationsplan

Wirkstoff	Handelsname	Stärke	Form	morgens	mittags	abends	zur Nacht	Einheit	Hinweise	Grund
Verordnete Dauermedikation										
Aciclovir	ACICLOVIR AL 400	400 mg	Tabl	1	0	1	0	Stück		Infektionsprophylaxe
Allopurinol	ALLOPURINOL ABZ 300MG	300 mg	Tabl	0,5	0	0	0	Stück		Leukämie
HCT	Hydrochlorothiazid	12,5 mg	Tabl	1	0	0	0	Stück		Bluthochdruck
Valsartan	VALSARTAN 1A 160MG	160 mg	Tabl	1	0	0	0	Stück		Bluthochdruck
Posaconazol	POSACONAZOL ABDI 100MG	100 mg	Tabl	3	0	0	0	Stück		Infektionsprophylaxe
Methotrexat	MTX HEXAL 10MG TABLETTEN	10 mg	Tabl	4	0	0	0	Stück	Nur am Montag	Leukämie
Mercaptopurin	MERCAPTOPURIN MEDICE 10MG	10 mg	Tabl	3	0	0	0	Stück		Leukämie
Folsäure	Folsäure	15 mg	Tabl	1	0	0	0	Stück	Nur am Dienstag	Leukämie

Merke!

Maßnahmen, die sich aus einem Interaktionscheck mit Arzneimitteln in der Tumortherapie ergeben, sind grundsätzlich mit dem behandelnden Onkologen abzuklären, da es sich auch um erwünschte Interaktionen handeln kann.

Was noch?

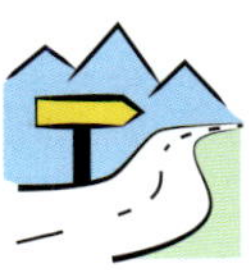

Durch die Erkrankung und die Therapie kommt es bei Patienten mit einer ALL zu einer Immunsuppression, so dass eine Infektionsprophylaxe in der Regel notwendig ist. Diese Prophylaxe birgt aufgrund von Resistenzentwicklungen und möglichen Interaktionen auch Probleme, so dass Umfang und Dauer immer wieder an aktuelle Erkenntnisse anzupassen sind. Bei hämatologischen Tumoren ist abhängig von den jeweiligen Therapiestadien, Induktions-, Konsolidierungs-, Erhaltungstherapie, das Risiko unterschiedlich einzuschätzen (9, 10, 11, 12).

Literatur

1. Fachinformation Puri-Nethol®, Mai 2023
2. Conneely SE, Cooper SL, Rau RE. :Use of Allopurinol to Mitigate 6-Mercaptopurine Associated Gastrointestinal Toxicity in Acute Lymphoblastic Leukemia. Front Oncol 10 (2020), 1129
3. Fachinformation Allopurinol-ratiopharm®, November 2021
4. Lexicomp® Wolters Kluwer. 2024 Version 7.8.0 (2023.08.25.100244) Zugriff: 27.05.2024
5. Deutsche Gesellschaft für Hämatologie und Medizinische Onkologie https://www.onkopedia.com/de/onkopedia/guidelines/akute-lymphatische-leukaemie-all/@@guideline/html/index.html Zugriff 27.05.2024
6. Toksvang LN, Lee SHR, Yang JJ et al. Maintenance therapy for acute lymphoblastic leukemia: basic science and clinical translations. Leukemia 36 (2022), 1749–1758.
7. Barone T, Dandekar S, McKeone D et al. Assessment on the use of allopurinol to improve safety and efficacy of mercaptopurine in pediatric patients with Acute Lymphoblastic Leukemia and Lymphona during maintenance therapy. Cancer Rep 7(2024), e1987.
8. Fachinformation Mercaptopurin-Medice, Oktober 2023
9. Sandherr M.: Infektionsprophylaxe in der Hämatologie und Onkologie. InFo Häm + Onk 24 (2021), 3–5
10. Sandherr M. Antivirale Prophylaxe bei onkologischen Therapien. InFo Häm+Onk 24 (2021), 16–20
11. Classen AY, Vehreschild JJ.: Antibakterielle Prophylaxe in der Hämatologie und Onkologie. InFo Häm + Onk 24 (2021), 12–14
12. Egerer G.: Antimykotische Prophylaxe bei hämatologischen Patienten. (2028) Im Focus Onkologie 21 (2018; 4), 34–37

11.5 Trifluridin/Tipiracil

Fallbeschreibung

Einem 67-jährigen Patienten werden wegen eines fortgeschrittenen Kolonkarzinoms Lonsurf®- Tabletten (Trifluridin/Tipiracil) verordnet. In der Vergangenheit hat er schon verschiedene parenterale Chemotherapien erhalten. Er kommt mit einem Rezept über je 60 Tabletten Lonsurf® 15 mg und Lonsurf® 20 mg in die Apotheke und erklärt auf Nachfrage, dass er jeweils zwei Tabletten morgens und abends einnehmen soll. Sie erfahren weiter, dass der Patient parallel noch regelmäßig in die onkologische Ambulanz geht um dort eine Infusion zu erhalten.

Fakten

Patientendaten		
Alter: 67	Größe: 180 cm	KOF: 2 m²
Geschlecht: ♂	Gewicht: 85 kg	BMI: 26 kg/m²

Arzneimittel	Dosierung	Indikation
1. Trifluridin/Tipiracil 15 mg Filmtabl.	2-0-2-0	Kolonkarzinom
2. Trifluridin/Tipiracil 20 mg Filmtabl.	2-0-2-0	Kolonkarzinom
3. Amlodipin 5 mg Tabl.	1-0-0-0	Hypertonie

Überlegungen

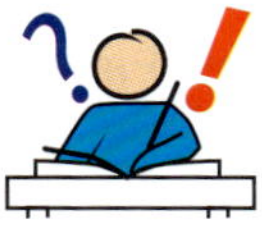

Fragen

- Sind die Dosis, das Dosierungsintervall und die Dauer der Tumortherapie korrekt?
- Welche Arzneimittel erhält der Patient zusätzlich in der Ambulanz?
- Benötigt der Patient weitere Informationen?
- Besteht ein Interaktionspotential mit der Vormedikation?

Antworten

Trifluridin und Tipiracil werden als Fixkombination in der Zweit- oder Drittlinientherapie zur Behandlung eines metastasierten kolorektalen Karzinoms eingesetzt. Die Dosierung erfolgt abhängig von der Körperoberfläche (KOF) und ist korrekt. Die Gabe von Trifluridin/Tipiracil erfolgt allerdings intermittierend an Tag eins bis fünf und Tag acht bis zwölf mit der Wiederholung ab Tag 29 und nicht wie angegeben kontinuierlich. Eine ausführliche Beratung des Patienten ist daher notwendig. Interaktionen mit der Vormedikation sind nicht zu erwarten.

Trifluridin/Tipiracil wird häufig mit Bevacizumab kombiniert. Erhält der Patient Bevacizumab, sollte der Blutdruck engmaschig kontrolliert werden, da Bevacizumab zu einer Erhöhung des Blutdrucks führen kann.

Lösungsstrategie

Pharmakokinetik und Pharmakologie

Trifluridin ist ein Thymidin-basiertes Nukleosid-Analogon, das rasch durch Thymidinphosphorylase (TPase) abgebaut und deshalb mit dem Thymidin-Phosphorylase-Inhibitor Tipiracil kombiniert wird. Im Gegensatz zu den meisten oralen Tumortherapeutika erfolgt die Dosierung nicht als Absolutdosis, sondern wird auf die Körperoberfläche (KOF) bezogen. Die Dosierung mit 35 mg/m²/Dosis zweimal täglich ist korrekt. Bei einer KOF von 2 m² erhält der Patient 70 mg pro Dosis, das entspricht je zwei Tabletten mit 15 mg und 20 mg. Die Therapie erfolgt jedoch in einem 28-Tage-Zyklus mit einer Arzneimittelgabe an den Tagen eins bis fünf und Tag acht bis zwölf und nicht kontinuierlich.

Die Tabletten sollen mit einem Glas Wasser innerhalb von einer Stunde nach den Mahlzeiten morgens und abends eingenommen werden. Wurde eine Einnahme vergessen, soll diese nicht zusätzlich eingenommen werden.

Laut Fachinformation wird die Bioverfügbarkeit von Trifluridin/Tipiracel durch die gleichzeitige Einnahme einer fett- und kalorienreichen Mahlzeit im Vergleich zur Nüchtern-Einnahme um etwa 40 % verringert. Trotzdem wird die Einnahme innerhalb einer Stunde nach einer Mahlzeit empfohlen, da die Studien zur Wirksamkeit unter den angegebenen Bedingungen durchgeführt wurden.

Interaktionen mit der Vormedikation oder mit OTC-Präparaten sind nicht zu erwarten. Arzneimittel, die zu den Thymidin-Kinase-Substraten gehören, wie einige antivirale Arzneimittel, können in ihrer Wirkung vermindert sein. Diese Arzneimittel sind in diesem Fall jedoch nicht angegeben und auch nicht zu erwarten.

Die häufigsten schweren Nebenwirkungen (≥ Grad 3) betreffen, insbesondere bei Patienten, die älter als 65 Jahre sind, das blutbildende System mit Neutropenie (58,9 %), Anämie (36,5 %) und Thrombozytopenie (21,4 %). Weitere sehr häufige (≥ 10 %) Nebenwirkungen sind Übelkeit, verminderter Appetit oder Ermüdung.

Trifluridin/Tipiracil ist auch wirksam, wenn vorher 5-Fluorouracil (5-FU) eingesetzt wurde. Obwohl es wie 5-FU ein Thymidin-Analogon ist, wirkt es auch bei 5-FU-resistenten Tumorzelllinien (1).

Was sagen die Leitlinien/Studien?

In den Leitlinien zum metastasierten kolorektalen Karzinom wird Trifluridin/Tipiracil, ggf. in Kombination mit Bevacizumab als Drittlinientherapie nach einer in der Regel parenteralen Chemotherapie empfohlen. Das mediane Überleben konnte mit Trifluridin/Tipiracil im Vergleich zu Placebo um wenige Monate (5,3 Monate vs 7,1 Monate) verlängert werden.

In Kombination mit Bevacizumab (5 mg/kg KG alle zwei Wochen) konnte das mediane Gesamtüberleben im Vergleich zur Monotherapie weiter (10,8 vs. 7,5) verlängert werden. Eingeschlossen waren jeweils 246 Patienten mit einem metastasierten Kolonkarzinom und maximal zwei vorherigen Chemotherapien (2).

Diese Empfehlungen stehen nicht in den S3-Leitlinien zum Kolonkarzinom des Onkologie Leitlinienprogramm mit Stand Januar 2019 (3). Die European Society of Medical Oncology (ESMO) veröffentlichte inzwischen mit den „Living Guidelines" ein Update der bestehenden Leitlinien (4,5). Hier wird die Kombination von Trifluridin/Tipiracil mit Bevacizumab empfohlen.

Im Vergleich zur Monotherapie traten häufiger folgende Nebenwirkungen (alle Grade) auf: Neutropenien (62,2 % vs 51,2 %) und Übelkeit (37,0 % vs 27,2 %) auf und es kam häufiger zu einer Hypertonie (10,2 % vs 2,0 %). Die Daten beziehen sich auf Patienten aller Altersgruppen.

Bevacizumab bindet an den Gefäßwachstumsfaktor VEGF (vascular endothelial growth factor). Daraus lassen sich verschiedene Nebenwirkungen wie Hypertonie, arterielle Thromboembolien, Blutungen oder Magen-Darm-Perforation ableiten (6).

Optimiertes Vorgehen

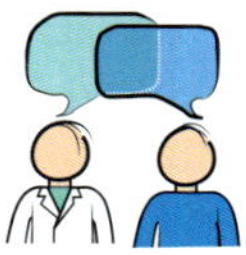

Beratung des medizinischen Personals

Die häufigste Nebenwirkung sind Blutbildveränderungen, insbesondere bei Patienten über 65 Jahren. Daher sollte das Blutbild regelmäßig kontrolliert werden.

Patientenhinweise

Der Patient muss über die intermittierende Einnahme informiert werden. Zur Unterstützung sollte ein Einnahmeplan ausgedruckt werden, in dem die Zeiten nach Rücksprache mit dem Patienten eingetragen werden. Dabei ist darauf zu achten, dass der Zwölf-Stunden-Abstand der täglichen Gaben eingehalten wird (Abbildung II.11.2).

Weiterhin ist eine Ernährungsberatung angezeigt. Mit mehreren kleinen Mahlzeiten kann der Übelkeit und damit einer Gewichtsabnahme vorgebeugt werden.

Die engmaschige Blutdruckkontrolle soll mit Hilfe eines Tagebuchs erfolgen. Ob der Patient dies eigenständig zuhause durchführen kann oder zur Messung die Apotheke aufsucht soll abgesprochen werden.

Optimierter Medikationsplan

Wirkstoff	Handelsname	Stärke	Form	morgens	mittags	abends	zur Nacht	Einheit	Hinweise	Grund
Verordnete Dauermedikation										
Tipiracil Trifluridin	LONSURF 15MG/6.14MG	6,14 mg 15 mg	Tabl	2	0	2	0	Stück	Tag 1-5 und Tag 8-12, Wiederholung Tag 29	Darmkrebs
Tipiracil Trifluridin	LONSURF 20MG/8.19MG	8,19 mg 20 mg	Tabl	2	0	2	0	Stück	Tag 1-5 und Tag 8-12, Wiederholung Tag 29	Darmkrebs
Amlodipin	AMLODIPIN 1A PHARMA 5MG	5 mg	Tabl	1	0	0	0	Stück		Bluthochdruck

Merke!

Vor der Abgabe von oralen Tumortherapeutika soll die Dosis, das Dosisintervall und die Dauer der Therapie überprüft werden.

In der Regel werden die oralen Tumortherapeutika kontinuierlich gegeben. Einige werden jedoch intermittierend verordnet, andere abhängig vom jeweiligen Protokoll (meist Protokolle zur Behandlung hämatologischer Erkrankungen) nur an bestimmten Tagen (Tabelle I.3.3 in Teil I).

Literatur

1. Fachinformation Lonsurf®, Juli 2023
2. Prager GW, Taieb J, Fakih M et al. : Trifluridine-Tipiracil and Bevacizumab in Refractory Metastatic Colorectal Cancer. N Engl J Med 388 (2023), 1657–1667.
3. Deutsche Gesellschaft für Gastroenterologie, Verdauungs- und Stoffwechselkrankheiten. S3-Leitlinie Kolorektales Karzinom. Langversion 2.1. Januar 2019 https://www.leitlinienprogramm-onkologie.de/fileadmin/user_upload/Downloads/Leitlinien/Kolorektales_Karzinom/Version_2/LL_KRK_Langversion_2.1.pdf Zugriff: 14.4.20249
4. Cervantes A, Adam R, Rosello S et al.: Metastatic colorectal cancer: ESMO clinical Practice Guideline for diagnosis, treatment and follow-up. Ann Oncol. 34 (2023), 10–32
5. Cervantes A, Martinelli E.: Living guideline update. Ann Oncol. 35 (2024), 242–243
6. Fachinformation Avastin®, Dezember 2022

Einnahmeplan

von 15.04.2024 bis 21.04.2024 für Patient 67-2024 Patient, männlich

Seite 1

Lonsurf (15 mg)	Lonsurf Tabletten an den vorgesehenen Behandlungstagen zweimal täglich innerhalb einer Stunde nach einer Mahlzeit einnehmen.
Lonsurf (20 mg)	Lonsurf Tabletten an den vorgesehenen Behandlungstagen zweimal täglich innerhalb einer Stunde nach einer Mahlzeit einnehmen.

Datum	Uhrzeit	Medikament	✔	Befinden:	Nebenwirkung:
Mo., 15.04	08:00	2 x Lonsurf (15 mg) 2 x Lonsurf (20 mg)	☐		A B C D E
	20:00	2 x Lonsurf (15 mg) 2 x Lonsurf (20 mg)	☐		
Di., 16.04	08:00	2 x Lonsurf (15 mg) 2 x Lonsurf (20 mg)	☐		A B C D E
	20:00	2 x Lonsurf (15 mg) 2 x Lonsurf (20 mg)	☐		
Mi., 17.04	08:00	2 x Lonsurf (15 mg) 2 x Lonsurf (20 mg)	☐		A B C D E
	20:00	2 x Lonsurf (15 mg) 2 x Lonsurf (20 mg)	☐		
Do., 18.04	08:00	2 x Lonsurf (15 mg) 2 x Lonsurf (20 mg)	☐		A B C D E
	20:00	2 x Lonsurf (15 mg) 2 x Lonsurf (20 mg)	☐		
Fr., 19.04	08:00	2 x Lonsurf (15 mg) 2 x Lonsurf (20 mg)	☐		A B C D E
	20:00	2 x Lonsurf (15 mg) 2 x Lonsurf (20 mg)	☐		
Sa., 20.04		Keine Einnahme			A B C D E
So., 21.04		Keine Einnahme			A B C D E

Wichtig! **Bitte kreuzen Sie bei den Smileys an, wie Sie Ihr Befinden an diesem Tag einschätzen. Falls Sie eine oder mehrere der unten genannten Nebenwirkungen bemerken, kreuzen Sie bitte den zutreffenden Buchstaben an. Wenn Sie andere Beschwerden haben als unter A-C angegeben, tragen Sie sie bitte unter D und E ein.**

= Es geht mir sehr gut | = es geht mir gut | = es geht mir mittelmäßig | = Es geht mir schlecht | = es geht mir sehr schlecht

A = Übelkeit/Erbrechen | B = Hautausschlag | C = Durchfall | D = | E =

Apotheke
Musterstrasse
34567 Teststadt
Telefon:
Mail: af@dgop.org
07.01.2025 14:10

DGOP

Abbildung II.11.2: Beispiel für einen Einnahmeplan für Lonsurf® Tabletten 15 und 20 mg

12 Fallanalyse durch ChatGPT

Die Diskussion zur Bedeutung und praktischen Anwendbarkeit der generativen Künstlichen Intelligenz (KI) in den medizinisch-pharmazeutischen Wissenschaften ist derzeit in vollem Gange. Die derzeit verfügbaren Systeme zeichnen sich dadurch aus, dass sie eine *Ausgabe* generieren, die einem vorher definierten *Zielwert* in genügender Weise entspricht. Im Folgenden werden exemplarisch zwei Fallbeschreibungen mit der dazugehörigen Medikation und in der im Buch verwendeten Formatierung dargestellt, bearbeitet durch ChatGPT 3 (Chat steht für ein textbasiertes Dialogsystem; GPT bedeutet: Generative, Pretrained Transformer). Diese Beispiele wurden mit einem spezifischen Anfrage-Prompt generiert und werden **ohne weitere Veränderungen wiedergegeben**. Sie zeigen sowohl strukturell als auch inhaltlich erstaunlich gute und brauchbare Resultate. Die sekundenschnelle Bearbeitungszeit ist ein weiterer wesentlicher Faktor, der zunächst auf eine praxistaugliche Anwendung hinweist.

Merke!

Es bleibt unbedingt zu beachten, dass hier für die getroffenen Aussagen keine Literaturquellen angegeben werden. Die Ergebnisqualität hängt entscheidend von der Formulierung der *Aufgabe als Anweisung* (Prompt) ab. Inhalte und formale Darstellungen können je nach Anfragezeitpunkt variieren. Das System besitzt kein eigenständiges Faktenwissen und keine Kontextanbindung, so dass sogenannte *Halluzinationen*, plausibel wirkenden Scheinlösungen, generiert werden können, Zusammengenommen bedeutet dies eine deutliche Einschränkung der Validität, die eine sorgfältige Plausibilitätsprüfung der Ergebnisse zwingend erforderlich macht.

Die beiden Beispiele vermitteln einen ersten Eindruck von den Fähigkeiten dieser spannenden Technologie. Machen Sie sich ein eigenes Bild und sammeln Erfahrungen mit unterschiedlichen Fragestellungen, variierenden Prompts und verschiedenen KI-Portalen, um ein umfassendes Verständnis für die Anwendungsmöglichkeiten und -grenzen von generativer KI in der medizinisch-pharmazeutischen Praxis zu entwickeln.

12.1 Fall Alendronsäure mit ChatGPT

Fallbeschreibung, Fakten und Fragen (Fall 8.1) wurden, exakt wie unten dargestellt als Textdatei hochgeladen und bildeten zusammen mit dem folgenden Prompt die Anfrage:

Führe für die Fallbeschreibung in dem Dokument eine pharmazeutische Medikationsanalyse durch, beschreibe die arzneimittelbezogenen Probleme und optimiere die medikamentöse Therapie für eine fachliche, pharmazeutische Beratung.

Fallbeschreibung

Nach einer in der Klinik operativ behandelten Wirbelkörperfraktur wird ambulant zur Behandlung der Osteoporose ein Bisphosphonat sowie eine Calcium/Vit.D3-Kombination verordnet, da ein Calciummangel festgestellt wurde. Die Patientin leidet unter Sodbrennen und nimmt regelmäßig das Antazidum Magaldrat als OTC-Präparat ein.

Fakten

Patientendaten		
Alter: 67	Größe: 168 cm	T-Wert (Knochendichte): -3,0
Geschlecht: ♀	Gewicht: 74 kg	BMI: 26 kg/m²

Arzneimittel	Dosierung	Indikation
1. Alendronsäure 10 mg Tabl.	1-0-0-0	Osteoporose
2. Calcium/Colecalciferol 1000 mg/880 IE Kautabl.	1-0-0-0	Osteoporose
3. Magaldrat Suspension 1,6 g Btl.	1-1-1-0	Sodbrennen

Fragen

- Wie ist das Symptom Sodbrennen einzuordnen?
- Welchen Einfluss haben hier Einnahmebedingungen auf die orale Bioverfügbarkeit?
- Gibt es therapeutische Alternativen?

ChatGPT-3 Rechercheergebnis in Originaldarstellung (06.06.2024):

Pharmazeutische Medikationsanalyse

Patientendaten:

- Alter: 67 Jahre
- Geschlecht: weiblich
- Größe: 168 cm
- Gewicht: 74 kg
- BMI: 26 kg/m²
- T-Wert (Knochendichte): -3,0

Medikation:

1. **Alendronsäure 10 mg Tablette**: 1-mal täglich
   - **Indikation**: Osteoporose
2. **Calcium/Colecalciferol (1000 mg/880 IE) Kautablette**: 1-mal täglich
   - **Indikation**: Osteoporose
3. **Magaldrat Suspension 16 g Beutel**: 3-mal täglich

- **Indikation**: Sodbrennen

Arzneimittelbezogene Probleme (ABP)

1. **Interaktion zwischen Alendronsäure und Magaldrat:**
   - **Problem**: Antazida wie Magaldrat können die Resorption von Alendronsäure beeinträchtigen, wenn sie zeitgleich eingenommen werden.
   - **Empfehlung**: Alendronsäure sollte mindestens 30 Minuten vor dem Frühstück und anderen Medikamenten eingenommen werden. Magaldrat sollte mindestens 2 Stunden nach der Einnahme von Alendronsäure eingenommen werden.
2. **Calcium und Magaldrat:**
   - **Problem**: Calcium kann ebenfalls die Resorption von Bisphosphonaten wie Alendronsäure beeinträchtigen.
   - **Empfehlung**: Das Calciumpräparat sollte zeitlich getrennt von Alendronsäure eingenommen werden, idealerweise nach dem Mittagessen oder Abendessen.
3. **Gastrointestinale Nebenwirkungen:**
   - **Problem**: Alendronsäure kann zu gastrointestinalen Beschwerden wie Sodbrennen führen, was die Patientin bereits hat.
   - **Empfehlung**: Einnahme von Alendronsäure mit einem vollen Glas Wasser und in aufrechter Position für mindestens 30 Minuten nach der Einnahme.

Optimierung der medikamentösen Therapie

1. **Einnahmeschema für Alendronsäure:**
   - **Morgenroutine**: Einnahme der Alendronsäure sofort nach dem Aufstehen mit einem vollen Glas Wasser, mindestens 30 Minuten vor dem Frühstück oder anderen Medikamenten. Die Patientin sollte danach aufrecht bleiben (nicht hinlegen).
2. **Trennung der Einnahmezeiten von Calcium/Colecalciferol und Magaldrat:**
   - **Mittagsroutine**: Einnahme der Calcium/Colecalciferol Kautablette nach dem Mittagessen.
   - **Sodbrennenbehandlung**: Magaldrat-Suspension mindestens 2 Stunden nach der Einnahme von Alendronsäure und Calcium/Colecalciferol einnehmen. Empfohlene Einnahmezeiten könnten 10 Uhr (nach dem Frühstück), 14 Uhr (nach dem Mittagessen) und 18 Uhr (nach dem Abendessen) sein.
3. **Zusätzliche Empfehlungen zur Osteoporosebehandlung:**
   - **Ernährungsberatung**: Sicherstellung einer ausreichenden Calcium- und Vitamin-D-Zufuhr durch die Ernährung.
   - **Lebensstiländerungen**: Regelmäßige körperliche Aktivität zur Stärkung der Knochen und zur Verbesserung des Gleichgewichts, um Stürze zu vermeiden.

Zusammenfassung der Anpassungen

- **Alendronsäure**: Einnahme auf nüchternen Magen morgens mit einem vollen Glas Wasser, mindestens 30 Minuten vor dem Frühstück und in aufrechter Position.
- **Calcium/Colecalciferol**: Einnahme nach dem Mittagessen.
- **Magaldrat**: Einnahme mindestens 2 Stunden nach Alendronsäure und Calcium/Colecalciferol, zu den empfohlenen Zeiten (z. B. 10 Uhr, 14 Uhr, 18 Uhr).

Schlussfolgerung

Durch die Anpassung der Einnahmezeiten kann die Resorption und Wirksamkeit der Medikation optimiert und arzneimittelbezogene Probleme minimiert werden. Eine enge Zusammenarbeit mit dem behandelnden Arzt und regelmäßige Überprüfung der Medikation sind ebenfalls empfehlenswert, um eine optimale Therapie für die Patientin sicherzustellen.

12.2 Fall perioperative Medikation mit ChatGPT

Die Fallbeschreibung, Fakten und Fragen wurden, exakt wie unten dargestellt als Textdatei hochgeladen und bildeten zusammen mit dem folgenden *Prompt* die Anfrage:

Führe für die Fallbeschreibung in dem Dokument eine pharmazeutische Medikationsanalyse durch, beschreibe die arzneimittelbezogenen Probleme und optimiere die medikamentöse Therapie für eine ausführliche fachliche, pharmazeutische Beratung unter Beachtung der vorhandenen Leitlinien der medizinischen Fachgesellschaften.

Fallbeschreibung

Eine 71-jährige Patientin kommt zu einem ärztlichen Beratungsgespräch in die Sprechstunde der Orthopädie. Dabei soll die nunmehr notwendig gewordene endoprothetische Knieoperation besprochen werden. Im Rahmen der Anamnese führt sie an, dass sie seit ihrem Herzinfarkt und nachfolgender Stent-Implantation (Arzneimittel freisetzender Stent) seit fast einem Jahr regelmäßig Clopidogrel Tabletten und niedrig dosierte Acetylsalicylsäure einnimmt. Bereits seit Jahren kauft sie zur Verbesserung der Gedächtnisleistung Ginkgo-Tropfen in der Apotheke. Der Arzt fragt im Rahmen der Operationsplanung routinemäßig in der Apotheke an, ob und wann die Medikamente gegebenenfalls vor der geplanten Operation abgesetzt werden müssen.

Fakten

Patientendaten		
Alter: 71	Größe: 158 cm	Raucher: nein
Geschlecht: ♀	Gewicht: 60 kg	BMI: 24 kg/m²

Arzneimittel	Dosierung	Indikation
1. Clopidogrel 75 mg Filmtabl.	1-0-0-0	
2. ASS 100 mg Tabl.	1-0-0-0	
3. Escitalopram 10 mg Tabl.	1-0-0-0	
4. Ginkgo Tropfen	1-1-1-0	(40 Tropfen = 80 mg)

Fragen

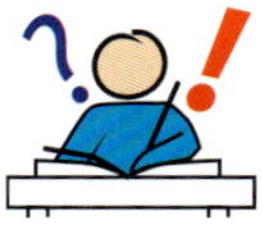

- Welche Risiko-Nutzen-Abwägung muss vorgenommen werden?
- Müssen alle Präparate abgesetzt werden?
- Wann genau sollten die Präparate gegebenenfalls vor dem operativen Eingriff abgesetzt werden?

ChatGPT-3 Rechercheergebnis in Originaldarstellung (06.06.2024):

Um eine pharmazeutische Medikationsanalyse durchzuführen, betrachten wir die Patientin mit den angegebenen Arzneimitteln und deren Dosierungen sowie die geplante endoprothetische Knieoperation. Dabei identifizieren wir arzneimittelbezogene Probleme und optimieren die medikamentöse Therapie gemäß den Leitlinien der medizinischen Fachgesellschaften.

Patientendaten und Medikation

- **Alter:** 71 Jahre
- **Größe:** 158 cm
- **Gewicht:** 60 kg
- **BMI:** 24 kg/m²
- **Raucher:** Nein
- **Medikation:**
  - Clopidogrel 75 mg: 1-0-0-0
  - ASS 100 mg: 1-0-0-0
  - Escitalopram 10 mg: 1-0-0-0
  - Ginkgo Tropfen (40 Tropfen = 80 mg): 1-1-1-0

Arzneimittelbezogene Probleme (ABP)

1. **Blutungsrisiko bei Operation:**
   - **Clopidogrel** und **ASS**: Beide Medikamente erhöhen das Blutungsrisiko, besonders in Kombination. Dies ist kritisch vor einer geplanten Operation.
   - **Ginkgo**: Kann die Blutungszeit verlängern und sollte daher ebenfalls berücksichtigt werden.
2. **Interaktionen:**
   - **Ginkgo** kann in Kombination mit ASS das Blutungsrisiko zusätzlich erhöhen.
3. **Psychiatrische Medikation:**
   - **Escitalopram**: Es gibt Hinweise darauf, dass SSRIs ebenfalls die Blutungszeit verlängern können.

Leitliniengerechte Anpassung der Medikation

Clopidogrel und ASS

- **Empfehlung**: Laut den Leitlinien der Deutschen Gesellschaft für Kardiologie (DGK) sollte Clopidogrel bei Patienten mit Stent-Implantation in der Regel 5–7 Tage vor der Operation abgesetzt werden. ASS kann oft weitergeführt werden, allerdings in Absprache mit dem Chirurgen und Kardiologen, da ASS eine niedrigere Blutungsneigung aufweist und kardioprotektiv wirkt.

Ginkgo

- **Empfehlung**: Ginkgo sollte mindestens 36 Stunden vor dem operativen Eingriff abgesetzt werden, um das Blutungsrisiko zu minimieren.

Escitalopram

- **Empfehlung**: Die Entscheidung zur Fortführung oder zum Absetzen von Escitalopram sollte individuell unter Berücksichtigung des psychiatrischen Zustandes der Patientin getroffen werden. Im Allgemeinen wird jedoch nicht empfohlen, SSRIs vor Operationen abrupt abzusetzen, da dies zu Entzugserscheinungen und einer Verschlechterung der psychischen Gesundheit führen kann. Das Blutungsrisiko sollte in enger Absprache mit dem Chirurgen und dem Anästhesisten beurteilt werden.

Optimierung der Therapie und Beratung

1. **Risikobewertung**: Eine sorgfältige Risiko-Nutzen-Abwägung ist notwendig, wobei die erhöhten Blutungsrisiken durch die antithrombotischen und die blutverdünnenden Eigenschaften von Ginkgo in Betracht gezogen werden müssen.
2. **Absetzplan**:
   - **Clopidogrel**: 5–7 Tage vor der Operation absetzen.
   - **ASS**: In Rücksprache mit dem Kardiologen möglicherweise fortführen.
   - **Ginkgo**: 36 Stunden vor der Operation absetzen.
   - **Escitalopram**: Beibehalten, jedoch sollte das Blutungsrisiko mit dem chirurgischen Team besprochen werden.
3. **Monitoring und Nachsorge**: Nach der Operation sollte die Wiederaufnahme von Clopidogrel in Rücksprache mit dem Kardiologen erfolgen, um das Risiko einer Stentthrombose zu minimieren. Blutungsparameter sollten engmaschig überwacht werden.

Fachliche Beratung

- **Patientenaufklärung**: Die Patientin sollte über die Notwendigkeit und die zeitlichen Vorgaben zum Absetzen der Medikamente informiert werden. Ebenso sollten die möglichen Risiken und die Bedeutung der Fortführung bzw. des Absetzens der Medikamente erklärt werden.
- **Interdisziplinäre Abstimmung**: Es ist wichtig, dass der Kardiologe, der Chirurg und der Anästhesist eng zusammenarbeiten, um das optimale perioperative Management zu gewährleisten.

Fazit

Eine gezielte Anpassung der Medikation vor der geplanten endoprothetischen Knieoperation ist essenziell, um das Blutungsrisiko zu minimieren und gleichzeitig die kardiovaskuläre Sicherheit der Patientin zu gewährleisten. Die Absetz- und Fortführungsentscheidungen sollten stets unter Berücksichtigung der individuellen Patientencharakteristika und in enger Abstimmung mit den betreuenden Ärzten erfolgen.

Glossar und Abkürzungen

6-MP	6-Mercaptopurin
ABP	arzneimittelbezogene Probleme
ABS	Antibiotic-Stewardship
ACB	anticholinergic burden (anticholinerge Belastung)
ACE	Angiotensin-converting enzyme
AKI	akutes Nierenversagen
ALL	akute lymphatische Leukämie
AMTS	Arzneimitteltherapie-Sicherheit
ARNI	Angiotensin-Rezeptor-Neprilysin-Inhibitor
AT1	Angiotensin-1-Rezeptor
BAK	Bundesapothekerkammer
CAP	community acquired pneumonia (ambulant erworbene Pneumonie)
CCyR	zytogenetische Remission
CKD	chronische Nierenerkrankung
CML	chronisch myeloische Leukämie
COPD	Chronisch-obstruktive Lungenerkrankung
COX	Cyclooxigenase
CVVHD	kontinuierliche venovenöse Hämodialyse
DGIM	Deutsche Gesellschaft für Innere Medizin
DMARD	disease modifying antirheumatic drug
DOAK	Direkte orale Antikoagulanzien
eGFR	geschätzte glomeruläre Filtrationsrate
eMP	elektronische Medikationsplan
ESMO	European Society of Medical Oncology
GERD	gastroesophageal reflux disease (gastrointestinale Refluxkrankheit)
HCT	Hydrochlorothiazid
ICS	inhalatives Corticosteroid
ILD	interstitielle Lungenerkrankung
INR	international normalized ratio
KI	künstliche Intelligenz
LABA	langwirkende Beta-2-Sympathomimetika
mHSPC	metastasiertes hormonsensitives Prostatakarzinom
MR	molekulare Remission
MRSA	Methicillin-resistenter Staphylococcus aureus
MTX	Methotrexat
NNH	number needed to harm
NSAR	nicht-steroidale Antirheumatika
OAK	orale Antikoagulanzien
OAT	orale Antitumortherapeutika
pAVK	periphere arterielle Verschlusskrankheit
pDL	pharmazeutische Dienstleistung

pGP	P-Glykoprotein
PI	pharmazeutische Intervention
PIM	potenziell inadäquate Medikamente
PPI	Protonenpumpeninhibitor
PZN	Postzoster-Neuralgie
RASI	RAS-blockierenden Arzneistoffe
SSRI	selektiver Serotonin-Wiederaufnahmehemmer
TAH	Thrombozytenaggregationshemmer
TDM	Therapeutisches-Drug-Monitoring
TdP	Torsade-de-Pointes-Arrhythmie
TKI	Tyrosinkinase-Inhibitor
TVT	tiefen Beinvenenthrombose
TW	Triple Wammy
VKA	Vitamin-K-Antagonisten
VZV	Varizella-Zoster-Virus

Stichwortverzeichnis

N

O

P

Q

R

S

T

U

V

W

Z